U0122157

三晋方家

验案赏析

主　审　门九章

主　编　李孝波

副主编　赵雨薇

编　委　李孝波　赵雨薇　张　萌　邓晓鹏

山西出版传媒集团　山西科学技术出版社

·太原·

图书在版编目（CIP）数据

三晋方家验案赏析 / 李孝波主编 .— 太原：山西
科学技术出版社，2023.4
ISBN 978-7-5377-6271-7

Ⅰ.①三… Ⅱ.①李… Ⅲ.①方书－汇编 Ⅳ.① R289.2
中国版本图书馆 CIP 数据核字（2023）第 039304 号

三晋方家验案赏析

出 版 人	阎文凯
主　　编	李孝波
策 划 编 辑	宋　伟
责 任 编 辑	翟　昕
助 理 编 辑	文世虹　赵　鑫
封 面 设 计	吕雁军

出版发行　山西出版传媒集团·山西科学技术出版社
　　　　　地址：太原市建设南路 21 号　邮编　030012
编辑部电话　0351-4922078
发行部电话　0351-4922121
经　　销　各地新华书店
印　　刷　山西基因包装印刷科技股份有限公司

开　　本	880mm×1230mm　1/32
印　　张	12.5
字　　数	240 千字
版　　次	2023 年 4 月　第 1 版
印　　次	2023 年 4 月　山西第 1 次印刷
书　　号	ISBN 978-7-5377-6271-7
定　　价	52.00 元

　　传承是中医学永恒的话题。通过仔细梳理历代医学发展的脉络，总结诸多医家成长成才的轨迹可以发现，中医学的传承离不开实证这一传承载体的支撑，更离不开医案这一主要传承形式的辅助。

　　经方是中华民族使用天然药物的经验结晶，也是中医药学中最为规范的核心实证内容。经过数千年的临床实践，经方安全有效的特性为历代医家所公认，其科学性和实用性都非常突出，是最值得被大力挖掘与传承的精华。所谓方家，即"大方之家"的简称，本义是道术修养深厚精湛的人，后多指饱学之士或精通某种学问、技艺的人。进入中医学的范畴，我们特指熟稔经方思想，善用经方的经方家。

　　三晋大地，人杰地灵，历来便是名医荟萃之地，也是经方实证之地。山西是拥有经方传统的省份，在中医经典和经方研究领域有着扎实的基础。著名的山西名老中医，原山西省中医药研究院院长李翰卿先生是崇尚经典，善用经方的中医大家。著名的山西名老中医门纯德先生，其专著《名方广用》、《门纯德临证要录》是对经典的重新梳理与对经方的实证体用。在国内拥有广泛知名度"三部六病"创始人刘绍武先生更是对经典拥有深入研究，"三部六病"学说的理论渊源与中医经典《伤寒论》密不可分。除了以上诸位先生，省内还有一大批对于经方和经典有深入研究的中青年学者，对他们的经验进行深入的整理与挖掘也具有重要临床意义。

本书以三晋方家应用经方的临证病案作为主要的整理对象，通过一例例真实生动的医案为读者呈现了经方的神奇疗效。著作紧紧围绕中医学证治体系的特点，以病种作为细目统领方证。通过对病案的解读，可以真实反映经方应用思路与诊治疗效的实证过程。通过赏析，读者不仅可以领略经方治病的神奇，同时也可以揣摩方家的用方思路与行医心路。

本书的编写是山西中医药大学中医临床基础学科师生共同合作的成果。在此特别感谢刘松、樊艳、秦嫣然、邓树文、郭栋、梁继丹、赵鑫、崔鹏飞、禹江琳等同志对本书医案的收集与整理。此外，入编医案的收集与筛选得到了各位老师的大力协助，在此一并致谢。

本书为广大读者深入学习与了解三晋方家中医学术思想与用方内涵提供了宝贵的素材与可靠的路径。读者于阅读过程中，若能用心体会，则不仅可学其术，更可得其神。

编者

目 录

第一章 内 科

第 一 章 | **内 科**

一、肺系

1. 李翰卿用加味苓桂术甘汤治疗咳嗽

【原案】

翟某，女，45岁。咳嗽、胸闷、气短、头痛、口不渴、大便溏1周，舌苔白腻，脉弦滑。此为中阳不振，水湿停聚。治宜温阳（温化痰饮）法。方用加味苓桂术甘汤：茯苓9g，桂枝6g，生白术6g，陈皮7.5g，川贝4.5g，甘草3g。1剂见效，3剂痊愈。

【赏析】

苓桂术甘汤在《伤寒论》与《金匮要略》中多次出现，是仲景"苓桂剂"的代表方。无论是《伤寒论》中的五苓散证、苓桂术甘汤证、苓桂枣甘汤证等，还是《金匮要略》中湿病、历节病、咳嗽上气病、痰饮病、水气病，这些病证的发生、发展均突出反映了人体津液的代谢障碍。由此可见，张仲景十分重视从人体津液代谢障碍来认识临床病证。《素问·经脉别论》曰："饮入于胃，游溢精气，上输于脾，脾气散精，上归于肺，通调水道，下输膀胱，水精四布，五经并行。合于四时五脏阴阳，揆度以为常也。"津液代谢是否正常与肺、脾、肾、三焦、膀胱等脏腑的生理功能密切相关。水饮入胃，通过脾气的运化作用，将其上承于肺，肺具有宣发肃降之生理特性，通过宣发作用将水饮外输而滋养皮毛，通过肃降作用将水饮内泄而濡润脏腑。《素问·灵兰秘典论》曰："三焦者，决渎之官，水道出焉。膀胱者，州都之官，津液藏焉，气化则能出矣。"

立足津液代谢失调分析该案。患者素来中阳不足，外受风寒湿等邪气侵袭，迁延时日，表邪入里，引动在里之寒湿停聚于肺，导致肺气失宣而咳嗽、胸闷。停于心下，有碍于心之行血则见气短。阻碍清阳升散，则表现为头痛。湿为阴邪，最易下行，影响中焦运化水液，水谷下趋肠道，则大便溏泄。舌苔白腻、脉弦滑亦为津液代谢失调的佐证。《金匮要略》云："病痰饮者，当以温药和之。"针对中阳不振，水湿停聚，治宜温化痰饮之法，李老选用加味苓桂术甘汤。《伤寒论》第67条："伤寒若吐、若下后，心下逆满，气上冲胸，起则头眩，脉沉紧，发汗则动经，身为振振摇者，茯苓桂枝白术甘草汤主之。"方中茯苓利水渗湿，白术健脾燥湿，桂枝通阳化气，甘草补气兼调和诸药。该方广泛运用于眩晕、慢性支气管炎、心力衰竭等临床疾病的治疗。

本案在苓桂术甘汤的基础上加陈皮、川贝。陈皮辛、苦，温，具有理气、调中、燥湿、化痰之功效，可用于痰湿蕴结中焦造成的气机升降失调之证。中医认为"脾为生痰之源"，通过陈皮燥湿运脾，治理中焦，可从源头上杜绝痰饮水湿的生成，因此，酌加陈皮有助于患者温化痰湿。川贝苦、甘，微寒，具有化痰止咳、清热散结之功效，常用于肺虚久嗽、痰少咽燥、外感风热、痰火郁结之咳嗽。本案辨证属寒湿之痰，李老为何选用此方呢？笔者揣测，首先，川贝化痰功效卓越，加入川贝可显著加大全方化痰的力度；其次，川贝用量仅4.5g，全方桂枝、白术、陈皮均为温燥之药，可对川贝起到"去性存用"的目的，反言之，川贝甘凉之性也可防止出现燥伤津血的弊端。

本案虽非疑难杂症，但是在辨证准确的基础上，方药配伍及剂量的运用同样可以反映一个中医师的经验与功底，李老用药常有"四两拨千斤"之效。李老针对辨证为痰饮水湿内停病机的患者，常常强调临证时切忌过度利水。《伤寒论》第41条曰："伤寒，心下有水气，咳而微喘，发热不渴。服汤已渴者，此寒去欲解也。小青龙汤主之。"小青龙汤亦为治饮之效方，仲景在临床实践中发现，小青龙汤在辨证准确的前提下仍可能出现辛温药宣散津液过度，而导致患者虽咳喘好转，却出现口渴症状的情况。此时，仅需静待机体自身恢复津液代谢功能即可，但是，文字背后当有深意，如若患者本就津液不足，小青龙汤过度耗散津液以解外邪，我们应当如何补救呢？这时川贝的运用，就给了我们一定的临床启示。

2. 刘绍武用黄芩柴胡汤治疗感冒

【原案】

辛某，女，56岁。发热恶寒，头项强痛，身痛无汗，涕泪混流，口干舌燥，证属太阳，与葛根麻黄汤1服而瘥。越3日，复发热，不恶寒，日晡热起，黄昏转甚，子夜渐减，清晨最轻。胸中热烦，呼吸促迫，口舌干燥，但头汗出，脉滑而数，舌质红赤，舌尖色如红枣，小便黄赤。证属少阳，与黄芩柴胡汤1剂，分温3服。晨昏3服尽，遍身微微汗出，至晚10时，热退身凉。继进1剂，诸症悉愈。

【赏析】

患者发热恶寒，头项强痛，身痛无汗，看似如太阳病提纲所说："太阳之为病，脉浮，头项强痛而恶寒"，但是太阳病在发病的过程亦有中风、伤寒、温病的区别。所谓中风，"太阳病，发热，汗出，恶风，脉缓者，名为中风"。所谓伤寒，"太阳病，或已发热，或未发热，必恶寒，体痛，呕逆，脉阴阳俱紧者，名曰伤寒"。所谓温病，"太阳病，发热而渴，不恶寒者，为温病。若发汗已，身灼热者，名风温。风温为病，脉阴阳俱浮，自汗出，身重，多眠睡，鼻息必鼾，语言难出。若被下者，小便不利，直视失溲；若被火者，微发黄色，剧则如惊痫，时瘛疭；若火熏之，一逆尚引日，再逆促命期"。

三者之间有本质的区别，特别是在治疗上，伤寒宜发汗，中风宜和解，风温宜辛凉解表。该患者虽然有发热恶寒、头项强痛、身痛无汗，但是其还有伴随症状，如涕泪混流、口干舌燥，所谓"伤寒一日，太阳受之，脉若静者，为不传；颇欲吐，若躁烦，脉数急者，为传也"。该患者已经见到阳明少阳伤津的症状，因此已经传变，故初诊时应用葛根麻黄汤虽然一剂就安好，但仅仅只是排出了邪气，并未扶助正气，所以3日后复发病。发病时患者发热，不恶寒，日晡热起，黄昏转甚，子夜渐减，清晨最轻。胸中热烦，呼吸促迫，口舌干燥，但头汗出，脉滑而数，舌质红赤，舌尖色如红枣，小便黄赤。单纯看这个症状，很容易让人误会是白虎汤证，所谓白虎汤证，《伤寒论》第176条说："伤寒脉浮滑，此表有热、里有寒，白虎汤主之。"患者所表现出来的正是这种症状，但是除这种热的症状以外还有呼吸不利的症状，因此还需要考虑虚损，特别是当见到口干的症状时。《伤寒论》第263条："少阳之为病，口苦，咽干，目眩也"，所谓"但见一证便是，不必悉具"，刘绍武先生强调，因少阳证属半表半里之实热病，其重心在心胸；又发热为少阳所必有，且多以往来寒热为特征，小便亦当黄赤；又据《伤寒论》第77条"烦热，胸中窒"等症，故将提纲证设为"枢阳之为病，胸满热烦，发热，或往来寒热，小便黄赤"，治用黄芩汤加柴胡，更名为"黄芩柴胡汤"。因此，刘绍武先生对该患者选择使用黄芩柴胡汤。

3. 李可用青蒿鳖甲汤合葶苈大枣泻肺汤治疗肺癌

【原案】

某，男，85岁。肺癌骨转移，低热于38℃～39℃徘徊不定，胸腔积液，胸部闷痛，舌老绛，苔底黄腻厚、苔面黑如墨汁，脉象浮大如劲石。方药：青蒿鳖甲汤合葶苈大枣泻肺汤。青蒿15g，鳖甲10g，牡丹皮10g，知母10g，生地黄30g，葶苈子20g，大枣10枚。

【赏析】

此案乃邪盛正衰危重之症，邪气郁阻于上，以致上源被废。气、津疏布失常，而生浊液、痰饮，故胸部闷痛有积液。此上焦已失，卫气通行不利，三焦出入被遏，加之肺水不行，金水难生，虽虚热炽却无以涵之，故发热

38℃~39℃。舌苔底黄腻厚，舌面如墨者，三焦气化被废而湿浊已生；舌老绛者，阴虚血行不利则瘀热已成；脉浮大如劲石者，真阴枯竭，邪盛夺神之危象已明。此上塞、中阻、下枯之危局已成，故当破痰水、开上源以治标，疏达三焦阻滞以调中，滋阴清退虚热以固本，方用青蒿鳖甲汤合葶苈大枣泻肺汤。此方以青蒿开散三焦浊邪，合知母以充金水而清气分之虚热。鳖甲引阳通阴，合生地黄、牡丹皮化真水以破瘀，解血分之虚热。又以葶苈子通泄，则上源邪水痰饮所致之，积液闷痛可除。有形浊邪得祛，则气化自立，三焦乱、阴竭危亦可尽除，至此发热方可尽退。此方标本同治，斡旋在中之机转，以青蒿鳖甲汤为基，则葶苈大枣泻肺才可竟全功，以葶苈大枣泻肺汤除标，则青蒿鳖甲汤才能竟全效，上下内外，条理清晰，相辅相成，看似扶正攻邪大路数，实为和法之妙手。

4. 刘绍武用葛根麻黄汤治疗感冒

【原案】

温某，男，48岁。1973年9月下旬，因事夜出，时届中秋，深夜已凉，着衣单薄，次日遂发热恶寒、咳嗽无汗、头痛体痛。诊其脉浮而数，苔薄而白，舌尖红，为太阳病证，与葛根麻黄汤1剂，服药后1刻钟，觉周身发热，继而汗出，约两时许，汗止热除。一夜安睡，病即霍然。

【赏析】

本案是基于三部六病学说的表阳表治而愈的。刘绍武先生认为表指的是与空气和外界直接接触的部位，包括躯壳、肺系等。表部的特殊性就是适应并与空气和环境发生密切关系，以完成呼吸、运动、感知、体温调节等生理功能。所以，古人把表部又称为"天部"，取意通天而摄天阳之气以自用。在中医看来它就是肺、皮毛及腠理。当机体发生正胜于邪的实热、亢奋、进行性的反应，则称为"阳性病"；因此，当我们的肌表被外邪侵袭，热邪不得宣散时，就构成了表阳证。该患者即是如此，他着衣单薄，次日遂发热恶寒、咳嗽无汗、头痛体痛，这是寒邪束缚肌表、肺失宣降所致，邪气阻于肌表，与正气相搏，正是表阳证无疑。

刘老认为表阳病为表部之阳性病，其本质有实有热，参《伤寒论》第7条："病有发病恶寒者，发于阳也；无热恶寒者，发于阴也。"故表阳病应有发热，且以"恶寒发热"为特征，因表部以自汗为虚、无汗为实，且结合《伤寒论第31条看，当有"无汗"；又因"肺与皮毛相表里""温邪上受，首先犯肺"，所以肺部咳喘之症当列入主症为妥，但因咳喘未必人人皆见，故冠以"或"字。这样表阳病的提纲为："表阳之为病，头项强痛，发热恶寒，无汗，脉浮或咳喘。"并且刘老提出表阳病之治当辛凉解表。因此通过多年实践，创立了葛根麻黄汤来治疗表阳证。

其方药组成是葛根加麻杏石甘汤，对于麻杏石甘汤，《伤寒论》中有两处描述，第63条："发汗后，不可更行桂枝汤。汗出而喘，无大热者，可与麻黄杏仁甘草石膏汤。"第162条："下后，不可更行桂枝汤；若汗出而喘，无大热者，可与麻黄杏子甘草石膏汤。"这两处一个为汗后邪气不解，一个为下后邪气不解，都呈现出大热的症状，有邪气者以麻黄解表，有热者以石膏解热。刘老为了能够使肌表的邪气更容易透发出来，复加葛根解肌，《神农本草经》记载："葛根味甘，平。主消渴，身大热，呕吐，诸痹，起阴气，解诸毒。"明确提出了葛根滋汗源的作用，因此葛根麻黄汤全方有着发表而不伤正的作用。

对于麻杏石甘汤证，刘老将此证多解为汗后余邪不尽，迫肺作喘，细究此条则不然，由"不可更行桂枝汤"句说明两点，一者原发汗为桂枝汤，一者现证易被误认为桂枝汤证，即原症状与现症状均有发热恶寒及汗出。故仲师告诫已经误治，不可再误。服桂枝汤后原症不减而更增喘症，亦说明所治为误。其误不在发表，而在以热治热，热盛而喘作，此证本为表热，为太阳证，虽误投桂枝，幸所误不甚，原证若径投麻杏甘石汤则一剂可愈。

因此，对于该患者，刘老对其准确定位以后，认为他是典型的表阳证，所以采用发表清里之法进行治疗，疗效颇好。

5. 胡兰贵用小青龙汤治疗咳嗽

【原案】--

汤某，女，56岁。咳嗽 3 天，3天前因饮冷饮而诱发咳嗽。现症见：咳喘不能平卧，入夜加重，剑突下有痞满感，纳、眠可，二便调，舌苔白，脉弦紧。诊断：咳嗽。辨证：外寒内饮证。立法：解表化饮。方药：小青龙汤加减。麻黄3g，桂枝3g，干姜3g，白芍3g，甘草3g，细辛1.5g，半夏3g，五味子3g。3剂，水煎服，日1剂，早、晚饭后分服。

二诊　患者诸症好转，遵效不更方之原则，嘱患者继服上方4剂，服法同前，而后诸症痊愈。形寒饮冷则伤肺，此患者为典型的小青龙汤证，故治疗效果尤其好，且该方用药剂量应偏小，否则难以奏效。

【赏析】--

咳嗽是以发出咳声或伴有咳痰为主症的一种肺系病证。它既是肺系疾病中的一个症状，也是独立的一种疾患。有声无痰为咳，有痰无声为嗽，临床上多表现为痰、声并见，两者难以截然分开，故以"咳嗽"并称。西医学中的急性气管–支气管炎、慢性支气管炎、咳嗽变异性哮喘等以咳嗽为主要症状的疾病均属于本病范畴。据古籍记载，《黄帝内经》已经对咳嗽的病因、病机、证候分类和治疗列有专篇的论述，如《素问·咳论》对咳嗽病因的认识，提道："皮毛者，肺之合也；皮毛先受邪气，邪气以从其合也。其寒饮食入胃，从肺脉上至于肺则肺寒，肺寒则外内合邪，因而客之，则为肺咳""五脏六腑皆令人咳，非独肺也。"说明外邪犯肺和其他脏腑功能失调、内邪干肺均可导致咳嗽。另外在《金匮要略·痰饮咳嗽病脉证并治》篇虽然冠以痰饮咳嗽之名，实则是论述痰饮病，而咳嗽只是痰饮病的一个常见症状。就咳嗽的病位而言，它不离乎肺，却又不只限于肺，可将其划分为五脏之咳（肺咳、肝咳、心咳、脾咳、肾咳）和六腑之咳（胃咳、大肠咳、小肠咳、胆咳、膀胱咳、三焦咳）。这些认识为咳嗽的辨证奠定了理论基础。后世医家对咳嗽病证的病因、证治等进行了进一步的阐发，如金元时期张子和在《儒门事亲·嗽分六气毋拘以寒》中指出："后人见是言，断嗽为寒，更不参较他篇。岂知六气皆能嗽人？若谓咳止为寒邪，何以岁火太过，炎暑流行，金肺受邪，民病咳嗽。"补充了既往仅以寒邪为外感致病之因的不足。明代张介宾在《景岳全书·咳嗽》中指出："以余观之，则咳嗽之要，止唯二证，何为二证？一曰外感，一曰内伤，而尽之矣。"据此执简驭繁地将咳嗽分为外感和内伤两大类，至今仍为临床所遵循。明代王纶在《明医杂著·咳嗽》中提出咳嗽的治法需分新久虚实。清代叶天士则阐明了咳嗽的基本规律和治疗原则，如《临证指南医案·咳嗽》云："咳为气逆，嗽为有痰。内伤外感之因甚多。确不离乎肺脏为患也。若因于风者，辛平解之；因于寒者，辛温散之；因于暑者，为熏蒸之气，清肃必伤，当与微辛微凉……"以上关于咳嗽的论述等，至今仍对临床具有较大的参考价值。

胡兰贵教授在治疗咳嗽上，抽丝剥茧，善用经方，准确地分析病因，在该医案之中，患者呈一派寒象，选用小青龙汤治疗。小青龙汤是中医方剂名，由麻黄、白芍、细辛、炙甘草、干姜、桂枝、五味子、半夏等组成，出自《伤寒论》。作为解表剂，它具有辛温解表、解表散寒、温肺化饮之功效，其配伍特点是辛散与酸收相配，散中有收。

本证常常是由于风寒束表，卫阳被遏，表寒引动内饮所致。治疗一是发散表寒，二是清除里饮。方中麻黄、桂枝相须为君，发汗散寒以解除表邪，且麻黄又能宣发肺气而平喘咳，桂枝温阳化气行水以化里饮。同时又使用干姜、细辛为臣，起到温肺化饮之功，又能兼助麻、桂解表祛邪。然而患者素有痰饮，脾肺本虚，若纯用辛温发散，恐耗伤肺气，故佐以五味子敛肺止咳、白芍和营养血来制约麻黄的发散之力；半夏燥湿化痰，和胃降逆，亦为佐药，助桂枝温化痰饮。炙甘草兼为佐使之药，既可益气和中，又能调和辛散、酸收之品。方中温化与敛肺相伍，开中有合，为历代治疗咳嗽提供了思路。

在本案之中，体现了胡兰贵教授对经方的熟练应用，他常说应用经方要抓主证，那何为主证？顾名思义，是指《伤寒论》和《金匮要略》原文中记述的必见症状。北京中医药大学郝万山教授在全国优秀临床人才培训讲座上说："'抓主证、用经方'是很多名老中医常用的治法。"刘渡舟先生曾经发表过《使用经方的关键在于抓主证》的文章，刘老治疗烟雾中毒发热、呕吐的患者，其处方思路即根据《伤寒论》第379条"呕而发热者，小柴胡汤主之"。张仲景在《伤寒论》第101条指出"伤寒中风，有柴胡证，但见一证便是，不必悉具"，就告诫后人"但见一证"就可应用，呕是柴胡证的主证之一，所以"呕而发热"即可按柴胡证治疗。

又如糖尿病、肝炎、结肠炎这三种不同的疾病，刘老只要见到"口干、口渴、大便溏、脉弦"，就处方柴胡桂枝干姜汤，因为口干、口渴、大便溏、脉弦，都是由于邪入少阳，水饮内停所致，故这样治疗大都会取得很好的疗效。

《金匮要略》云："咳而上气，喉中水鸡声，射干麻黄汤主之。"胡兰贵教授在临证之际，只要见到咳喘的患者喉中有痰声，就开具射干麻黄汤，临床疗效显著。《伤寒论》第138条："小结胸病，正在心下，按之则痛，脉浮滑者，小陷胸汤主之。"临床诊疗中只要有剑突下按之则痛的，就可以用小陷胸汤。《伤寒论》第177条："伤寒脉结代，心动悸，炙甘草汤主之。"只要见到心脏病患者脉结代者，就可用炙甘草汤。

以上这些都是抓主证、用经方的体现。在繁琐复杂的症状中，只要抓住主证，解决了主要矛盾，次要矛盾必然迎刃而解。在《伤寒论》和《金匮要略》中，只罗列几个症状，就遣药用方的条文随处可见，历代医家也据此用方，乍一看似乎是原始的对症处理的经验，但是这里所言的"抓主证"，就是抓病机，是辨证论治诊疗程序的简化，是临床经验的结晶，是千锤百炼后，经过高度浓缩提炼的理论。

6.门九章用香砂六君子汤与苓甘五味姜辛汤合方治疗肺癌

【原案】

蔡某，男，53岁。患者自述咳嗽，动则气喘半年余，痰多稀白，遇冷则咳喘加重，夜间不能平卧，腹胀，纳差，舌淡红，苔白，脉数。诊断：支气管哮喘，慢性阻塞性肺疾病（COPD），左肺上叶肺癌。方药：①香砂六君子汤。木香6g，砂仁6g，党参9g，炒白术9g，茯苓12g，姜半夏6g，陈皮6g，紫苏子9g，款冬花9g，炙甘草6g，生姜3片，红枣4枚。10剂，水煎服，2日1剂，早饭前温服。②苓甘五味姜辛汤。茯苓12g，五味子6g，干姜5g，细辛3g，炙甘草6g。10剂，水煎服，2日1剂，晚饭前温服。

二诊 患者服上方后咳喘减轻，稀白痰减少，夜间已可平卧，食欲增加，腹胀减轻，可外出散步500米，舌淡红，苔白，脉数。方药：①理中汤加味。党参9g，干姜4g，炒白术9g，姜半夏9g，黄芩6g，炙甘草6g。10剂，水煎服，2日1剂，早饭前温服。②射干麻黄汤。射干5g，蜜麻黄4g，紫苏子9g，款冬花9g，紫菀9g，干姜4g，五味子6g，姜半夏6g。10剂，水煎服，2日1剂，晚饭前温服。

【赏析】

患者咳嗽，痰多稀白，兼遇冷加重，夜间不能平卧，此为寒饮伏肺。动则气喘，腹胀、纳差则肺脾两虚证。所见种种症状皆因邪伏于肺，日久则肺气耗伤，中焦失于健运，则咳逆难卧、腹胀、纳差，如此日久，气血生化乏源，加之上焦气机闭阻，呼吸困难，故脉数。此病以虚为本，秉"大病以胃"思想，采取联合方组，处香砂六君子汤加减与苓甘五味姜辛汤交替服用。

苓甘五味姜辛汤用干姜者，其与细辛相合可温化肺中寒饮，其与甘草相合可温中复后天之阳，合茯苓健脾利水，共奏扶中土以绝痰饮源头之功。方中五味子尤为精妙，一可敛肺顾虚，二防姜、辛辛燥，三可下气止咳。全方重点把握上、中二焦，既除在上之标实，又补在中之不足，故可消寒饮咳喘。用香砂六君者，以四君充养脾肺，陈、夏开肺降逆、燥湿祛痰，恢复肺气，以助苓甘五味姜辛汤的作用。又因此病邪实壅滞于肺，且肺为娇脏，易损及络，故加紫苏子下气利痰宽胸，款冬花下气止咳润肺，使全方趋于圆满。服药后果收大效，二诊咳喘、白痰、腹胀俱减，夜可平卧，食欲增加，此胃气渐复，寒饮初化，当乘胜而击之，故处联合方组理中汤与射干麻黄汤。理中汤，顾名思义，理中轴之机转，方以干姜通散中焦一切阴霾，白术健运中土，人参补元以资后天。甘草合姜增温中之能，合术共筑脾土制水，又合人参资助后天。全方立点中轴以御四方，故名理中。加半夏者，取其助右降之能。加黄芩者，一可防燥热伤肺，二则针对疾病特性，使全方更具针对性。射干麻黄汤加减以麻黄开肺之气兼以润之，射干、紫苏子涤肺之浊兼以清之，紫菀、款冬花、五味子下气润肺之燥，干姜、半夏燥湿温中除饮之源，全方祛邪兼补肺体，为治肺癌之必用法，故而予之。

7.门九章用金匮肾气丸与小儿异功散加减合方治疗肺癌术后

【原案】

刘某，女，67岁。初诊：肺癌术后3年。患者自述咽部有痰，头部出汗多，CT检查右肺下部胸膜下结节，左肺散在条索状结节，右肺下叶钙化灶。舌胖大，尺脉沉。西医诊断：肺癌。中医诊断：癌病。方药：①金匮肾气丸（中成药）；②小儿异功散加减。党参9g，炒白术9g，茯苓12g，炙甘草6g，紫苏子9g，款冬花9g。浙贝母9g。14剂，水煎服，2日1剂，早饭前服用①号方，晚饭前空腹温服②号方。

二诊 患者自述服药后头部汗出已愈，不咳嗽，痰消。现症见眠差，服用金匮肾气丸后左腋下跳动，纳可，口苦，大便日1次，稍费力。舌胖大而红暗，苔稍黄腻，脉不沉。方药：柴胡理中汤加减。柴胡9g，黄芩9g，姜半夏9g，党参9g，炒白术9g，茯苓12g，炙甘草6g，片姜黄6g，紫苏子9g，款冬花9g，浙贝母9g，枳实6g。14剂，水煎服，2日1剂，晚饭前空腹温服。

【赏析】

初诊见该患者为肺癌术后，肺气宣降不利，中土因而失和，故痰气内生，结于上源，致咽部有痰。邪郁于上，气难下潜，中土失运，四维不全。舌体胖大，头部汗多，此即气之逆散也。法当恢复中土运转，上破邪郁，下潜真元，伺元机一复，四维则成，故用联合方组：小儿异功散、金匮肾气丸。以"异功"复中土、开上源，上焦邪气开散，右降之机得复，又以"肾气"助其，充养下元，则咽痰、头汗、脉沉皆可除。二方和中土以开太阴之路，肃西金复右降之能，潜真龙暖北水之寒。该患者头部汗出，气虚之证明显，然全方无一味补气固气之药，立法全在拨动中轴、复右降之机令三焦气机调顺而汗自止。

二诊时，果前症消失，然下元合"肾气"之助，日益壮大，欲复左升之机而不得，故症见口苦、左腋下抽动、自觉上火等阳复之象，故方用柴胡理中汤加减。此方祛湿补土，开左升之机转，定中土之逆乱，前药之力得此方开路，则升机可复，种种"上火"之象尽散矣，又得紫苏子、款冬花、浙贝母助右降下归，则咽不利、便难皆除也。如此升降有序，四维既成，中土健运，如舌之胖大、苔腻暗红之复原亦指日可待。门九章教授认为，凡少阳病者，必有肝气郁结之象，日久必波及血分而见舌暗，方中片姜黄真乃点睛之妙手，此药一助气机之升，二畅血气之行，既病防变，深合仲景《金匮要略》中"见肝之病，知肝传脾""先安未受邪之地"之旨。且患者脉不沉，柴胡理中汤也就有了落脚点；眠差、左腋下跳动、口苦、排便费力，方中小柴胡汤合紫苏子、款冬花、浙贝母、枳实就有了落脚点；舌胖大而苔稍黄腻，四君子汤就有了落脚点。

8.门九章用小儿异功散加减治疗左肺腺癌术后

【原案】

王某，女，54岁。患者4个月前因左肺腺癌行左肺全切术，未行化疗治疗。肺部CT检查显示：右肺下叶结节约12.3mm，左侧颈部淋巴结肿大，双侧锁骨上窝淋巴结未见肿大，无结核病病史。颅脑CT未明确病变，左侧胸膜积气已吸收，胸腔积液减少。现诊见：身体消瘦，面色萎黄，心率较快，走路稍快则喘，血氧饱和度95%。左侧淋巴结肿大，肉眼可见。纳、眠可，二便调。舌暗红，少苔，脉细数。诊断：左肺腺癌术后。方药：小儿异功散加减。党参6g，茯苓12g，炒白术9g、陈皮6g、浙贝母9g，煅牡蛎15g，款冬花9g，炒紫苏子9g，炙甘草6g，生姜9g，大枣12g。14剂，水冲服，2日1剂，晚饭前空腹温服。

二诊 患者喜笑颜开，自述服药5天后左侧颈部淋巴结之肿大消退。刻下：走路已不喘，血氧饱和度99%，咽干，舌淡，苔白，脉细。方药：小儿异功散加减。党参6g，茯苓12g，炒白术9g，陈皮6g，浙贝母9g，煅牡蛎15g，夏枯草15g，炙甘草6g，生姜9g，大枣12g。14剂，水冲服，2日1剂，晚饭前空腹温服。

【赏析】--------------------------------

肺腺癌属于非小细胞癌，起源于支气管黏膜上皮，少数起源于大支气管的黏液腺，为周围型肺癌。不同于鳞状细胞肺癌，肺腺癌较易发生于女性及不抽烟者。早期一般没有明显的临床症状，往往在胸部X线检查时被发现，表现为圆形或椭圆形肿块，一般生长较慢。恶性肿瘤极易消耗人体的正气，患者肺腺癌术后4个月，整体处于较为虚弱的状态，此时不宜过用大补药物，恐犯"虚虚实实"之戒，诊见身材消瘦、面色萎黄、稍动则喘、心率较快，主要病位仍在肺脾，且术后胃气大伤，宜用培土生金法，脾土健旺，则气血生化有源，脾气得以灌四旁，肺司呼吸之功能正常，呼吸调顺，喘证即平。所以门九章教授用小儿异功散肺脾同治，加款冬花、炒紫苏子以降气润肺平喘，加浙贝母、煅牡蛎以化痰散结，消散淋巴结肿大。患者二诊时欣喜异常，笑容满面，自述服药后淋巴结之肿大消退，走路也不喘，整体精神状态比一诊时大为改善，门九章教授继续守方治疗以巩固疗效，于前方减去炒紫苏子、款冬花，加夏枯草以软坚散结。门九章教授的治疗注重调理患者整体状态，肺、脾并重，侧重于脾，体现了"大病以胃"的思想，故选用小儿异功散加减治疗。

这个病例告诉我们，面对重症患者，如果只是教条、机械化地去辨证，此案患者舌暗红，少苔，脉细数，应为阴虚夹瘀，治则为化瘀滋阴，应该选择这一类的方药治疗，甚至再仔细追问病史，甚至还能找到符合的临床表现，这样的疗法符合书本教学教条，但是否有效尚未可知。门九章教授一直教导学生们，一定要注意患者的整体功能状态，不要一味机械化地去学习，中医治病最重要的是实证、实效，患者才是最好的老师！

9. 门九章用小柴胡汤加减治疗咳嗽

【原案】

刘某，女，88岁。1月前感冒，服用葛根汤，现仍处于感冒状态，头晕、眼花、睡眠差、大便1～2天一行。舌质暗，脉稍大。诊断：咳嗽（肺气虚）。方药：小柴胡汤加减。柴胡6g，黄芩6g，姜半夏6g，葛根9g，紫苏子9g，党参9g，炙甘草6g。10剂，水冲服，2日1剂，晚饭前空腹温服。

二诊　咳嗽已愈。血氧饱和度96%，头晕眼花，腿肿，夜尿3次。舌暗，脉略数，尺脉沉。方药：①肾气汤加减。车前子6g，熟地黄18g，炒山药15g，山茱萸10g，茯苓12g，牡丹皮9g，泽泻6g，制附子6g，桂枝6g。10剂，水冲服，

2日1剂，晚饭前空腹温服。②益肺膏30袋，水冲服，2日1剂，早饭前服用。③护胃散（党参）20袋，胃难受时服用。

三诊 血氧饱和度95%，现腿已不肿，乏力，出汗，大便不畅。嘱测血常规、肝肾功能。舌暗，脉弦滑。方药：①益肺膏，水冲服，2日1剂，早饭前服用。②枳薤桂半汤加减。枳实6g，薤白9g，桂枝9g，姜半夏9g，紫苏子9g，款冬花9g，全瓜蒌12g，生姜9g。14剂，水冲服，2日1剂，晚饭前空腹温服。

【赏析】

该患者是一名肺病患者，以上为最近几次的就诊记录，患者因感冒就诊，门九章教授处以小剂量葛根汤，外散风寒。1月后患者仍处于感冒状态，考虑患者年老体弱，身体卫外功能较差，外感已经1个月，病程较长仍不解，如《伤寒论》中讲："伤寒五六日，中风……或胸中烦而不呕……或不渴，身有微热，或咳者，小柴胡汤主之。"此处伤寒五六日，并非具体时间，而是外感伤寒有一段时间，邪进一步入半表半里，且其脉略大，说明邪仍未从表而散，故用小柴胡汤以引半表半里之邪外出，加用葛根疏散外感之风邪，兼升清阳，然又恐用药升散，肺气亦随之上逆，故加紫苏子润肺、降肺气以平衡药力。二诊时患者脉已不大，说明外感之邪已散，而以腿肿，夜尿3次为主症，尺脉沉，病位以里为主。肾气不足，气化失司，水液代谢失调，水走肌肤则肿，加上肾气固摄作用减弱，故见夜尿多，主方以肾气汤温肾阳，利水气，再加车前子导多余的水湿从小便而出。在着重温肾的同时，门九章教授又处以益肺膏和护胃散，兼顾了患者素体肺气虚的特点，配合调理胃气，此次治疗上、中、下并治，处方精妙。三诊时患者服用肾气汤后腿已不肿，尺脉已不沉，肾阳得以温扶，在下之水湿得以温化。患者此次症见乏力、汗出，且大便始终不畅快，脉象变为弦滑，考虑痰饮内生，故治疗时从其病之本——肺入手，上焦心肺功能不足，肺气虚则卫外不足，固摄作用减退而自汗，心气不足，推动气血无力，故身体乏力，长期肺气虚易导致水液代谢失常，故生痰饮，而心功能不全，血液运行不畅，也会产生痰浊而停留于心胸。治疗时保留益肺膏以益肺气而治其本，再用枳薤桂半汤宽胸理肺，豁痰降浊，兼通心脉而治其标。加入紫苏子、款冬花加强润肺止咳的作用，配合生姜温肺胃以化饮，兼散水气。

10. 门九章用枳薤桂半汤合小儿异功散加减治疗肺癌

【原案】

牛某，女，76岁。肺癌8年，症见咳嗽，喘息，痰不多，夜间胸闷严重。睡眠少，大便一周一行，无腹胀。舌淡，脉沉细数。诊断：肺癌。方药：枳薤桂半汤。枳实9g，薤白9g，紫苏子9g，麻仁9g，姜半夏9g，全瓜蒌15g，桂枝9g，陈皮6g，生姜9g。14剂，2日1剂，晚饭前空腹温服。

二诊　患者服异烟肼4年以上，上肢麻木，咳嗽不多，睡觉时胸闷，走路多时喘作，大便不畅。右脉无，左脉沉弦。方药：①小儿异功散加减。紫苏子9g，款冬花9g，紫菀9g，浙贝母9g，党参9g，炒白术9g，茯苓12g，炙甘草6g，陈皮6g。②枳薤桂半汤加减。桂枝12g，枳实6g，薤白9g，姜半夏9g，全瓜蒌12g，生姜9g。两方各14剂，2日1剂，小儿异功散早饭前空腹温服，枳薤桂半汤晚饭前空腹温服。

【赏析】

肺主一身之气，一是吸入自然界的清气，二是脾胃运化的水谷精微之气，二者相和，生成宗气，宗气助肺司呼吸，助心行气血，故各种生命活动均与宗气有关。该患者患肺癌已有8年，咳嗽、胸闷、活动后气喘、夜间平卧时胸闷甚，可知因长期肺病而出现了肺心病。宗气生成明显不足，故肺呼吸功能减退而咳嗽无力，助心行血功能减退而心前区憋闷。肺又主宣发肃降，其宣发功能失常则水谷精微和津液不能及时布散而停留于局部形成痰饮，其肃降之力不足亦影响大肠传导糟粕，患者长期便秘也恰是肺功能不足的佐证。故门九章教授治以二方：一方用枳薤桂半汤宽胸理气降浊，调整心肺功能，肺功能好则宗气生成足；二诊则在一诊基础上加了小儿异功散又加紫苏子、款冬花、紫菀、浙贝母，肺脾同调，既护胃气，保证了谷气的来源，又肃肺祛痰，润肺利肠。

《金匮要略》云："阳微阴弦，即胸痹而痛，所以然者，责其极虚也。""阳微阴弦"指出了胸痹的病机，即上焦阳虚，下焦阴寒水邪乘虚上居阳位，胸阳痹阻则胸痹心痛。门九章教授的枳蒌桂半汤来源于《金匮要略·胸痹心痛短气病脉证并治》，该方既包含了瓜蒌薤白半夏汤，又包含了桂枝生姜枳实汤。《金匮要略》条文中讲："胸痹不得卧，心痛彻背者，瓜蒌薤白半夏汤主之。"患者短气、咳嗽，平卧时胸闷甚，表明痰饮痹阻心胸，用此方通阳止痛，化痰逐饮降逆。《金匮要略》又云："心中痞，诸逆，心悬痛，桂枝生姜枳实汤主之。"寒饮之邪停聚，日久胃气闭塞，不能通降，反与寒邪、痰饮向上冲逆，故合用生姜、枳实以散寒化饮，降逆消痞。痰饮痹阻日久，必然阻滞气机，故加入陈皮又组成了橘枳姜汤以宣畅气机，化饮降逆。一方仅仅数味药，杂糅了仲景多个方子，痰饮、气结、痞满都可兼顾，同时加紫苏子、火麻仁以化痰、润便，标本兼治，二诊再配合小儿异功散护胃气、降肺气，二方协调，共同达到良好的治疗效果。

11. 马文辉用麻黄升麻汤治疗咳嗽

【原案】

许某，女，52岁。咳嗽、气喘4月余，后半夜加重，不能入睡，痰白，量多，口渴，饮水多，小便频，体胖，舌红、苔白而干，脉沉，经多家医院中西药反复治疗无效。怀疑为间质性肺炎（未行支气管镜检查），方用猪苓汤6剂。

二诊　咳嗽减，但不明显，再详细询问病史时，发现每日凌晨5～7时咳嗽加剧，可吐出大量白色泡沫痰，甚至小便失禁，出汗、气短、咽痛、胸痛、喝水后上逆，方用麻黄升麻汤合猪苓汤。

三诊　咳嗽、气喘明显好转，胸不痛，早晨5～7时仍咳吐泡沫痰，痰黏难咳，多汗。方用麻黄升麻汤加黄芪（知母10g，黄芪10g，玉竹10g，甘草10g，麻黄6g，升麻6g，当归6g，黄芩6g，白芍3g，干姜3g，天冬3g，桂枝3g，茯苓3g，白术3g，五味子3g，桔梗3g），共计服药1月余，诸症尽消。

按语：本案初诊误诊为少阴病咳嗽，方用猪苓汤，不效，后处以麻黄升麻汤而收效。这就是《伤寒论》三阴、三阳病在辨证中的重要价值。《伤寒论》中三阴、三阳的本质究竟是什么，对于这个问题先贤们已经争论了千余年，其中诞生了很多牵强附会的观点。但马文辉教授认为，实际上它的内容十分朴实，就是一个时位概念。六病讲时间，不涉及病性；六证谈空间，时位统一，全凭脉证辨之。三阴、三阳就是一个时位辨证。搞清楚《伤寒论》的三阴、三阳时位本质，有利于我们继承仲景宝贵的临床经验。

【赏析】

《伤寒论》319条："少阴病，下利六七日，咳而呕渴，心烦不得眠者，猪苓汤主之。"本条为少阴病阴虚有热，水热互结之证。肾阴亏损则肾气不充，膀胱气化失司，致水液内停，肾阴虚而肾水不能上济心火则可产生内热。水热互结随气攻窜三焦，上攻于咽喉及肺可导致梅核气、痰饮咳嗽，中犯于胃则致呕，下聚于膀胱则小便不利，外达肌肤可见瘾疹瘙痒，心肾不交则又可见不寐。大部分咳嗽患者因为气候、饮食、起居等原因，均属于痰热咳嗽，时常兼有气虚、阴虚等，采用猪苓汤治疗，效果理想。本案患者虽以咳嗽、气喘为主症，但于凌晨 5 ~ 7 时咳嗽加剧，吐出大量白色泡沫痰，为寒咳。又见咽喉不利而痛，为热盛于上，灼伤津液，出汗、气短，甚至咳嗽时小便失禁，喝水后上逆，则为脾虚寒兼水饮盛。病程迁延日久，阳郁不伸，寒热错杂，虚实互见，不可单纯治其寒热、虚实，否则只会加重寒热、虚实之不平衡，治当发越阳郁，清上温下，滋阴益阳，故选用麻黄升麻汤。

《伤寒论》第357条："伤寒六七日，大下后，寸脉沉而迟，手足厥逆，下部脉不至，喉咽不利，唾脓血，泄利不止者，为难治，麻黄升麻汤主之。"本证关键在于阳郁不伸，故以麻黄升麻汤发越郁阳，临床上使用麻黄升麻汤不一定要看到咳吐脓血，只要抓住阳气内郁的病机及寒热错杂、虚实相间之证就可以使用。近年研究和报道麻黄升麻汤临床应用的逐渐增多，此方广泛应用于呼吸、消化、心血管、免疫等各科疾病的治疗，在肿瘤治疗上亦有应用，如李赛美教授用其治疗咳嗽、咯血、痹证、虚劳等证。刘渡舟先生用其治疗大叶性肺炎、下利。仝小林教授认为麻黄升麻汤主要适用于郁火证之重症，可将其作为治疗郁火证的靶方。

原按中提到马文辉教授对三阴、三阳的理解，他认为三阴、三阳是一个时位辨证。马文辉教授在《试论"一分为三"和"三阳、三阴"在中医基础理论中的重要地位》一文中指出：生理的三阴、三阳排序为太阳、少阳、阳明、太阴、少阴、厥阴。太阳主开，厥阴主阖，一开一阖，主司表部功能；阳明为阖，太阴为开，一开一阖，主司里部功能；少阳为二阳之枢，少阴为二阴之枢，主司半表半里部的功能。三阴、三阳分之为三，合之为一，周而复始，循环无端。《伤寒论》中三阴、三阳是对外感热病的病位、病性、病时的一种分类方法。它把病证分为六大类，病发于表，病性属阳，病势为热、为实，病时为太阳，病证为脉浮、头项强痛而恶寒者，称为太阳证；病发于枢，病性属阳，病势为热、为实，病时为少阳，病证为口苦、咽干、目眩、胸中烦热、发热或往来寒热者，称为少阳证；病发于里，病性属阳，病势为热、为实，病时为阳明，病证为胃家实、大便难、日晡所发潮热、自汗出者，称为阳明证；病发于里，病性属阴，病时为太阴，病势为寒、为虚，病证为腹满而食不下、自利益甚、时腹自痛者，称为太阴证；病发于枢，病性属阴，病时为少阴，病证为心悸、气短、脉微细、但欲寐者，称为少阴证；病发于表，病性属阴，病时为厥阴，病证为手足厥冷、脉微欲绝、肢节疼痛者，称为厥阴证。生理的三阴、三阳与病理的三阴、三阳排序及其对应关系和六时阴阳是相同的，对指导中医的临床辨证用药具有极强的生命力和现实意义，应加以学习应用。

12. 郭生明用加味四逆散治疗咳嗽

【原案】

侯某，女，25岁。咳嗽，就诊时已发病 3 个月。刻下舌淡红，苔薄白，脉缓，略弦。咳嗽特点为干咳无痰，咳嗽间隙有不自觉的叹气，经询问，患者自觉胸闷，脉诊时触及指尖较常人偏凉。口不渴，饮食正常，二便正常，睡眠一般。细问其发病过程，年初同寝室友遗失800元现金，失主及众舍友均疑为患者所窃，情急之下，百口莫辩，多日以泪洗面，闷闷不乐，遂发咳嗽。

详审四诊信息及发病经过，辨为肝气郁滞引发的肺失肃降而咳。方用《伤寒论》的四逆散加味，方药：柴胡12g，枳实12g，白芍12g，五味子10g，干姜10g，炙甘草12g。3剂，水煎服，日3次。

3日后患者复诊，面露喜色，自诉1剂药后咳嗽大减，3剂后基本痊愈。为巩固疗效，复予原方3剂。

【赏析】

咳嗽不离乎肺，也不只限于肺。中医对咳嗽的认识在发展早期就比较完善。明代王纶《明医杂著·咳嗽》中提出咳嗽的治法须分新久、虚实。《中医内科学》也指出咳嗽的诊断应首先分出内伤、外感。但是，临床中咳嗽的论治绝不能局限于《中医内科学》的辨证分型，也不可能局限于此。中医门诊咳嗽患者数见不鲜，其中久咳不愈属现代医学束手无策者更是十之八九。询问病史，细审脉症，四诊合参，准确辨证，是治疗显效的关键。本案患者症状典型，病史明确，只要医者态度认真，问诊细致，辨证并不困难。其亮点在于选方准确。医者熟谙经典，问诊甫毕，结合患者不自主的叹气，脉诊时细心发现的手足较常人偏凉的症状，即想到《伤寒论》第318条内容："少阴病，四逆，其人或咳，或悸，或小便不利，或腹中痛，或泄利下重者，四逆散主之。"以及四逆散方后注："咳者，加五味子、干姜各五分，并主下利。悸者，加桂枝五分。小便不利者，加茯苓五分。腹中痛者，加附子一枚……"再详询病史，更坚信辨证准确，选方精准，遂照原方比例处方，仅6味药，再未有多余动作，看似没有加入个人诊疗思维的干预，实则是对自身方证辨证能力的自信，大巧若拙，疗效不可不谓1剂而愈，也再次证明了经方四两拨千斤的神奇。同时也提醒广大医者，在经方使用过程中，要注重方后注里的药味加减变化及煎服法，往往就是这些小细节，决定了用方效果。

患者3剂药后咳本已愈，后闻其服第5剂巩固时先前失窃的室友已寻回钱财，并对其致以歉意，心中不良情绪随之无踪，病情再未有逆。

13. 彭涛用厚朴麻黄汤与泽漆汤治疗疑似肺癌

【原案】

杨某，女，66岁。2019年4月18日胸部CT示：左肺上叶前段可见直径约6mm的软组织密度结节，边界欠清，周围可见小毛刺；右肺中叶及双肺下叶多发纤维化；心包积液。

既往有室性早搏、扁桃体炎、咽喉炎病史。现症：白天间断咳白色泡沫痰，夜间 1～5 时咳少量黄色泡沫痰，痰中带血，时感咽干、咽痒，不痛。神志清，睡眠差，饮食差，乏力，易困，大便不成形，小便正常。舌淡，苔白，脉沉弦。四诊合参，方药如下：姜半夏10g，黄芩15g，党参30g，桂枝15g，泽漆30g，石见穿30g，白前15g，甘草10g，瓜蒌30g，薤白15g，石上柏30g，醋商陆9g，射干15g，三七3g，茜草30g，浙贝母15g，生姜6片，大枣6个。14剂，水煎服，日1剂，早、晚分服。

二诊　患者服用上方后血痰好转，未再发作，咽干咽痒缓解，时咳黄痰，舌淡，苔白，脉弦细，关实尺沉。一诊方去射干，加葶苈子15g。服法同前。2019年6月19日复查胸部CT示：右上肺前段慢性炎性改变及索条；心包少量积液。与前相比，肺结节消失，心包积液减少。患者目前病情稳定，继续治疗中。

【赏析】

咳嗽是由于外感或内伤等因素，导致肺失宣肃，肺气上逆，迫于气道而发出咳声，伴或不伴痰和血痰为临床特征的一种病证。

《金匮要略·肺痿肺痈咳嗽上气病脉证并治》曰："咳而脉浮者，厚朴麻黄汤主之""脉沉者，泽漆汤主之。"书中常以脉诊配合症状来反映脏腑阴阳、气血津液等的复杂变化，而脉可以反映病位，寸口脉浮为在表、沉为在里。浮脉犹言其病在表、在经，属于一般咳嗽；脉沉犹言其病在里、在脏。咳而脉沉，沉为在里，亦为有水之证，故脉沉可以概括为水饮内停之病机。本方证叙证简略，以方测证，宣降不及，浊气上逆，则咳嗽；肺气壅滞，气机不利，则咽干、咽痒；痰热蕴结而上溢，则痰黄；热伤肺气，侵袭肺络，则痰中带血；郁热扰心，心神不得所藏，则睡眠差；肺虚不得荣养，则纳差、乏力、易困；肺热下迫大肠，大肠传导失职，则大便不成形。

《金匮要略》对呼吸病证内容论述详备，主要在肺痿、肺痈、咳嗽上气、水气病、肺胀病篇论述较多，理法方药俱备，辨证论治准确，其中提出了较多治疗咳嗽行之有效的方剂，对后世呼吸系统的辨治有着重要的临床指导价值。本案选用泽漆汤加减治疗，可逐水通阳、止咳平喘，瓜蒌、薤白宽胸散结，石上柏、醋商陆、射干、浙贝母行气祛痰利咽，三七、茜草化瘀止血，具有止血而不留瘀的特点。葶苈子偏于泻肺降气，祛痰平喘；而射干偏于清热解毒，消痰利咽。患者二诊时黄痰好转，因此用葶苈子易射干，加强祛痰平喘之效。

《素问·咳论》指出："五脏六腑皆令人咳，非独肺也。"强调咳嗽的病位，主脏在肺，外感六淫及内伤所生的病邪，皆可侵及肺而致咳嗽。凡脏腑功能失调影响及肺，皆可成为咳嗽病证相关的病变脏腑。临床上，要注意外感咳嗽慎用敛肺止咳之法，以免留邪为患；内伤咳嗽慎用宣散之法以防发散伤正。正确的调护，对巩固疗效、预防复发等都有重要意义。整体上进行辨证论治，通过调整人体表里的寒热、虚实、气血、水火，从而调整人体阴阳，达到治愈疾病的目的。

14.李孝波用小青龙汤治疗慢性咳嗽

【原案】

张某，女，52岁。主因间断咳嗽7年来诊。患者自诉从7年前开始间断咳嗽，一直未得到痊愈。最近又开始发作，遇凉则咳，春、秋两季发作较为频繁，咳嗽有痰，色白、发黏。平素爱出汗，穿衣多，自述比普通人迟或早半个季度，后背发凉。已绝经4年，更年期表现不明显，有高血压病史，平素口服尼群地平片维持治疗，偶有头晕、头疼。胃口一般，自诉不能到饭店吃饭，否则极易引起泄泻，大便日行2～3次，成形，腹痛不明显。脉数，舌暗无苔。方以小青龙汤加味。方药：麻黄6g，僵蚕9g，甘草6g，桔梗6g，枳实9g，干姜5g，细辛5g，五味子5g，半夏6g，生白芍

12g，浙贝母6g，桂枝6g，生姜2片。7剂，水煎服，日1剂，早、晚分服。

二诊 患者自诉咳嗽大有好转，咽不痒，略感口干、口苦，平素易感冒，感冒时多不发热，唯以恶寒为甚。近几日大便次数增加，不成形，脉弦数，舌红苔少、滑。方药如下：①干姜3g，细辛3g，五味子3g，半夏6g，僵蚕9g，麻黄6g，款冬花9g，桂枝6g，茯苓12g，甘草6g。②党参9g，白术12g，茯苓9g，甘草9g，紫苏子6g，款冬花9g，僵蚕6g，麻黄3g，生姜1片。各7剂，水煎服，日1剂，轮替服，早、晚分服。后随访，咳嗽渐得向愈。

【赏析】

患者反复咳嗽已有 7 年余，一直未痊愈。凡属长期慢性咳嗽者，常有表证未得恰当治疗的病史，或过用寒凉，或早行固涩止咳，因此多为邪气未能尽去之故。此患者遇凉则咳，春、秋两季发作较为频繁，咳嗽有痰，色白、发黏，恶寒而后背发凉，均属寒咳之象，故首诊用小青龙汤温化解表宣肺；二诊时患者病情大为减轻，效不更方，仍以小青龙汤与之。因患者病程日久，加之平素脾胃虚弱，故配合以联合方组治疗，加用加味四君子汤以顾护胃气，益气健脾，断其痰湿、寒饮生化之源，协同增强疗效。

小青龙汤为《伤寒论》中治疗太阳伤寒兼水饮证的方

剂，见于原文40条、41条。原文第40条曰："伤寒表不解，心下有水气，干呕发热而咳，或渴，或利，或噎，或小便不利、少腹满，或喘者，小青龙汤主之。"第41条曰："伤寒心下有水气，咳而微喘，发热不渴。服汤已渴者，此寒去欲解也。小青龙汤主之。"两条原文均明确提出以水气为主要致病因素；根据原文还可以发现，小青龙汤证虽或然证居多，主治证较杂，但是主要还是以治疗咳喘为根本，说明小青龙汤是临证治疗寒咳的一张常用方。

小青龙汤由麻黄汤、桂枝汤合方去杏仁、生姜，加干姜、细辛、半夏、五味子而成。关于小青龙汤的方解，可以从以下几方面理解。第一组药物，麻黄配桂枝，可解表祛邪，平喘利水；第二组药物，干姜、细辛配五味子，其中干姜大辛、大热，合性温之细辛，可散寒温肺，化痰涤饮；五味子味酸性、温，可敛肺止咳，这三味药为仲景温肺化饮的经典配伍，一散一敛，并符合"病痰饮者，当以温药和之"的原则；第三组药物，生白芍配甘草，可缓急止痉。半夏，其味辛、性温，可降逆止呕，燥湿去痰，缓解咽部不适，为治疗寒饮必备之良药。

本方配伍精当，解表散寒，温化水饮，着眼点就在一个"寒"字。此寒有两层内涵。第一，寒从外来。小青龙汤证之患者，多有明确外感病史，但尤其需要注意的是，随着病情演变，就诊时即使没有表证，也不可认为不属于小青龙汤证，此即不离于表亦不拘泥于表。第二，寒气内闭。凡属小青龙汤证，多有咳嗽不利之象，患者常自诉咳不出来，甚则咽喉部噎塞、胸闷。寒气之所以内闭，多与误用寒药及不忌生冷有关。当此之时，不可徒以止咳化痰为务，首当温化祛寒，以温药和之。

咳嗽之辨证理应先辨表里，辨明属外感还是内伤。病程长短是辨证的重要依据，对于辨别病位在表、在里有参考价值，但不是绝对。病程长者并非一定病位在里，解表剂依然有使用的机会。笔者临证体会，凡属长期慢性咳嗽者，虽当下无明显表证，但多有表证未得恰当治疗的病史，多属邪气未能尽去之故。此类患者，虽无显著的恶寒发热等表证，但每于咳嗽前有咽部发痒的前兆，说明内有邪气，故当不拘病程，仍应首选温通解表的小青龙汤以散寒蠲饮。久病多虚，故当肺、脾两调，不单治肺，也应调脾，机随病转，治亦随之，应用联合方组综合调理。

小青龙汤的使用要注意用量，视患者体质而定，因本方力量颇大，药若对证，服后可使人烦躁欲呕，这应是药后痰饮被激动后的自然反应，虽属良兆，亦需妥善处理，或减量，或嘱其慢饮汤剂。笔者曾亲睹一人咳嗽1周，频咳吐，痰色白，胸闷难咳，脉浮数，予服小青龙汤1剂（时用细辛

6g、干姜5g），1小时后烦躁不适出现，2小时后吐出巴掌大浓涎一滩，第二日咳嗽即大减，胸闷不适感亦消除，继服2剂而愈。另一人服后，亦出现烦躁不适感，自诉因烦躁而绕屋数圈，口中恶心，但第二日感觉胸口有前所未有的爽快感。此外，咳嗽治疗之时，相关医嘱也很重要，应叮嘱患者不可贪食生冷凉物，否则会导致病情迁延，时好时复。笔者根据临床体会，大多久治不愈的咳嗽，非虚即寒，多因调摄不当或误治而致，可不慎乎？

15.门纯德用麻黄细辛附子汤治疗阳虚发热

【原案】--

杨某，男，40岁。于秋季五更下田劳动，上午10时余，阴雨大作，全身淋漓。返家后，寒战、发热、身痛、腹胀，午饭未食。邀余诊之，见其发热，静而不动，卧床轻吟，舌苔正常，其脉沉细，不迟不数。余踌躇数刻，确认此症少阴表证（或太、少两感证），遂开具麻黄细辛附子汤1剂，并令其午夜前服药。家属照嘱而作，次日余自往复诊，患者宛若无病，余严令其勿过劳作，待三日后再为操劳，否则劳复难医矣！

【赏析】--

临床中，发热虽多属正气抗邪有力的反映，但发热并非皆为阳证也，此例为典型的阳症阴证，属于少阴兼表证的范畴，故治予麻黄细辛附子汤。

本案理解的难点就在于阳症阴证。所谓阳症，即指发热。发热代表正邪交争，多属正气抗邪有力，阳病多见。如《伤寒论》原文第7条曰："病有发热恶寒者，发于阳也；无热恶寒者，发于阴也。"此条根据在恶寒的同时是否伴见发热来判别阴阳，因此可视为三阴病与三阳病的总纲。太阳病发热、恶寒并见，阳明病但热不寒，恶寒短暂且自罢，少阳则往来寒热。因此，一般而言，临证见到发热，一般首先考虑的就应是三阳病。但凡事总有例外，少阴兼表证即属其一。本案在"寒战、发热"的同时，亦出现了典型的阴证，如"静而不动、卧床轻吟""脉沉细"，这两个症状一个属于精神范畴，一个属于脉象范畴。结合少阴病提纲证之"少阴之为病，脉微细，但欲寐也"可以发现，本案患者二证皆备，正属于典型的少阴病。既有阳症表现，又有阴证反应，如何论治？其实经典早有相关论述与答案。《伤寒论》原文第301条曰："少阴病，始得之，反发热，脉沉者，麻黄细辛附子汤主之。"由此可知，发热而脉沉之少阴病，非麻黄细辛附子汤不能取效。少阴寒证本不应发热，今始得之即出现发热，故谓之"反发热"，乃少阴阳虚体质之人复感外邪所致。本案患者"于秋季五更下田劳动，上午10时余，阴雨大作，全身淋漓"，早出劳作，加之阴雨侵袭，极易造成阳气受损。因此，虽然感受外邪，却并非常规太阳病之发热。若为太阳病，其脉当浮，今脉不浮而沉细，知非纯为太阳表证。脉沉主里，与太阳病主脉之脉浮相对，脉细为血气不足，不能鼓动脉道而致。总之，本证为少阴寒化兼太阳表证，法当表里双解，用麻黄细辛附子汤温阳解表，为其正治。麻黄细辛附子汤中麻黄发汗解表、附子温经扶阳、细辛辛温雄烈，通达内外，外助麻黄解表，内合附子温阳。三药合用，共奏温经解表之效。临证者若不解其理，仅凭"发热"一症，便贸然大汗解表，甚或径投寒凉之品，必当误人不浅。此方此症，正是"阳症阴脉"之范例，若用之得当，常可救治危难。

另需注意的是，凡属少阴体质者，平时也宜勤加调摄，不可过劳。门老在医案中叮嘱"余严令其勿过劳作，待三日后再为操劳，否则劳复难医"，即属经验之谈，临证宜多加重视。此外，门老还曾运用麻黄细辛附子汤成功救治1例 2 岁腺病毒性肺炎危症患儿，高热10余日，伴见面色苍白、面微肿，印堂色青，口唇发绀，神志朦胧，咳喘急促，呼吸困难，身无汗，腹胀大，四肢厥冷，二便失禁。舌淡，苔少，脉沉细，指纹青紫。1 剂麻黄细辛附子汤后，患儿手足转温，头身微汗出，热势退却，体温降至37℃，喘促渐平。足证麻黄细辛附子汤的奇效。

16. 门纯德用桂枝汤治疗外感证久不愈者

【原案】

姜某，男，41岁。因感冒数次服平热散汗剂太多，遂至全身酸痛无力，动则汗出，食、睡不佳，心悸、短气。似此小恙，竟病休50余天。就诊时，脉象缓弱无力，舌淡，苔白。虽时值严冬，尚自汗津津。证属营卫不和，令服桂枝汤2剂。服药后自汗大减，其觉体轻身爽，诸症若失。后以饮食调养几天而愈。此类病证，如与阿司匹林、去痛片之类，一汗再汗，不符合治疗原则；如与银翘散、桑菊饮等辛凉解表剂，会使肌表更虚，同样不对证。余用桂枝汤治疗表虚外感久不愈者数百例，一般服一二剂，即获隔夜之效。

【赏析】

本案是临证灵活运用桂枝汤的典型示范，对于真正理解桂枝汤的作用机制与正确应用汗法颇有裨益。桂枝汤虽历来作为解表剂被广泛应用，但是桂枝汤解表的真正机理何在呢？桂枝汤到底是一首什么性质的方子？这是本案我们重点要探讨的问题。

桂枝汤为经典名方，原出于《伤寒论》。桂枝汤在经方体系中具有重要地位。粗略统计便可以得知，桂枝汤是整本《伤寒杂病论》中应用最为广泛、使用次数最多、推衍方剂最多的一首汤剂。此方也被历代名医推崇备至，清代名医柯琴在《伤寒论附翼》中盛赞桂枝汤为"仲景群方之魁"，桂枝汤的重要性不言而喻。但是，与桂枝汤如此重要地位形成主要矛盾的问题是，在固有的印象中，在很多时候我们特别容易简单地把桂枝汤看做是一首解表剂。因为在现行《方剂学》中，桂枝汤是被归到解表剂的；《伤寒论》中桂枝汤亦首现于太阳篇，主要用于中风表虚证的治疗。这就带来一种错觉，似乎桂枝汤仅仅就是一首单纯解表的方剂。可问题是一首解表剂如何能担得起"群方之魁"的美誉？关于桂枝汤的疑问还有很多。桂枝汤的药物组成是比较特殊的，因为方中解表药物并不占主体地位，除了桂枝与生姜，白芍、炙甘草、大枣显然是不具有解表作用的。而且桂枝汤本证中已有"汗自出"，为何还要继续使用桂枝汤来解表发汗呢？与麻黄汤煎服法形成鲜明对照的是，桂枝汤的煎服法中是明确要求"啜热稀粥"的。如果仅为了增加热能，喝水也可以啊，为何要喝粥呢？

如果以上这些问题得不到合理的解释，我们在学习门老这则经典医案时将不能体会到桂枝汤真正起效的精髓。本案患者因感冒数次服平热散汗剂，服平热散汗剂对于解除表邪是有作用的，但是如果发汗太多则容易伤及阳气与津液，对于患者的正气是有损伤的。因此，患者出现"全身酸痛无力，动则汗出，食睡不佳，心悸短气"这些问题也就可以理解了。此案中的患者似此小恙，竟病休50余天。说明患者无论是正气还是胃气都受到很大影响。再结合其当下的舌脉，脉象缓弱无力，舌淡，苔白，皆为正气不足之象。虽时值严冬，尚自汗津津。此时的自汗应该理解为阳气失于固摄所致，理应从调补气血而治。桂枝汤虽常规地被认为是解表剂，但它并不是解表专方。或者说，桂枝汤不是一首"直接"的解表剂，是一首"间接"的解表剂，是健脾专方。桂枝汤在有意识地加强补养脾胃的药物，增加甘草、生姜、大枣。调护法中也强调不要乱吃，要忌口，"禁生冷、黏滑、肉面、五辛、酒酪、臭恶等物"，也有保护脾胃的意思。

"啜热稀粥"，若从发汗的角度考察，这是明确蕴含增强津液，增加汗源的意思。桂枝汤"内证得之和脾胃，外证得之调营卫"，它的发汗作用是通过调和脾胃来间接达到调和营卫、解肌发表效果的。理解了桂枝汤才能真正理解汗法的核心要义。"阳加于阴谓之汗"，分析汗法要从这句话上去分析，会不会使用汗法也要在这句话上做文章。有时是阳的问题，有时是阴的问题，有时则是阴阳不协调的问题。既然汗法的两个要素是阴与阳，桂枝汤的作用点是什么？桂枝汤加强的是哪方面的因素？答案是加强的是阴的因素，加强的是胃气的因素，因为胃气是营卫的根源。

细细考察经典原著可知，桂枝汤在《伤寒论》中的应用确实非常广泛，不仅可见于太阳病篇，也见于太阴病篇，如原文第276条："太阴病，脉浮者，可发汗，宜桂枝汤。"桂枝汤还可以用于许多杂病的治疗，如《伤寒论》原文第53条："病常自汗出者，此为荣气和，荣气和者，外不谐，以卫气不共荣气谐和故尔。以荣行脉中，卫行脉外。复发其汗，荣卫和则愈，宜桂枝汤。"霍乱病后期调理，也可以见到桂枝汤的应用，如《伤寒论》原文第387条："吐利止，而身痛不休者，当消息和解其外，宜桂枝汤小和之。"甚至，《金匮要略》中桂枝汤的应用也不少，如"师曰：妇人得平脉，阴脉小弱，其人渴，不能食，无寒热，名妊娠，桂枝汤主之""产后风缓续之数十日不解，头微痛，恶寒，时时有热，心下闷，干呕，汗出，虽久，阳旦证续在耳，可与阳旦汤。"桂枝汤之所以能得到如此广泛的应用，正与其内在调和脾胃的机理密切相关。此外，门老对于桂枝的感情十分深厚，他曾说："说起桂枝这味药，我这个医生，离开桂枝就当不成。"桂枝入气又入血，既温里又走表，调和营卫。仲景的四十多个方子中都有桂枝，可见它的重要性。因此，以桂枝为首的桂枝汤理应成为中医学诊疗体系中的重要方剂。

（邓晓鹏）

二、肝系

1. 李翰卿用茵陈蒿汤加减退黄疸

【原案】

张某，男，28岁。患者3天前因过度劳累，诱发全身乏力、发热、恶心、呕吐、厌油食、尿黄赤、巩膜发黄、纳差等症。急查肝功：各项指标均高于正常值。肝叩诊在右胁下略小，脾未触及。临床诊断为重症肝炎，急性肝坏死。收入住院。

一诊 面目全身俱黄，黄如橘皮，皮肤瘙痒，尿黄赤，舌质红，苔黄腻，脉弦而数。证由脾失健运，湿热壅结肝胆而起，属中医急黄证。急当清利。方药：茵陈20g，金钱草10g，赤芍20g，生地黄20g，黄芩8g，黄连9g，生大黄5g，陈皮10g，生山楂15g，炒莱菔子10g，生姜为引。

二诊 药后患者食欲增加，尿黄赤变浅，大便每日2次，为黄色稀便，精神改善，苔白腻，脉缓略数。病情见好，药已中病，效不更方，原方加苍术12g、厚朴12g、鸡内金10g、砂仁6g。上方加减，共治疗52天，病情明显好转，临床症状基本消失。肝功能化验：除麝香草酚浊度试验下降为9单位、麝香草酚絮状试验下降为（++）外，其他均转正常。又治疗半月，症状完全消失，肝功能化验及肝大小均恢复到正常范围，体重增加5kg，痊愈出院。

【赏析】

急性黄疸型肝炎或者慢性肝炎急性发作，中医称为"急黄"。临床上该病常出现高热烦渴，小便短赤，面目及全身突然发黄，胸满腹胀，甚则神昏谵语、吐衄、便血、发斑等临床表现，本案是典型的急黄患者。李老认为，急黄发病急骤，病势剧烈，以热毒邪气亢盛为病证的主要矛盾，根据《素问·至真要大论》所言"盛者泻之"，急黄之治常须联合运用清、和、利三法。

所谓清，主要是指清除体内邪气。清法是急黄、阳黄的正治之法。黄疸常由外感时邪、饮食所伤、肝胆结石、瘀阻等引发，通过审证求因，中医认为病邪主要为水湿与热毒，及时化湿解毒，可阻断病情发展。常用代表药物有茵陈蒿、栀子、黄连、黄芩、黄柏等苦寒之品。茵陈蒿可谓清热利湿退黄之专药，在湿热黄疸、小便不利、风痒疮疥等疾患的治疗中使用频率较高。现代研究发现，茵陈蒿具有利胆、利尿、解热、抗微生物等药理作用。黄连、黄芩、黄柏是中医清热燥湿剂中的"元老"，性味、功效上各具特色，又常常联合使用以加强清热解毒燥湿效能。从现代研究来看，黄连、黄芩、黄柏都具有显著的抗微生物作用，同时也都具有利胆、抗癌的作用。栀子性味虽苦寒，但与黄连、黄芩、黄柏相比，具有一定升散走窜之性，对湿热胶结可起到"宣上"和"渗下"的作用。

所谓和，主要是指黄疸治疗时应该着重考虑调和木土关系。在藏象学说指导下，肝胆属木，脾胃属土。五行之中，木能克土，土为木之所胜。生理功能上，肝气条达，人体气机舒畅，一方面可以辅助脾气升散与胃气通降的协调统一；另一方面可以通过胆汁的有序排泄，进而参与脾胃对水谷精微的受纳与运化。病理状态下，肝气疏泄失司，气机郁而不畅，无疑会影响到脾胃的生理作用，即所谓"木乘土"。因此，无论是脾胃运化失常累及肝胆，还是肝胆疏泄失常累及脾胃，中医治疗时，均应当注重调和脾胃、肝胆之间的功能。在黄疸病实证治疗中，常配伍柴胡、枳壳、白芍、陈皮、厚朴等药。柴胡疏肝理气，白芍柔肝缓急，枳壳、陈皮等行脾胃化滞气，相互配伍，共同调和肝胆、脾胃。

所谓利，主要指通利痰浊、血瘀。中医强调"给邪气以出路"，邪气的出路无非以皮肤腠理、前后二阴为主。湿热黄疸常通过通利二便，给痰浊、血瘀以出路。常用药物如大黄、茵陈蒿、金钱草、车前子等。大黄苦寒，利湿退黄的同时兼具泻热、逐瘀、解毒等多重功效。金钱草可利尿通淋，解毒退黄，主入肝、胆经，具有抑菌与促进胆汁分泌的药理作用。

本案患者表现为典型的身黄、目黄、小便黄，黄色鲜明如橘皮，同时伴有小便短赤，结合舌红、苔黄腻、脉弦而数，当属湿热蕴结之证。除此之外，患者尚有全身疲乏、纳差厌油、恶心呕吐的胃肠道表现，可见湿热蕴结影响到脾胃健运功能，因此除清利肝胆湿热外，还应调和脾胃，协调木土关系。李老重用茵陈利湿退黄、配伍黄连、黄芩加强清热利湿解毒功效，配伍金钱草、大黄将湿热从二便分消而走，为气血正常运行提供环境。配伍陈皮、山楂、莱菔子调和胃气，配伍赤芍活血通瘀、凉血解毒，配伍生地黄助诸药降泻火热的同时，凭借其甘寒之性以防止大队苦寒药苦燥津血，起到反佐的用意。

2.门纯德用吴茱萸汤治疗头痛

【原案】

张某，女，20岁。患者头痛加重2月余，每头痛发作，欲碰墙撞壁，服用多种镇痛剂无效，遂邀余治之。诊见：唇面苍白，四肢清冷，呕吐涎沫，脉象细弦。余予吴茱萸汤治之，而后头痛渐止，遂令其隔日服1剂，十余日而痛未再发。1月后，患者赴北京检查，诊为"脑瘤"，经手术治疗而愈。

【赏析】

吴茱萸汤为临床常用的治疗胃寒呕逆证的方证，也是治疗虚寒头痛的一张经典验方。

《伤寒论》吴茱萸汤有三条，分载于三篇。一为阳明篇第243条："食谷欲呕，属阳明也，吴茱萸汤主之。得汤反剧者，属上焦也。"一为少阴篇第309条："少阴病，吐利，手足逆冷，烦躁欲死者，吴茱萸汤主之。"一为厥阴篇第378条："干呕，吐涎沫，头痛者，吴茱萸汤主之。"第243条意在说明呕吐有虚寒、实热之分，第378条意在鉴别胃寒气逆与脾肾阳衰死证，第309条则为肝寒犯胃，胃寒气逆。三条虽叙证不尽相同，但阴寒内盛，浊阴上逆的病机却一致，故可异病同治，均用吴茱萸汤温胃散寒降浊。本案患者病情表现尤为典型，头痛与厥阴篇的吴茱萸汤证吻合；"每头痛发作，欲碰墙撞壁"可视为"烦躁欲死"的表现，结合"唇面苍白，四肢清冷"，患者表现又与少阴篇的吴茱萸汤证十分吻合。证属中阳不足，寒浊中阻。胃寒生浊，升降失司，故见呕吐涎沫；中阳虚加之寒浊中阻，阳难外达，故唇面苍白、四肢清冷；气机逆乱，吐泻交作，加之头痛难忍，患者极度烦乱不安，欲碰墙撞壁，即所谓"烦躁欲死"，治当温胃降浊，治用吴茱萸汤，使中阳复、寒浊降，诸症悉愈。

门老还有一例以吴茱萸汤治疗顽固性头痛的经典案例。如祁某，女，24岁。头痛1年余，诸药不效。诊见：体质素虚，面色㿠白，痛时剧烈，自谓头脑欲裂，发作时伴干呕。触其两手冰冷，脉象沉弦。与服吴茱萸汤加半夏9克、生赭石12克1剂，头痛、呕逆若失。继与服小建中汤2剂而愈。这个患者同样是头痛伴见呕吐，同样有两手冰凉的阳不外达的寒象。因此，吴茱萸汤同样取得了良好的疗效。

本案中需要引起注意的是，吴茱萸汤在改善头痛等症状方面确实卓有成效，不过限于诊断手段，患者"脑瘤"的问题并不能得到确诊，好在患者后期复经手术治疗而愈，如此治疗方算完整。这个病案也提醒我们，临床中不应该仅仅满足于症状的改善，也应尽可能地对疾病病因进行寻找，防止漏诊、误诊，延误病情。

3.门九章用参苓白术散加减治疗中风面瘫

【原案】

原某，男，32岁。首诊日期：2021年1月11日。脉证：患者形体肥胖，面色晦暗，因扁桃体发炎后耳痛，继而出现口角歪斜，讲话漏风，丧失单侧面部表情，于他处接受针灸、中药治疗后，疗效不显。现症见：单侧面瘫，丧失单侧面部表情，活动度低，无法完成皱眉、闭眼、耸鼻、努嘴、鼓腮等动作，患者受疾患困扰时久，情绪较差，平素偶有耳鸣，不怕冷，纳、眠不佳，大便黏腻不成形，舌体胖大，齿痕明显，苔白，脉细数。西医诊断：周围性面神经麻痹；中医诊断：中风面瘫，肺脾气虚，痰湿阻络。方药：参苓白术散加减。党参9g，茯苓12g，炒白术9g，山药15g，桔梗6g，防风9g，芡实9g，薏苡仁15g，砂仁4g，莲子9g，柴胡6g，黄芪15g，炙甘草6g。上方14剂，2日1剂，晚饭前空腹温服。

二诊 2021年3月8日。现症见：面瘫较前改善不明显。丧失单侧面部表情，味觉缺失，遇风咳嗽，大便黏腻不成形，情绪改善，纳、眠改善，舌体胖大，舌边齿痕，苔白，脉细。方药：参苓白术散加减。党参9g，茯苓12g，炒白术9g，山药15g，桔梗6g，芡实9g，莲子9g，砂仁4g，黄芩6g，钩藤15g。上方14剂，2日1剂，晚饭前空腹温服。

三诊 2021年4月26日。现症见：服中药后，面瘫好转，面部活动度明显改善，现可皱眉、闭眼，鼓腮动作较吃力，患者自觉面部肌肉僵，大便虽黏腻但已成形，舌淡胖，有齿痕，脉已不细。方药：小儿异功散加减。党参9g，炒白术9g，茯苓12g，陈皮6g，芡实9g，枳实6g，炒紫苏子9g，钩藤15g，炙甘草6g，生姜6g，大枣9g。上方14剂，2日

1剂，晚饭前空腹温服。

【赏析】

周围性面神经麻痹是茎乳突孔内急性非化脓性面神经炎引起的周围性面神经瘫痪，本病属于中医学"中风，中经络"范畴，该病多由机损正衰、劳倦过度、饮食不节、情志失调、气虚邪中而致，患者素喜食肥甘厚腻，加之劳倦过度而致脾虚湿蕴，症见形体肥胖、大便黏腻不成形、舌体胖大、齿痕明显；脾受湿困故而不得升清致颜面经络空虚，症见颜面晦暗，加之风邪外袭，致经络闭阻，经筋失荣，筋肉弛纵不张而致面瘫，患者发病日久，应有瘀血，前医多用祛风通络、活血化瘀重剂，然患者本为中虚之体，再用风药、血药耗散正气，损伤胃气，土虚则不能主持五脏六腑，该患者当属脏腑功能不足态夹杂功能阻滞态，血瘀因于邪阻，邪阻因于中虚，治病求本，久病以胃，当从中焦论治，正如李东垣《脾胃论》中云："善治病者，唯在治脾""治脾胃以安五脏。"故门九章教授首诊以参苓白术散加减治之，健脾渗湿，开胃和中。二诊时虽患者面瘫症状改善不明显，然胃气已健，脾胃为后天之本，胃气强，则生化功能亦强；胃气弱，则生化功能亦弱，机体气血生化乏源，其功能的正常与否关乎全身状态，故而二诊时在固护脾胃之气的基础上加用钩藤以息风通络止痉。三诊时患者面瘫好转，面部活动度明显改善，大便趋于成形，湿邪渐去，改为小儿异功散加减，扶正为主，补脾益肺，培土以生金，肺气足则卫表充，卫表充则邪不可干，余症自除。

4.门九章用小儿异功散加减治疗肝硬化

【原案】

张某，女，64岁。首诊日期：2020年9月16日。体瘦，肝硬化腹水失代偿期，脾切除术后，乳腺钙化术后，焦虑状态，悲伤欲哭，白昼无事，入夜则发热39.7℃，声音嘶哑无力，易盗汗，无食欲，失眠。舌暗红，偏瘦，苔微燥。方药：①小儿异功散加减。陈皮6g，党参9g，茯苓12g，炒白术9g，炙甘草6g，紫苏子9g，紫菀9g，款冬花9g，浙贝母9g，枳实6g，生姜9g，大枣9g。②小柴胡汤加减。柴胡9g，黄芩9g，姜半夏9g，党参9g，炒白术9g，茯苓12g，炙甘草6g，牡蛎12g，玄参15g，浙贝母9g，夏枯草20g，生姜9g，大枣12g。两方各10剂，2日1剂，晚饭前空腹温服。

二诊 2020年10月12日。患者自述，上一诊服一次药后，当晚就热退神安，且后续再未发作，睡眠恢复，大便可，焦虑状态消失，现症见食难消化，腹股沟僵硬、疼痛，不能走路，口苦，舌暗红，苔微燥。方药：①小儿异功散。陈皮6g，党参9g，茯苓12g，炒白术9g，炙甘草6g。②小柴胡汤加减。柴胡9g，黄芩9g，姜半夏9g，党参9g，炒白术9g，茯苓12g，炙甘草6g，牡蛎12g，浙贝母9g。两方各10剂，2日1剂，晚饭前空腹温服。

【赏析】

患者肝硬化、乳腺钙化、脾切除病史可知木气不畅，脾难升清日久，遂致肝硬化腹水失代偿、焦虑状态、无食欲，此皆左升之机被废，清阳难升，中土不运，上焦塞壅，故津液亏而难布，症见声嘶无力，苔燥、舌暗红、偏瘦可明。至于白昼安然者，元阳借天时之助升发，不与邪抗，升则偃旗息鼓。入夜而高热、盗汗者，元阳顺天时之应归源，归则邪正交争。如此邪郁于内，升降失调，化机俱废，水火难合，故见失眠。此时法当助东木之升以祛邪为标，运中土之化合西金为本，双管齐下，方可建功。故门九章教授用联合方组，处小儿异功散加减与小柴胡汤加减。以小儿异功散复中土达乾，伍紫菀、款冬花、浙贝母肃润西金助右降下归，共促土金合化之势，更以紫苏子、枳实燮理升降，此降中有升，如此中宫得立，身之本有所倚，又予小柴胡汤助木气之升，透邪以外达，邪去正和，上焦得通，并牡蛎、浙贝母、玄参清肃西金，如此则夜间高热可愈。再伍一味秉火之退气、通达邪郁、和合阴阳之夏枯草，失眠、焦虑亦可尽除。如此用药，二诊果见热退、眠可、神安，此邪去而降机得复，真元安归于下。然二诊观其食难消化，可知中土仍未能健运，左升之力亦未尽复，初得充壮之真元欲复左升之机而不能，故见腹股沟僵硬、疼痛，不能走路、口苦种种郁而为病之征，故门九章教授击鼓追之，予小儿异功散原方、小柴胡汤加减之联合方组，以期充养中土以全元真流转，尽去其邪而复左升之机，诸症自可尽除矣。

5. 郭生明用加味柴陈泽泻汤治疗梅尼埃病

【原案】

郭某，男，31岁。首诊于2021年1月30日。主诉眩晕，易发于劳累或睡眠障碍之后，每次发作呈进行性，发作前几小时或1～2日先觉左耳发闷，偶有耳鸣，左耳听力下降，随后自觉走路不稳，急寻休憩处静坐或平卧，往往于30～60分钟后达到眩晕高峰，目不能睁，头不能动，否则会天旋地转，呕吐不止，直至胃中食物吐尽，仍干呕不止，伴全身阵阵冷汗。每次发作持续4～8小时不等，发作时始终意识清醒，过后休养半日则基本恢复如常。就诊当日距上次发作已有3日，刻下脉偏弦，舌淡苔薄，口不渴，大便偏稀，每日3～4行，小便常，饮食常。辨为脾虚痰阻证。方药为柴陈泽泻汤加味：柴胡10g，黄芩10g，姜半夏10g，党参10g，炒白术15g，茯苓15g，陈皮10g，泽泻30g，菊花15g，钩藤15g，天麻10g，磁石30g，石菖蒲10g，炙甘草6g，生姜3片，大枣4枚。7剂，水煎服，日2次。

患者于4月23日二诊。自诉近3个月间发作3次，就诊前一日又发作一次。患者4月初曾于省城三甲医院眩晕专科就诊，彼时亦为发作次日，专家根据主诉及现代医学检查结果诊断当次眩晕为梅尼埃病继发耳石症。针对耳石症进行复位，针对梅尼埃病处甲磺酸倍他司汀片及长春胺缓释胶囊。因服此药物后持续腹泻，颇为痛苦，故患者服药时断时续，就诊前一日再次发作，方决心再投中医。细问初诊后效果，回复7剂药前2剂后自觉头目清明，耳闷改善，后5剂则无明显感觉。其中3月中旬一次发作前，患者自行按方抓药急服1剂，当次发作未呕吐，仅持续4小时左右。刻下诸脉症：脉偏弦，舌淡，略胖，苔薄，大便偏稀，次数略多，小便正常，饮食正常。深入问诊患者初次发病情况，患者回忆，耳闷起于2021年气温最低的一天，彼时早起赶路，整个上午舟车劳顿，中午进入温暖室内约20分钟后自觉耳闷，半月后首次发作于用脑疲惫之后，并自诉2021年春季始终感觉胃脘不舒、手足不温，常稍食油腻便很快便稀。辨为寒邪凝滞，阳虚饮停，治须温化水饮，方药：炒白术10g，制附子10g，泽泻20g，法半夏10g，天麻10g，炙甘草6g，生姜3片，大枣4枚。7剂，水煎服，日2次。2日后，患者致电，情绪高涨，自觉春节以来从未感到如此舒服，耳不闷、不鸣，听力恢复，胃脘不适感消失，手足温而不燥。

【赏析】

梅尼埃病又称"膜迷路积水"，现代医学认为系内耳膜迷路水肿而致反复发作以眩晕、耳鸣、听力减退、耳满胀感为主要症状的内耳疾病。其病因目前尚未完全确定，多认为与免疫、病毒感染或离子交换障碍有关，首次发病年龄以30～50岁居多。单耳患病者约占85%，累及双侧者常在3年内先后患病。梅尼埃病发作后可转入间歇期，症状消失，间歇期长短因人而异，数日到数年不等。且随着眩晕发作次数增多，每次发作的持续时间就越长，间歇期也越短，听力会出现进行性损伤，患者发作时极度痛苦，间歇期精神压力大。

此病在中医属"眩晕"范畴。眩晕又称"眩冒""眩运"。眩，即目眩，指视物昏花、模糊不清；晕，即头晕，是自身或周围景物旋转。二者常同时并见，故统称为"眩晕"。眩晕的病因主要有情志、饮食、体虚、年高、外伤等，大体可分为虚、实两大类。属虚者，为阴虚而阳亢风动，血虚而脑失所养，精亏则髓海不足。属实者，如痰湿中阻、瘀血痹阻、火热炎上者。在临床上，眩晕以头目症状为主，本在肝、脾、肾三脏功能失调，而痰湿、水饮、瘀血、火热则为其标实表现。历代临床家对眩晕的病机有"无虚不作眩""无风不作眩""无痰不作眩""无火不作眩"等认识。本案梅尼埃病现代医学的认识对中医诊疗不无意义，膜迷路积水如用中医观念理解，则很大程度可以看做水湿痰饮类问题。

本案初诊时，患者平素大便偏稀，次数偏多，腹部怕冷，食生冷易腹泻，体形偏虚胖，基本可辨为脾虚生痰，痰蒙清窍。加味柴陈泽泻汤乃是四川名老中医江尔逊的自拟方，江老借鉴现代医学"真性眩晕"和"假性眩晕"的分类，认为应将头昏、头重足轻而无旋转感觉的症状排除出眩晕范畴，而将由前庭神经或内耳迷路病变所致，临床表现为头晕目眩，并感觉自身或周围景物旋转，伴恶心、呕吐、耳鸣、耳聋、眼球震颤、头痛、共济失调等症状的真性眩晕做眩晕论治。辨治则重视张仲景论眩，多从少阳相火上炎、痰饮上逆立论，主用小柴胡汤、苓桂术甘汤、泽泻汤、小半夏加茯苓汤等治之。少阳相火与厥阴风木互为表里，风助火势，火助风威，总相因为患；而痰饮上逆多缘于脾肾亏虚，正是真性眩晕风、火、痰、虚的综合病机，眩晕的发作乃此四者综合为患。柴陈泽泻汤即小柴胡汤、二陈汤、泽泻汤合方，另加天麻、钩藤、菊花。其中小柴胡汤旋转少阳枢机，透达郁火，升清降浊；二陈汤化痰降逆；泽泻汤涤饮利水。

方中尚寓有小半夏加茯苓汤，亦可降逆化痰，涤饮止呕；又寓有六君子汤，运脾和胃以治本。加天麻、钩藤、菊花者，旨在柔润以息肝风。江老自身常犯眩晕，每每发作，便自服此方，不日而愈，从不以为意。

医者临床治疗眩晕，感江老经验可标本同治，颇有疗效。然患者首诊出现2剂效显后无明显感觉，一方面是没有守方坚持，另一方面则是医者彼时没有注意到患者发病明显的起因，二诊时问诊更加详细，加之患者自诉身体异常，明确寒邪凝滞的病机，予泽泻汤、白术附子汤、半夏白术附子汤的合方，则是加强了温化水饮的力量。《金匮要略》对白术附子汤的描述为："治风虚头重眩，苦极，不知食味，暖肌补中，益精气。"值得注意的是，方中附子、半夏同用，则是医者多年经方实践加准确辨证的经验，附子辛散温通阳气，祛散浊气，半夏化饮燥湿醒脾，断绝饮生之源，中医界多年来对附子、半夏同用一直有讨论，临床只要四诊详参，准确辨证，注意用量，经常效显。

6.张英栋用肾气汤治腹水

【原案】

吴某，男，40岁。2006年体检时查出肝血管瘤，术后不明原因腹水，以大量利尿剂维持，遂于2007年6月8日前来就诊。患者面色黯黑，平时饮水量不敢超过100ml，通常以水果代水。方药如下：桂枝3g，附子3g，熟地黄24g，生山药12g，山茱萸12g，茯苓9g，泽泻9g，牡丹皮9g。5剂。

2007年6月14日二诊　面色不似原先枯干，不觉上火，喝水比原来多些，一天有200ml，未出现腹及胃胀的症状。夜尿比原先多一次，小便不太黄，食可，舌下略红，苔薄、燥，舌边略有齿痕，双手脉关细滑。方药如下：附子12g，乌药12g，肉桂6g，泽泻9g，茯苓9g，牡丹皮12g，桂枝9g。5剂，水煎服。2007年7月9日回访得知，患者由原先对中药的怀疑变成了肯定，在多日坚持服药后，饮水量已可以超过300ml，效不更方，遂在上方基础上将附子加至15g，以巩固疗效。

【赏析】

该方以肾气丸为主进行加减，以治疗不明原因的腹水。"肾气丸"又称"崔氏八味丸""八味肾气丸"，始载于《金匮要略》。在此书中，肾气丸出现了5次。分别如下："崔氏八味丸，治脚气上入，少腹不仁""虚劳腰痛，小腹拘急，小便不利者，八味丸主之""夫短气有微饮，当从小便去之，苓桂术甘汤主之，肾气丸亦主之""男子消渴，小便反多，以饮一斗，小便一斗，肾气丸主之""问曰：妇人病，饮食如故，烦热不得卧，而反倚息者，何也？师曰：此名转胞，不得尿也。以胞系了戾，故致此病，但利小便则愈，宜肾气丸主之。"若我们将每一个条文中所列的症状分别来看，则会有无数种解释和可能，而若将其看成一个整体，借用对症状的分析来推导病机，用各味中药分别和组合的功效来验证病机，则潜藏在该方或此类患者中的"证"即可破解，方药的使用也将会得心应手。患者多有小便不利或频数的症状，水液代谢涉及肺、脾、肾诸脏，然患者另有腰痛、少腹不适之症，肾与膀胱位于此处，可见此类病与肾、膀胱功能失常有关；小便不利或频数可因寒邪或热邪引起，然"短气""倚息""虚劳"的字眼排除了实、热的可能性，此类病为虚、为寒。肾阳不足，气不化水，则浊水停蓄于小腹部，与阳相争，则拘急（或名曰"转胞"），阻滞气血输布，则肌肤失养、麻痹不仁；肾为气之主，肺为气之根，肾气不足，则肺气亦有损耗，进而短气、倚息；水为流动之物，下行至足，则有脚气；上行至肺脏，则有痰饮、咳嗽，甚至化热，以致心烦不得卧。肾主封藏，无论是从体外摄入的清气还是食物，经身体这个复杂机器的运化后，精华物质最终都会以"精"的形式储存于肾中。所以，若肾气不足，精气外泻，则会波及五脏，进而引起虚劳。正气越虚，则邪气越盛；邪气越盛，则正气越虚。如此循环往复，水液代谢进一步恶化，涉及脏腑由膀胱至肾至脾、胃至肺。下焦阴寒较重，膀胱失约则尿多；小肠清浊不分，致使津液频频外排，则口渴；饮水后，因脾胃阳气不足，运化能力有限，口渴不得解除，患者再度饮水，再伤阳气，于是排尿更多，口渴更重，形成消渴。

肾气丸方：干地黄八两，山药四两，山茱萸四两，泽泻三两，茯苓三两，牡丹皮三两，桂枝一两，附子一两。该方中，干地黄可补肾水真阴，山药可益肾强阴，山茱萸可强阴益精，三者合用，可补肾气。另外干地黄甘寒，可泻虚火；山药甘温，可肺、脾同补；山茱萸酸平，可固涩小便。泽泻、茯苓在五苓散、猪苓散等经方中常常组合使用，茯苓味甘，性平，利肺、脾之水，泽泻味甘性寒，逐肾、膀胱、三焦、小肠之水，二者合用，可将体内积水一扫而光。牡丹皮味辛寒，可入血分以逐瘀，入气分，以散滞。将其与一派利水药同用，体现了行气化瘀以行水的思路，同时也体现了水血同源、生理上互相化生、病理上互相影响、治疗中互相借用的特点。桂枝、附子在全方中分量较少，可见此方中，意在水中生火，徐徐温补，同调肾之阴阳，而非四逆汤之类峻补肾阳。

至此，肾气丸所治疗的一类特定患者的"证"算是明了，也即肾阳亏虚，水邪不化，甚至妨碍阴血化生，致使虚热和实寒并存的一种病理状态。寒属阴，故常下行小腹、后腰或腿、足；热为阳，故常上浮于心胸等部位。寒水之邪积聚较浅，则可能只有局部痛、肿的情况；若积聚较重，则出现上述病例中的腹水、面黑，或者麻痹、舌黑等症状。

理清方、症、药的脉络，我们才能对医家的病案有较为贴切的认识。一诊使用肾气丸原方，剂量配比与仲景所书基本一致；二诊得知患者口虽干，但并没有因服用热药而上火，且自觉舒适，舌苔虽燥但边有齿痕，可再次确定本病为阴证，津亏只是水液内盛，津液不能上承的假象。辨证方向准确，遂医者一鼓作气，加大附子、桂枝用量，且额外加入肉桂、乌药，以驱逐肝、肾之阴寒，并舒畅气机，进而取得了不错疗效。

（邓晓鹏）

三、脾系

1. 李翰卿用大黄附子汤化裁治疗久泻

【原案】

谷某，女，40岁。主诉：泄泻 3 年余。患者 3 年来泄泻，每日4～6次，大便稀溏，兼有少量黏液、脓血，里急后重，某医院开始诊为痢疾，住院治疗 3 个多月无效，后又到某院直肠镜检查及造影确诊为溃疡性结肠炎、结肠息肉。改请中医以芍药汤、桃花汤、四神丸加减治疗一年多，无明显疗效，后又服乌梅丸加减 20 余剂无效，乃请李老会诊。审其除上症外，并见口疮，胃脘有压痛，脉沉细。李老云："寒积不化，治宜温中导滞。"方药：附子3g，木香9g，香附9g，乌药9g，党参8g，白术1g，大黄3g，干姜3g。并嘱1周1剂。次日患者来诊，自述无明显效果，邀笔者继续治疗，笔者转问李老，李老云："无妨，下周再用药可也。"患者只得遵从李老之用药，下周来诊云："大便转为一日二行，脓血便消失。"李老云："再服1剂，不可多服。"1月后果愈。

【赏析】

患者以"泄泻 3 年余"为主诉，前期中、西医治疗乏效，病情迁延日久。面对 3 年未曾治愈的复杂病情，李老施以看似普普通通的小方，却起到持危扶颠的关键作用，仅用1个月的时间，即治愈患者3年顽疾，可谓医术精湛。

梳理本案，患者被确诊为"溃疡性结肠炎、结肠息肉"。中医认为，溃疡性结肠炎系五脏失养，阴阳失衡，气血运行不畅，壅塞肠腑，导致肠腑脂膜血络受损而发病。本病按病性可分寒热、虚实，而随着病情反复迁延，邪气留恋，正气衰微或未能准确辨证论治，收涩过早，导致闭门留寇（邪），则可致脾、肾受损严重，后天之精难以充养先天之精，大肠湿浊留滞，气血双亏，呈现出虚实夹杂、寒热并见之象。因此，本病属于慢性疾病，难以达到"一剂知，二剂已"的良好疗效。

芍药汤，方中黄芩、黄连苦寒，功擅清热燥湿解毒为君。重用白芍养血和营、缓急止痛，配以当归养血活血，可兼顾湿热邪毒熏灼肠络、伤耗阴血之虑；木香、槟榔行气导滞，四药相配，调和气血，是为臣药。大黄苦寒沉降，合芩、连则清热燥湿之功著，合归、芍则活血行气之力彰，其泻下通腑作用可通导湿热积滞从大便而去。方用少量肉桂，其辛热温通之性，既可助归、芍行血和营，又可防呕逆拒药，属佐助兼反佐之用。炙甘草和中调药，与白芍相配，又能缓急止痛，亦为佐使。因此，芍药汤所治下利，多由湿热塞滞肠中，气血失调所致。芍药汤在2017年《溃疡性结肠炎中医诊疗专家共识意见》中被列为治疗大肠湿热型溃疡性结肠炎之代表方，前医用之无效，原因大致有二。其一，医者辨证不准。患者可能因先后天失养，初起即有明显的气血阴阳虚衰之象，医者不察，惯性思维，径自使用临床常用之芍药汤，而犯"虚虚实实"之戒。其二，医者经验不足。溃疡性结肠炎早期确以实证较为常见，由于没有及时做出现代医学诊断，忽略了溃疡性结肠炎的病证发展规律，仅仅着眼于止泻，在尚未取效之时急于更方，造成病情迁延。

桃花汤由干姜、赤石脂、粳米组成。方中以赤石脂为君，起温阳涩肠、止泻固脱之效，干姜温脾散寒，佐用粳米补益脾胃。四神丸，方中补骨脂补命火，散寒邪，为君药；吴茱萸温中散寒，肉豆蔻温脾暖胃、涩肠止泻，均为臣药；五味子收敛固涩，是为佐药；生姜暖胃散寒，大枣补益脾胃，同为使药，六药合用，共成温肾暖脾、涩肠止泻之功。综上，桃花汤、四神丸所治之下利，病性均属虚寒，且均强调配伍使用具有收敛固涩之性的药物。所不同的是，桃花汤着眼于温补中焦兼涩肠止泻，四神丸着眼于温补命门兼涩肠止泻。李老临床如遇脘腹冷痛，肠鸣腹泻，腰酸腰痛，舌苔薄白，脉弦为主症者，则辨为脾肾两虚偏于肾虚，擅用四神丸加味处理。但本案中患者此时已存在虚实相兼、寒热错杂之象，无论桃花汤还是四神丸均为治疗脾肾阳虚所致下利之常用方剂，实非所宜。

患者之后又使用过乌梅丸治疗。由《伤寒论》第338条可知，乌梅丸可治寒热错杂、虚实互见，病在厥阴之"久利"。然而，患者服用20余剂仍未取效。看来，病机方向分析正确后，也未必一定可以处以和病机完全对应之方。

李老详细了解患者病史后，经四诊合参，认为患者在泻下脓血之余，尚见"口疮，胃脘有压痛，脉沉细"等临床表现，诊断为寒积不化。患者久病阳气耗损，以大便稀溏为主，兼有少量黏液、脓血，可见脾肾阳虚是存在的。经长期失治误治，寒邪不仅损伤脾肾阳气，还与有形之病理产物胶结为寒积，在局部郁而化热，因此表现出口疮、胃脘压痛。患者长期腹泻，不仅阳气受损，阴液同样匮乏，病属阴阳两虚，因此脉象沉细。此时之治，过度温阳，则有耗伤津血之弊；补益阴血，又会造成寒积加重；如通腑祛积，然患者正气不耐。李老经验丰富，予附子、干姜、党参、白术温补脾肾，大黄通腑祛积，并配以乌药、木香、香附加强通腑力度而不至苦寒伤胃。从药味配伍上看，李老解决了攻下与补益之矛盾。另外，李老称本病"必候气之来复，微去其邪可愈，否则不可也"。用量轻微，轻以祛实，时时考虑正气来复，微祛其邪，患者必耐心配合，才有逐渐治愈的可能！

2. 刘绍武用溃疡汤治疗胃溃疡

【原案】

赵某，男，47岁，医院职工。胃脘部疼痛数年，得食稍减，伴嗳腐、吞酸。痛剧时呕吐，吐后或服抑酸剂，痛则减轻。就诊时患者上腹部持续剧痛，疼痛向两胁及肩背部反射，柏油样大便，时干时稀。就诊前两年经两次钡餐均诊断为胃溃疡。投溃疡汤2号方，服药6天，疼痛显著减轻，40天完全痛止。造影复查，溃疡愈合。经过复健康复治疗，随访6年，两次钡餐检查结果均正常。

【赏析】

胃脘部疼痛属于中医"胃痛"的范畴，病因常常有外邪犯胃、饮食伤胃、情志不畅和脾胃素虚等，导致胃气郁滞，胃失和降而发生胃痛。外邪常常是由于寒、热、湿内客于胃，阻滞胃脘部的气机，不通则痛。其中尤以寒邪为多，如《素问·举痛论》中说："寒气客于肠胃之间，膜原之下，血不能散，小络急引，故痛。"寒邪伤胃可引起胃气阻滞，胃失和降而发生胃痛。不论是过饥还是过饱都会损伤脾胃，导致胃气壅滞，致胃失和降，不通则痛。除此以外，五味过极，辛辣无度，恣食肥甘厚腻，饮酒如浆也可以导致胃痛，其可蕴湿生热，伤脾碍胃，壅滞气机。如《医学正传·胃脘痛》中说："致病之由，多由纵恣口腹，喜好辛酸，恣饮热酒煎煿，复餐寒凉生冷，朝伤暮损，日积月深……故胃脘疼痛。"情志对胃的影响也是极大的，忧思恼怒，伤肝损脾，肝失疏泄，横逆犯胃，脾失健运，胃气阻滞，均可致胃失和降而发胃痛。如《沈氏尊生书·胃痛》中所说："胃痛，邪干胃脘病也……唯肝气相乘为尤甚，以木性暴，且正克也。"肝郁气滞过久就会出现气滞或久痛入络，导致血瘀阻于胃口。如《临证指南医案·胃脘痛》云："胃痛久而屡发，必有凝痰聚瘀。"肝气久郁，既可出现化火伤阴，又能导致瘀血内结，病情至此，则胃痛加重，每每缠绵难愈。最后影响胃痛的因素还有自身虚弱的问题，脾胃虚弱以后运化失职，气机不畅，或中阳不足，中焦虚寒，失于温养而发生疼痛，肾阳虚弱以后，不能腐熟水谷，亦会发生疼痛。此外，胃痛还可以衍生变证，如胃热炽盛，迫血妄行，或瘀血阻滞，血不循经，或脾气虚弱，不能统血，而致便血、呕血。大量出血可致气随血脱，危及生命。若脾胃运化失职，湿浊内生，郁而化热，火热内结，腑气不通，该病疼痛剧烈、拒按，导致大汗淋漓、四肢厥逆的厥脱危证，或日久成瘀，气机壅塞，胃失和降，胃气上逆，致呕吐、反胃。若胃痛日久，痰瘀互结，壅塞胃脘，可形成噎膈。

胃肠部的溃疡病正是基于多种病理因素致胃肠损伤之后所产生的，胃痛日久，邪毒存内，渐渐瘀积化火，产生病理性的变化，当邪气过盛，损伤正气之后，邪气便不可独自攻克，因此需要扶正攻邪，刘老基于此创立溃疡2号方，去除了温久化热和凉久寒中的弊端，专门用于正虚之人，其主要组成是：生黄芪30g，潞党参30g，紫丹参30g，川楝子30g，仙鹤草15g，川椒10g，川郁金15g，广陈皮30g，六神曲15g，五灵脂15g，生甘草10g。方中黄芪、党参补气，紫丹参活血，川楝子疏肝泄热，仙鹤草补虚，川椒温中散寒，郁金活血泄热利胆，陈皮利气，以防气滞，神曲合五灵脂可以去除痰饮、瘀血及久瘀食积。刘绍武先生针对各种病因创造了该方，以此来专门治疗复杂病因的溃疡病。

3.刘绍武用调肠解凝汤合利肠汤治疗肠梗阻

【原案】

王某，女，37岁，驻军家属。因患卵巢囊肿而行手术治疗，术后3个月，出现腹持续痛，且不断加剧。5日不大便，亦不矢气，并恶心、呕吐、腹胀。至某医院诊为"粘连性肠梗阻"，行剥离手术。二次手术后两个月，又见腹痛不大便，症状如前。患者不愿再次手术，遂来改求中医。时已1周不大便，腹胀满而痛甚。脉沉弦而覆，苔薄白。以调肠解凝汤合利肠汤为治：柴胡15g，黄芩15g，紫苏子15g，党参15g，川椒10g，陈皮30g，生白芍30g，川楝子30g，小茴香15g，五灵脂15g，王不留行30g，芦荟3g，威灵仙10g，甘草6g。第一次服后，约6小时便下结粪甚多，腹痛顿减。3剂后痛止，连服20剂，痛再未作。

【赏析】

本病属于中医的"胃痛"范畴，又称"胃脘痛"，是以上腹胃脘部近心窝处疼痛为主症的病证。临床主要表现为上腹疼痛不适。西医学中急性胃炎、慢性胃炎、胃溃疡、胃扭转、十二指肠溃疡等以上腹部疼痛为主要症状之病症，均属于中医学胃痛范畴，对于胃肠型疾病，刘老有独到的见解，其一是脉象上的发挥，提出了覆脉说；其二是在治疗上独创调肠解凝汤。

首先是覆脉，即该医案中描述的患者脉相聚而弦细，这类脉在人体上常常是以黏滞性为主的，其代表的主症为腹满肠鸣、腹泻、腹痛、食欲不振、消化不良、皮肤萎黄、性功能障碍、白带清稀等。刘老强调此类患者多为个性固执、迷走神经兴奋，或者平素嗜食生冷、油腻，致使大量寒湿性黏液积于肠内，尤以结肠袋的皱褶处为甚。由于升结肠的蠕动是由下而上的，在地心引力的作用下，黏液得不到顺利排空而积聚于升结肠内，形成"痰饮证"，时常腹中雷鸣，辘辘有声。黏液贮留而被吸收入血，顺血液循环而逐渐沉积于管壁上，年复一年，而使血管壁变厚、变硬，而呈现覆于尺后的长而弦的弦细脉。黏液贮留于肠道，则可影响结肠、直肠，形成慢性肠炎；凝滞于下焦，则可引起前列腺炎、盆腔炎等疾病。对于该患者而言，胃部胀满疼痛多年，胃的肃降失职，水饮内停，饮食物不得消化，水谷所化之气血津液不得滋养肌表，患者日渐消瘦。

对此，刘老以调肠解凝汤治疗，这是第二个独特之处。本方在调胃舒郁汤的基础上，加川楝子、小茴香而成，可温中散寒，荡涤肠胃，使积聚之黏液可除，是治疗覆脉证的代表方剂。此方以小柴胡汤为底方，进行双向调节，加紫苏子降痰利气，川椒、小茴香温中散寒，五灵脂、王不留行荡涤肠胃，加一味芦荟，有阳中求阴之妙，威灵仙通行十二经脉，如此则肠道气机得利，大便自下。

刘老在治疗肠胃性疾病上还有其他的创见，如第一是调神平亢汤：协调基础方加石膏30g、牡蛎30g、桂枝10g、大黄10g、车前子30g。本方是调整大脑皮层功能紊乱的代表方剂，主治溢脉证。它是根据《伤寒论》第107条柴胡加龙骨牡蛎汤化裁而来，全方寒热并用、升降并举、收散兼施、补泻共济、四方同调、八面共治、相反相成。第二是调心宽胸汤：协调基础方加百合30g、乌药10g、丹参30g、郁金15g、瓜蒌30g、五味子15g、牡蛎30g。本方强心以健脑、宽胸以宣肺、疏肝以建中、安神而止悸，是治疗紊脉证的代表方剂。第三是调胃舒郁汤：协调基础方加陈皮30g、白芍30g、川军10g。本方重点在平复自主神经功能紊乱，解除平滑肌痉挛，帮助消化，加强胃肠蠕动，是治疗聚脉证的代表方剂。三个方剂各有不同，但是它们都是根据小柴胡汤加减而来的，充分体现了刘老对于小柴胡汤的认识。

4. 刘绍武用溃疡汤治疗十二指肠溃疡

【原案】

曲某，男，38岁，工人。脘痛5年，引及肩背，饥时尤甚，得食稍减，纳食 3 小时后又转甚，并烧心、反酸、嗳气。曾至某医院行上消化道造影，诊为"十二指肠球部溃疡"。多方治疗，症状时轻时重。疼痛转加，方来求治。视其面容瘦削，舌苔微黄而燥，脘痛口燥，食纳呆滞，脉象弦细。投溃疡汤一号方，忌生冷、油腻、辛辣、黏滑、房室。20剂后痛止纳增，诸症消除。服70剂后，上消化道造影复查示"十二指肠球部充盈良好，未见龛影"。改服复健散1料，以为善后。观察3年，未见复发。

【赏析】

消化性溃疡病的治疗体现了刘老一生的学术思想，及其对于经典方剂应用的毕生经验。早年刘老疗此疾，依虚寒、郁热、气滞、血瘀等型选用六君、黄芪建中、理中、吴茱萸、生姜泻心、左金、平胃、胃苓、逍遥等多种方剂，分途施治，疗效终难令人满意，后经过深入研究，刘老根据溃疡病的局部特点，用理气、活血、健中、生肌、止痛之法，创溃疡汤二号方，疗效大增。1966年时，做60例治疗之统计，治愈率达94%。然进一步研究，又发现此方稳妥有余而活泼不足，虽有灵脂、郁金之行气活血，但仍显呆滞，遂又设溃疡汤一号方。如遇正气较弱，溃疡出血者，选二号方，反之则用一号方。

两方的组成分别是，一号方：柴胡15g，黄芩15g，紫苏子30g，党参30g，陈皮30g，生白芍30g，川楝子30g，五灵脂15g，川军10g，败酱草20g，川椒10g，甘草10g，大枣10枚。二号方：生黄芪30g，潞党参30g，紫丹参30g，川楝子30g，仙鹤草15g，川椒10g，川郁金15g，广陈皮30g，六神曲15g，五灵脂15g，生甘草10g。二方的组成原理依赖于整体调理法和局部治疗法，综合而又全面地攻克患病之处，其独特之处在于：①金铃子散消除局部炎症。金铃子散出自《太平圣惠方》，由延胡索和川楝子组成。有疏肝泄热、理气止痛的作用。据陈修园说："诸热药而不效宜之。"其指征是心下热痛，即灼热感。为什么只取川楝子而不用延胡索呢？因为延胡索的作用远不如川椒，川椒辛热，温中止痛，适用于脾胃虚寒所致的腹中冷痛，有局部麻醉和止痛作用，是大建中汤的主药。延胡索辛、苦、温，有行气止痛的作用，是中枢的抑制剂。二药比较，用川椒比延胡索恰当些，故不用延胡索。②枳实芍药散解痉以止痛。胃脘疼痛是胃及十二指肠溃疡的共有症状，是平滑肌痉挛所致。对于这个症状有用良附丸的，虽也能止痛，但其性热不可久服，不利于炎症的消退及溃疡的愈合。故一号方方不取良附丸而用枳实芍药散，以解痉止痛。另外，方中甘草也具有抗酸、消炎和解痉作用。芍药甘草汤更是可平肝、解痉、止痛。③五灵脂可活血祛瘀，改善局部循环。溃疡多是由于局部血流不畅或小血管堵塞引起的，治疗溃疡一定要把堵塞疏通开。失笑散中的五灵脂可温通血脉，散瘀止痛。据报道，五灵脂不但可以解痉止痛，并可增加白细胞，用五灵脂治溃疡病还是较理想的。④大黄推陈致新。《金匮要略》云："食已即吐者，大黄甘草汤主之。"可见取此义而用之还是得当的。⑤败酱草可清热解毒，活血化瘀。溃疡病不宜过用苦寒，败酱草是一味微寒的清热解毒、活血祛瘀药，它既可消炎，又不凉胃，对于有胃热者或是夏季得病者，加用败酱草效果很好，充分体现了刘老局部治病的思想。

5. 刘绍武用苍术干姜汤治疗泄泻

【原案】

张某，男，36岁。夏季炎热，恣食生冷，袒卧纳凉，半夜腹痛，继而泻作，未及天明，已泻三行。初为溏粪，继则如注，清晨来诊时已泻七八次，询得腹中冷痛，身微恶寒，脘满呕恶，小溲清澈。苔薄白，脉象弦。乃寒湿为患，证属太阴。治当温寒除湿。与苍术干姜汤，1剂便溏除，再剂泄泻止。

【赏析】

里阴病，为里部之病，"实则阳明，虚则太阴"。因胃肠虚寒而呈现出一系列受纳、消化、吸收功能低下的表现，依照《伤寒论》第273条可概括为："里阴之为病，腹满，或吐，或利，时腹自痛。"第277条："自利不渴者，属太阴，以其脏有寒故也，当温之，宜服四逆辈。"治疗时应当温胃健中，选用《金匮要略》中的甘姜苓术汤为基本方，以苍术代替白术，名为"苍术干姜汤"。

关于里阴证，刘老将其对以下几个方证做了鉴别，同为里证，旋覆代赭汤证治疗的是太阴病，兼见噫气不除者，病位在食管、膈肌，全方平痉温中，涤饮镇逆，有关条文为："治汗、吐、下后，心下痞硬，胃弱虚气上逆，干噫或吐。"

吴茱萸汤证治疗的是太阴病，兼见呕吐或干呕、吐涎沫者，病位在胃。全方温胃止痉，对呕吐者有特效，所谓"阳明寒呕少阴利"。有关吴茱萸汤的条文是《伤寒论》第243条："食谷欲呕，属阳明也，吴茱萸汤主之。得汤反剧者，属上焦也。"第309条："少阴病，吐利，手足厥冷，烦躁欲死者，吴茱萸汤主之。"第378条："干呕，吐涎沫，头痛者，吴茱萸汤主之。"

五苓散证治疗的是太阴病，兼见口渴、小便不利者，病位在胃肠道。刘老对于五苓散的认识是：五苓散证的小便不利、微热消渴，是由于水蓄中焦，分化不利所致。水湿在里部停聚而不吸收，组织细胞缺水，通过条件反射，表现为极度口渴，此时下丘脑支配的利尿中枢高度抑制而不使小便外排，这就是五苓散证口渴而不欲饮的病理机制。必须在提高吸收功能的前提下，用茯苓、猪苓、泽泻三药合力外排，才能达到利小便的作用。五苓散功在建中燥湿，化气行水。《素问·灵兰秘典论》："膀胱者，州都之官，津液藏焉，气化则能出矣。"《素问·至真要大论》："诸湿肿满，皆属于脾。"太阳之热，传入膀胱之腑，故口渴而便不通。淡味渗泄为阳，二苓甘淡入肺，而通膀胱为君；咸味涌泄为阴，泽泻甘咸入肾、膀胱，通利水道为臣。益土所以制水，故以白术苦温，健脾祛湿为佐。膀胱者，津液藏焉，气化则能出矣，故以肉桂辛热为使。热因热用，引入膀胱以化其气，使湿热之邪皆从小水而出也。

桃花汤证为太阴病，兼见下利、便脓血者，其在《伤寒论》第306条："少阴病，下利便脓血者，桃花汤主之"。第307条："少阴病，二三日至四五日，腹痛，小便不利，下利不止，便脓血者，桃花汤主之。"刘老认为桃花汤的病位重点在结肠。本方之作用在于制止分泌，是为久利、肠道滑脱而设，是温涩固脱之良剂。

6. 刘绍武用大承气汤治疗腹满

【原案】

20世纪30年代，上党地区疫气流行，染者甚众。村人王某，因家贫，染疫30余日未曾治疗。初则壮热无休，继而谵语躁扰，终至神志昏聩。唯进以汤水，犹能下咽，得以度日。病已如是险恶，始延刘老治疗。一进病室则秽气熏人，视病者展卧榻上，扬手掷足，躁扰不宁，大肉如削，面垢不堪，呼吸喘促，语声喃哺，目合多眵。掰睑以视，两目尽赤。遍体微汗，身无大热，询得每日黄昏热起，入夜转甚，鸡鸣渐退，大便二十余日未行。近5日来，有浅绿色清水自粪门中出。扪腹脐左有燥屎七八枚，历历可数。稍稍按之，患者眉做楚容。撬口视舌，舌焦而裂，苔黄燥而微黑，脉象沉细。思其病至阳明，久羁失下，邪热燔炽，伤津耗气，以致形消脉细。虽有阴亏气损之象，实为邪毒内结使然。当此之际，若略用育阴益气之品，必致邪热胶固，非其所宜。唯遵仲师"自利清水，色纯青，心下必痛，口干燥者，急下之，宜大承气汤"之训，荡其积热，则正气自复。与大承气汤1剂，分温3服。药1时许，下燥屎2枚，其坚如石。3时后再服，又下燥屎2枚。三服则燥屎与稀粪同下。再诊腹则燥屎已失，是夜遂不复热。躁扰虽宁，仍昏睡不醒，嘱以鲜西瓜汁频频灌服，以滋其阴津，兼清其余热，凡3日，病者始苏，略为进食。糜粥调养，3个月方复如初。

【赏析】

患者本是外感之证，瘟疫流行，壮热不休，损伤津液，燥屎内结，对外展现的是一片虚弱的景象，实则是内有瘀滞，扪其腹部，燥屎内结有七八枚，撬口视舌，舌焦而裂，苔黄燥而微黑，脉象沉细。刘老诊断其为病至阳明，久羁失下，邪热燔炽，伤津耗气，以致形消脉细。虽然有阴亏气损之象，真实却为邪毒内结。面对这种情况，刘老强调不可以过用滋阴之品，若略用育阴益气之品，必致邪热胶固，非其所宜，《温病条辨》之中，虽有燥屎内结，但是当阴伤过多时，即使有燥屎，依旧采用养阴之法，应用增液承气汤对其进行治疗。在本医案之中，刘老唯遵仲师"自利清水，色纯青，心下必痛，口干燥者，急下之，宜大承气汤"之训，荡其积热，使正气恢复，不得不说，刘老辨证之准确，用方之心细，不失为一代大师。

《伤寒论》之中的泻下之剂极其之多，刘老对其做了一个总结，如下所示。凡为泻食，用小承气汤，小承气汤证为阳明病，腹大满不通。小承气汤重点在除胀。另外有调胃承气汤证，阳明病，发潮热，谵语。其重点在泻热。

三承气汤皆属下法，临床必须注意：第一，在有太阳病未解时，绝不可用下法；第二，遇不大便时，绝不可轻与大承气汤，可选用小承气汤做实验，转矢气者，是有燥屎，不转矢气者，初头硬，非燥屎也，切不可攻下；第三，阳明病脉迟是对的，一旦出现疾脉，便是险证。若出现微脉，当以四逆辈温之，不可攻下。

凡有泻血：桃仁承气汤为调胃承气汤加桂枝、桃仁而成，是泻热祛瘀之剂，临床上辨证要点为少腹急结，舌紫而暗；抵当汤证为阳明病，舌见紫斑，小便自利，其人喜忘，或如狂，小腹硬，屎虽硬，大便反易，其色必黑，抵当汤是行瘀逐血的峻剂，药力猛于桃仁承气汤。

凡有泻痰：大陷胸汤证为阳明病，结胸热实，脉沉而紧，心下痛，按之石硬；大陷胸丸证为阳明病，结胸热实，脉沉而紧，项亦强，如柔痉状，喘鸣迫塞，心下痛，按之石硬。

凡有泻水，则用十枣汤，常用于阳明证，以及胸腹之里水。

对于诸多里实证，刘老都将其称做里阳证，本案就是一个典型的特色，如《伤寒论》第180条："阳明之为病，胃家实是也。"胃家指整个胃肠道，即"大肠、小肠皆属于胃。"参第208条、第212条及第215条可知，阳明胃实当伴有"发潮热""自汗出""大便难"，故此三症当补入提纲内。"里阳之为病，胃家实，发潮热，自汗出，大便难"，其治当泻热除实，方选大承气汤，方中大黄苦寒可泻热，芒硝软坚可祛实，共为主药，名为"大黄芒硝汤"。

7.门纯德用真武汤治疗胃下垂重症

【原案】--

杨某，男，50岁。患者在煤矿井下工作 20 余年，5 年前曾患气管炎，遇劳则咳喘加重。近一年来，时感腹部下坠疼痛，双腿沉重，浮肿。入院诊治，诊断为"肺气肿、胃下垂"，经治数月，诸症无减。患者情绪消沉，思想悲观，病情颇重。医院邀余会诊，诊见：面色苍白，精神不佳，喘息咳唾，腰以下浮肿明显，饮食甚少，小便不利。自述：每饭后则胃部重坠、疼痛加重，甚者不能饮食。患者形体瘦弱，腹部胀大，畏寒肢冷，尺脉微弱。先以苓姜术甘汤 2 剂治之，服后，喘息减轻，余症无变。遂处以真武汤，令服 4 剂。二诊，小便增加，腹胀减，精神好转。再与真武汤、八味地黄汤二方各 5 剂，令其交替服用。两月后，浮肿消失，痛感已除，饮食如常，随后出院。后患者自学导引养息，至今健康无恙。

【赏析】--

胃下垂是脾气下陷的常见症。祖国医学认为，此症多由于素体虚弱，劳倦过度所致。一般用升阳补脾方药治疗，如补中益气汤等。但是这只是一般治法，如果患者功能不足的状态进一步加重，不仅气虚，而且阳虚，那么单用补气升提的药物是力量不足的，必须加用温补里阳的干姜与附子类药物，如果由于阳虚气化不利导致津液代谢出现异常，表现为痰湿、水饮的积蓄，那就需要在扶阳的同时兼以祛湿利水，扶正与祛邪兼顾。

本案患者杨某，年已50岁。长期在煤矿井下工作，井下工作苦重，且不见阳光。加之患者还有气管炎病史，遇劳则咳喘加重。综合判断，气血不足的状态是存在的。经过病情持续进展，患者不仅脾虚表现明显，而且阳虚之象已经显露无疑。形体瘦弱，饮食甚少，每饭后则胃部重坠、疼痛加重，甚者不能饮食，腹部胀大，这都属于脾虚的表现；面色苍白，精神不佳，畏寒肢冷，尺脉微弱，则反映出患者功能状态衰弱，阳虚明显；至于双腿沉重、浮肿，喘息咳唾，腰以下浮肿明显，小便不利，则属于水饮内停的问题。证因于阳虚水泛，故治疗当以温阳利水为基本治法。真武汤以附子为君药，味辛甘性热，用之温肾助阳，以化气行水，兼暖脾土，以温运水湿。臣以茯苓利水渗湿，使水邪从小便去；白术健脾燥湿。佐以生姜之温散，既助附子温阳散寒，又合苓、术宣散水湿。白芍亦为佐药，其义有四：一者利小便以行水气，《本经》言其能"利小便"，《名医别录》亦谓之"去水气，利膀胱"；二者柔肝缓急以止腹痛；三者敛阴舒筋以解筋肉瞤动；四者可防止附子燥热伤阴，以利于久服缓治。

　　《伤寒论》的学习有一个问题需要引起大家注意，那便是一定要分清《伤寒论》与《伤寒学》的关系。《伤寒论》作为经方派著作的代表，原本并非医经派的产物，其学术源流不同，这一点已经毋庸置疑。今天为了学习的方便，我们经常采用医经派的观点，比如以脏腑经络的理论去解释《伤寒论》，一方面确实是可以很好地帮助大家理解，但同时也带来一个弊端，会在无形中禁锢与束缚我们用方的思路。真武汤是水气病，是阳虚水泛证，但如果把真武汤仅仅用于治疗心肾阳虚导致的疾患，那么就会限制这个方子的使用范围。狭义地讲，难道真武汤就只是救治心衰、改善肾功能的吗？根据原文我们知道，真武汤可以治心下悸、小便不利。但试问，消化系统的腹痛、呕吐、下利有没有使用真武汤的机会？呼吸系统的咳嗽喘息有没有使用真武汤的机会？神经系统的头眩、振振欲擗地有没有使用真武汤的机会？都有！乃至肢体关节的四肢沉重疼痛、身�动都可以用真武汤。因此，心、肾可以理解为少阴，但少阴绝不仅是心、肾。六病辨证是属于《伤寒论》独有的辨证，脏腑经络的观点可以用来解释六病，但脏腑经络并不直接就是六病。知识有共通性，但并不等同。知识有迁移性，但不能直接替换。这应该是这一病例给我们最大的启发。

8.门纯德用旋覆代赭汤治疗呃逆

【原案】

雷某，男，60余岁。半个月前因急性腹泻而住院。经输液使用抗生素及痢特灵等治疗，7天后，腹泻基本停止，止泻后第二天出现膈肌痉挛，呃逆不止，连声不断，持续10余天，服中西药多类，未见好转。之后，余一徒弟为其诊治，先后投以半夏厚朴汤、旋覆代赭汤、丁香柿蒂汤也未获疗效。邀余再诊，见此证确系久泻伤胃，中虚呃逆。按理用旋覆代赭汤无误，何以不效？余审其处方，无须再加，只将其中党参12g改为人参9g，令服1剂试之。服药当日呃逆即止。此徒欲寻此理，余云："党参、人参性味虽相通，但主治却不相同，人参补虚之功，党参莫能及也，仲景所以治中虚者常用人参，是取其天地阴阳气血之全意，后人所用党参代之，若病无真虚则可，若真虚者莫及。今此老翁呃逆，系中虚为主。故汝之旋覆代赭汤治其不效，而吾之旋覆代赭汤示效当日。"古云：精穷方术，必宗其原理；理法方药，必依其证而立。

【赏析】

呃逆即打嗝，指气从胃中上逆，喉间频频作声，声音急而短促，是生理上常见的现象，为膈肌痉挛引起的收缩运动，在吸气时声门突然关闭发出一种短促的声音。可发于单侧或双侧的膈肌。正常健康者可因吞咽过快、过饱，突然吞气或腹内压骤然增高而引起。摄入过热或过冷的食物、饮料、酒等，以及外界温度变化和过度吸烟亦可引起。多可自行消退，有的可持续较长时间而成为顽固性呃逆。

呃逆古称"哕"，又称"哕逆"。中医认为，呃逆属于胃气上逆动膈，气逆上冲，喉间呃呃连声，声短而频，令人不能自止。《黄帝内经》首先提出本病病位在胃，并与肺有关；病机为气逆，与寒气有关。如《素问·宣明五气篇》谓："胃为气逆为哕。"《灵枢·口问》曰："谷入于胃，胃气上注于肺。今有故寒气与新谷气，俱还入于胃，新故相乱，真邪相攻，气并相逆，复出于胃，故为哕。"《素问·宝命全形论》谓："病深者，其声哕。"《金匮要略·呕吐哕下利病脉证治》将其从属寒、属虚热、属实三证论治，为后世按寒热虚实辨证论治奠定了基础。临床中，导致胃气上逆的原因虽多，但导致顽固性呃逆最常见的原因便是胃气大伤。

本例雷某出现呃逆的原因就属于典型的胃气受损。患者年已60岁，脾胃功能本弱，加之急性腹泻，虽得治疗，但腹泻造成的阴液损伤与脾阳受损已成定局。因此，虽然腹泻基本停止，但由于胃气损伤造成的膈肌痉挛却不得缓解。原案中的"久泻伤胃，中虚呃逆"，这一辨证是十分中允的。既然辨证准确，旋覆代赭汤为何初始反而不效？旋覆代赭汤原出于《伤寒论》第161条，原文曰："伤寒发汗，若吐若下，解后心下痞硬，噫气不除者，旋覆代赭汤主之。"条文中明确指出治疗噫气不除。而且旋覆代赭汤中旋覆花苦辛而咸，主下气消痰，降气行水；代赭石苦寒入肝，镇肝降逆；二者相合，下气消痰，镇肝胃之虚逆，为治疗呃逆之主药。半夏与较大剂量的生姜为伍，和胃降逆化痰；人参、甘草、大枣补中益气，扶脾胃之虚。诸药配合，除痰下气，消痞止噫。此方配伍精当，标本兼治，理应取效。不效的问题出在哪里呢？这时候，门老对于药物进行了貌似简单的调整，仅将其中党参12g改为人参9g，一剂而呃逆即止。如此神奇的改变，机理何在？门老解释为："人参补虚之功，党参莫能及也……若病无真虚则可，若真虚者莫及。"细考仲景原文，本为人参，后人常用党参代替人参，恐是因虑及现在的人参偏于温补，容易益气助火，引起内火和过度亢奋的不良反应。内火主要表现为口干多饮、口鼻出血，过度亢奋主要表现为情绪兴奋、烦躁失眠，严重者可出现精神症状。如果没有气虚证则不用人参，且内火偏重者不用，阴虚火旺者不用，脾胃湿重者不用，以免闭门留寇。因此，以党参代人参，大多数情况下并无不妥。但是，如果真是中气大虚，胃气受损，则非人参不可。药物不论贵贱，不论偏性大小，总应以用之得当为妙，才是正治。仲景之书，方证经验是其精华所在。在熟识方证的同时，亦应对药证了然于心，否则，虽然治病方向无误，用药却不能随之跟上，则临床疗效亦受影响。

本病一般预后良好。顽固性呃逆应注意与器质性病变导致的呃逆相鉴别。中枢性呃逆是由于呃逆反射弧抑制功能丧失，器质性病变部位以延脑最重要，包括脑肿瘤、脑血管意外、脑炎、脑膜炎，代谢性病变有尿毒症、酒精中毒，其他如多发性硬化症等。外周性是由于呃逆反射弧向心路径受刺激。膈神经的刺激包括纵隔肿瘤、食管炎、食管癌、胸主动脉瘤等。膈肌周围病变如肺炎、胸膜炎、心包炎、心肌梗死、膈下脓肿、食管裂孔疝等，迷走神经刺激有胃扩张、胃炎、胃癌、胰腺炎等。此外，由于服用某些药物、全身麻痹、手术后、精神因素等，以及内耳及前列腺病变亦可引起呃逆。

9.柴浩然用大黄附子汤治疗积饮

【原案】

蒲某，女，24岁。患者平素恣食生冷，4天前出现右下腹阵发性疼痛，伴排尿困难，痛甚时四肢发凉，身出冷汗，小腹拘急难忍，服氟哌酸等未能缓解。曾行 B 超双肾俯卧位探查示：右肾9.6cm×5.0cm，肾盂内有2个直径1.8cm左右的液暗区，未见明显光团反射；左肾9.7cm×4.8cm，肾盂内亦有直径1.5cm左右的液暗区。右输尿管扩张，内径1.2cm，全长均可探及，但未见明显光团反射。膀胱壁光滑，内呈无回声反射。诊断：右输尿管扩张，肾盂积液（结石可能，建议肾盂造影确诊）。X 线检查：腹部平片未见异常。曾服中药（金钱草、海金沙等）2剂排石，症状未缓解，反有增重。就诊症见右下腹阵发性疼痛，时轻时重，甚时小腹拘急，四肢发凉，身出冷汗，小便较频，但排尿不畅，或点滴即无，时感抽掣涩痛，2日未大便，面色晦青，舌淡红、苔白润，脉沉弦微紧。辨证为寒凝积聚，膀胱气化失司。治宜温阳祛寒，行滞化水，先拟《金匮要略》大黄附子汤：熟附子（先煎20分钟）12g，细辛6g，川大黄6g。2剂，日1剂，水煎，空腹服。

二诊　服1剂后，大便畅利，腹痛消失，每日排2次软便；服2剂后，四肢转温，冷汗亦止；现仍觉小腹轻微拘急，小便虽畅，然尿量不多。此寒散积消，改法通阳化水，方用《伤寒论》五苓散：茯苓24g，猪苓9g，泽泻9g，桂枝9g，白术15g。2剂，水煎服。

三诊　小便畅利，小腹拘急消失，自觉四肢欠温，身微畏寒，似感冒之状。此乃阳气未复，兼夹表寒，拟用《伤寒论》麻黄细辛附子汤：麻黄6g，熟附子9g，细辛4.5g。2剂，水煎服。停药后B超复查：两肾、膀胱、输尿管均未见异常，痊愈停药。

【赏析】

肾盂积水是现代医学病名，类似于中医"腰痛""淋证""积饮证"，乃因肾气不足、气化失常和湿热之邪蕴结下焦，致水湿停留而发为本病。中医理论称水液积聚全身为"水肿"（或曰"水气"），局部为痰饮，然古书痰饮章中只有痰饮、悬饮、溢饮、支饮之称，并无类似肾盂积水症状之描述。我们认为，在临床虽然由于水液停聚的部位不同而有各种不同的表现，但其产生的原因皆系阳气不足，不能温化水液积聚而成，治则上仍应温阳化饮。柴老强调从整体辨证着眼，治病求本，首用大黄附子汤温阳散寒，通便止痛，不仅寒散积消，阳复痛止，且大、小便亦得通利，使本病出现转机。二诊时侧重于通阳化水，恢复膀胱气化功能，方用五苓散，促使本病痊愈，三诊所用麻黄细辛附子汤，既可温阳散寒，改善阳虚之体，又能发汗解表，宣肺利水，兼祛表寒之邪，巩固已获之效。

大黄附子汤出自《金匮要略·腹满寒疝宿食病脉证并治》："胁下偏痛，发热，其脉紧弦，此寒也，以温药下之，宜大黄附子汤。"该方由大黄、附子、细辛三味药组成，重用辛热之附子温肾散寒，臣以辛温宣通之细辛散寒止痛，以苦寒泻下之大黄荡涤积滞，配伍辛散大热之附子、细辛，则寒性被制而泻下之功犹存，为去性存用之法，三味协力，而成温散寒凝、苦辛通降之剂，合成温下之功，以治寒积里实证。本例因患者平素恣食生冷，脾肾阳气渐虚，以致脏腑积冷，寒凝积聚，阳气失于温通，气血被阻，故见腹痛；寒邪阻于肠道，传导失职，故大便不通；阳气阻遏不能布达四肢，则四肢发凉；膀胱气化失司，而见小便频、排尿不畅；舌苔白、脉弦微紧为寒实之征。治当温散寒凝以开闭结，通下大便以除积滞，寒散积消、阳气得复，而见大便畅利，腹痛消失，四肢转温，冷汗得止。

本例双肾 B 超诊断提示：肾盂积液（结石可能，建议肾盂造影确诊）。曾服中药（金钱草、海金沙等）2 剂排石，症状未缓解，从现代医学病因讲，多数患者由于结石嵌顿而引起肾盂积水，《景岳全书·淋浊》云："治淋之大法，大都与治浊相同。凡热者宜清，涩者宜利，下陷者宜提升，虚者宜补，阳虚者宜温补命门。"说明结石初起尚未形成积水征时，属实属热，治则可清可利，患病时间长后，水湿停留或久用苦寒分利之法，矛盾可以转化而损及肾阳，这与肾盂积水似有相应之处。《景岳全书·肿胀》云：

"……阳王（旺）则气化而水即为精，阳衰则气不化而精即为水。"水液停滞致使阳虚气损，而阳虚气损则不能温化水饮，如此恶性循环，则阳气日损、水饮难化。因此当采用温阳利水法治之，一诊寒凝积聚已去，阳气得复，故二诊侧重于温阳化水，恢复膀胱气化功能，促使本病趋向痊愈。三诊时患者身微畏寒，似感冒之状，方用麻黄细辛附子汤进一步振奋阳气祛以邪于表。

10.柴浩然用大黄甘草汤治疗呕吐

【原案】

刘某，男，20岁。患者于5年前发病，开始感头痛不适，恶心欲吐，后渐至食入即吐，所吐之物为即食之品，食多吐多，食少吐少，顿顿如此，吐后即如常人，胃脘及腹不痛不胀，别无异常症状和体征。经当地医院做胃肠造影，疑为幽门痉挛，后经中西药治疗，并多次行针灸（多为四肢远端穴位）治疗，病情稍有好转，但仍三天觉轻两天又重，每三五天发作一次。5年来陆续治疗，不见效果。望其形体消瘦，神倦乏力，面色黄悴；腹诊见腹肌菲薄，腹壁紧张，稍凹陷，按之有抵抗力，无明显压痛。诊其脉滑数，观其舌质红、苔黄腻。此为胃热上冲，属实非虚，治宜清热和胃降逆，处以《金匮要略》之大黄甘草汤，方药：川大黄9g，甘草4.5g。2剂，水煎，空腹服。

二诊 服上方1剂后，呕吐减轻，服 2 剂后不再吐，一般情况良好，仍照原方意，前方药物剂量倒置（川大黄4.5g，甘草9g），再服 2 剂，服法同前。半年后随访，自诉药后其病若失，呕吐已痊愈。嘱其慎食自养。

【赏析】--

呕吐是指胃失和降，气逆于上，迫使胃中的食物和水液等经口吐出，或仅有干呕、恶心的一种临床常见病证。临床病因甚多，有外邪犯胃、饮食停积、肝逆犯胃、痰饮内阻、胃热上冲、胃虚不纳、胃阳不振、胃阴不足、蛔虫所致等。张仲景在《金匮要略》中设列呕吐哕证治专篇，对呕吐的脉证治疗进行了详尽的阐述，针对病机，指其根本，随证而治，论治呕吐，绝非见呕止呕，"夫呕家有痈脓，不可治呕，脓尽自愈""先渴却呕者，为水停心下，此属饮家""患者欲吐者，不可下之""胃反、呕吐者，大半夏汤主之""食已即吐者，大黄甘草汤主之。"仲景治疗呕吐的学术思想及其宝贵经验，时至今日仍被广泛用于临床，并取得了良好的临床疗效。临证时，首当辨其虚、实、寒、热等因，随证施治，常能取效，但有食入即吐一证，以常法治之多不愈，柴老遵仲景意，以《金匮要略》之大黄甘草汤治之，效如桴鼓。

本例食入即吐已有 5 年之久，频频发作，屡经治疗，终未根治，实属罕见。柴老诊治此病，既注重病史、病程，又不被久病多虚之说所惑，而着眼于审证求因，结合腹诊，查其舌苔黄腻，脉象滑数，辨证为中焦实热壅滞，胃气上逆，参《金匮要略·呕吐哕下利病脉证治》："食已即吐者，大黄甘草汤主之。大黄四两，甘草一两。上二味，以水三升，煮取一升，分温再服："方用大黄甘草汤清泄中焦实热，其中大黄性味苦寒，具有下瘀血、破癥瘕积聚、荡涤肠胃、通利水谷之效；甘草性味甘平，具有补脾益气、祛痰止咳、缓急止痛、清热解毒、调和诸药之效。本方以大黄为君药，荡涤肠胃实热，推陈致新，伍以甘草缓急和胃，既制大黄苦寒峻下之性，又留大黄清热泻火之功缓停中焦，清热而不致泻下，泻火又不伤胃气，使热清逆降，2 剂而呕吐显著好转，终使久年痼疾豁然而愈。二诊时改用清泄中焦余热方法，巧妙调整两药用量配比，使甘草倍于大黄，以达和胃缓清之功。可见此方药简效宏，配伍精巧，若能运用得当，则收效颇殊。

大黄甘草汤治疗呕吐，用大黄之意并不在于泻热攻下，重在取"大黄"荡涤肠胃、推陈致新的功能。胃热能致吐，胃实亦可致吐，热者性急而上冲，不能容食，故食入即吐；胃实者腑气不通，拒纳水谷，饮食入后亦可作吐。

故此，食已即吐者，因于热，亦可因于实。大黄甘草汤由"大黄、甘草"组成，可理解为调胃承气汤去芒硝而来，仲景舍芒硝不用，提示大黄甘草汤的适应证不及主治热结尚未痞满之调胃承气汤的程度，且重用甘草以缓和大黄的泻下作用，表明仲景用大黄之意并不在于泻热攻下。而且，上病下取，因势利导，恢复胃的通降机能，使清升浊降，胃气顺而不逆，使热者可清、实者可泄，不治吐而吐自止矣。故临床治疗"食已即吐"，不拘热象有无，只要症状为"食已即吐"者，即可用大黄甘草汤治之，有是证即用是方，必立见其效。

11. 朱进忠用柴胡加龙骨牡蛎汤治疗便秘

【原案】

郭某，男，54岁。3年来经常便秘，先用中、西药物攻下、润下，尚能暂时缓解，但近1个月来，虽把泻下药增加1倍也无济于事，特别是近7天来，频用承气、西药及灌肠等法却一直未能排便，并见头晕头痛、心烦失眠、口苦口干。急邀余诊，视之舌苔薄白，脉象沉弦。乃云："此少阳气郁，三焦不利，津液不下之证耳。"为拟柴胡加龙骨牡蛎汤：柴胡6g，黄芩、党参、半夏、桂枝、茯苓、陈皮各9g，大黄3g，甘草6g，生姜3片，大枣5枚，龙骨、牡蛎各15g。

药后大便果通，继服 6 剂，数年之便秘得解。

【赏析】

便秘一证，仲景分阴结、阳结、脾约三种，后世分为气秘、气虚秘、热秘、冷秘、阴虚秘五类，但这种分类方法往往不被重视，通常以攻下、润之来通畅腑气。而大便排泄属日常的生理代谢，偶然的不通畅并不会影响生活，而因饮食结构和社会因素的影响，使得部分人群苦受其扰，严重影响了患者的身心健康和生活质量。此患者便是其中之一，因大便这一简单的小事情而困扰长达3年之久，苦苦忧虑之下，造成气机阻滞，腑气不通进一步加深，即便可用果导、灌肠、大承气汤、麻子仁丸等暂时通便，但是未能解决本质性问题，泻下之余未能舒畅气机，郁结未除，气机郁滞，不能宣达，传导失司。再者，长时间的用药会产生一定的耐药性，肠道也习惯了有通导药物的帮助而自主蠕动功能下降，导致便秘越来越重。朱老斟酌之下，大便秘结，二三天或五六天排便一次者，由燥热内结，津液干枯，传导失常所致者恒多，故承气诸方尤为常用；老人津枯、产后亡血、病后正衰、血少津枯、肠道失润者，养血润便法，多喜用之；而阴寒内结，阳气不行，传导失职者，常多忽略，致使久久不愈者常多。故此病当以柴胡加龙骨牡蛎汤调畅气机，降逆通腑。

柴胡加龙骨牡蛎汤，常人多以其治疗阴阳失调、政令不行的神志病证，而朱老以此方治疗便秘患者，敢问此间原由？此方既有小柴胡汤的疏肝胆、理三焦，又有党参、桂枝、生姜、甘草、大枣的助脾温阳，半夏、陈皮、生姜的辛温，龙骨、牡蛎的潜阳镇纳，其虽有收敛之弊，然清气可升，浊气可降。又患者阳气上冲，头晕头痛者，非重镇降逆便难通下，龙骨、牡蛎虽性显收涩，却有潜阳之益，故佐大黄少许，则大便自解。古人常用朱砂、代赭石、石决明以治疗阳气上冲所致的头晕、头痛，便秘即镇潜阳气使大便通利，本方用龙骨、牡蛎、大黄即取此意。

方中大黄仅仅3g，并有龙骨、牡蛎之固涩，似乎达不到通便的功效，对于便秘患者不著见效。一者，大黄苦寒，含有刺激大肠、引起腹泻的蒽醌和具有收敛之性的鞣质两类化学成分，蒽醌类的化学成分作用时间快、维持时间短，很快地引起腹泻后，鞣质成分就开始显现作用，因此对于习惯性便秘不是一个理想的药物，长时间服用后，便秘的情况反而会加重。二者，此方中大黄并非取其泄下之功，而以通气机、启脾滞、通闭塞为用，柴胡加龙骨牡蛎汤中以大黄、茯苓为一方中的枢纽，使脾可行气四旁。邹润庵已提道："仲景用大黄，每淳淳致戒于攻下，而于虚实错杂之际，如柴胡加龙骨牡蛎汤……反若率意者。"三者，本病证脉合参，为三焦郁滞，不能宣达，通降失职，糟粕内停之便秘，前医之不效者，在于频用攻伐，阳气匮乏，腑气不行，故不再予大剂以事攻伐。

患者就诊虽以便秘为主诉，但不可忽略其头晕头痛、心烦失眠、口苦口干的少阳证，此时或有焦虑、抑郁等精神心理改变的倾向，则需要综合考虑，尚且前医已经证明，单采用攻下、润下之法并非治疗此种便秘最适合之法，依用前法，患者便秘症状也已经加重，当需考虑情志原因，情志失调，五脏失和，气机不畅，易加重便秘症状，形成不良循环，致使本病迁延难愈。朱老在临床运用柴胡加龙骨牡蛎汤时会去有毒的铅丹而加甘草，嘱咐患者饭后服用，以防伤胃，依条达三焦、通腑泄浊之法，谨守病机，治疗多种疾病。

12. 胡兰贵用进退黄连汤治疗胃痛

【原案】

范某，男，43岁。间断胃脘疼痛1年，加重1周。患者于1年前无明显原因出现胃脘疼痛，自行口服雷尼替丁胶囊，症状时好时坏，未予重视，之后每因进食生冷而胃脘疼痛再作。曾于多处就诊，先后不规律口服雷贝拉唑钠肠溶胶囊、奥美拉唑肠溶胶囊、莫沙必利分散片、复方消化酶等药物，药后症状缓解，但停药后每因饮食不当则复发，又间断口服雷尼替丁胶囊、斯达舒胶囊。1周前因进食生冷再次出现胃脘疼痛，现患者为求中医治疗来诊，胃镜检查示：贲门炎；慢性浅表性胃炎伴糜烂；13C呼气试验（-）。病理活检示：（贲门）黏膜组织慢性炎，伴间质内出血，轻度肠化。现症见：胃脘疼痛，无明显规律，进食生冷则症状加重，胃脘喜暖喜按，口疮，口干口苦，烧心，反酸，食欲较差，夜眠尚可，二便调。舌质红，苔黄白，稍腻，脉弦紧。辨证：寒热错杂，上热下寒。西医诊断：慢性浅表性胃炎。中医诊断：胃脘痛。立法：清上温下，平调寒热。方药：进退黄连汤加减。川黄连6g，干姜10g，半夏10g，党参10g，肉桂10g，青皮12g，吴茱萸2g，乌贼骨30g，煅瓦楞30g，甘草6g，大枣5枚。14剂，水煎服，日1剂，早、晚饭后分服。

复诊　患者诉服药3剂后胃脘疼痛即明显缓解，现烧心、反酸明显缓解，口疮已愈，偶有口苦，纳食有增，夜眠可，二便调。舌质红，苔黄白，脉弦紧。此为寒热错杂，治以辛开苦降，平调寒热，拟半夏泻心汤合四逆散加减。方药：半夏10g，黄连6g，黄芩10g，干姜10g，党参10g，柴胡10g，白芍15g，枳壳10g，乌贼骨30g，煅瓦楞30g，吴茱萸2g，甘草6g，大枣5枚。14剂，水煎服，日1剂，早、晚饭后分服。

三诊　服药期间胃脘疼痛未作，偶有反酸，食欲尚可，夜寐可，二便调，舌质红，苔薄白，脉弦紧。此脾胃虚寒，治以健脾温中，拟香砂六君子汤合理中丸加减善后。嘱其3个月后复查胃镜。方药：香附12g，砂仁（后下）10g，太子参30g，炒白术10g，茯苓15g，陈皮10g，半夏10g，干姜10g，乌贼骨30g，煅瓦楞30g，黄连6g，吴茱萸2g，白蔻仁10g，甘草6g。14剂，水煎服，日1剂，早、晚饭后分服。

【赏析】

胃痛，又称"胃脘痛"，是以上腹胃脘部近心窝处疼痛为主症的病证，临床主要表现为上腹疼痛不适。西医学中急性胃炎、慢性胃炎、胃溃疡、十二指肠溃疡等病以上腹部疼痛为主要症状者，属于中医学胃痛范畴。它的名称最早记载于《黄帝内经》，如《灵枢·邪气脏腑病形》指出："胃病者，腹䐜胀，胃脘当心而痛。"还有《素问·六元正纪大论》说："木郁之发……民病胃脘当心而痛。"《灵枢·经脉》说："脾足太阴之脉……入腹属脾络胃……是动则病舌本强，食则呕，胃脘痛，腹胀善噫，得后与气则快然如衰。"唐宋以前文献多称胃脘痛为"心痛"，与属于心经本身病变的心痛相混。如东汉张仲景《伤寒论》第135条说："伤寒六七日，结胸热实，脉沉而紧，心下痛，按之石硬，大陷胸汤主之。"这里的心下痛实为胃脘痛，因此在使用经方的时候心下方即是胃病方，如泻心汤类方。

在本案之中，患者既自述自己胃痛多年有余，每进食生冷食物会加重，本应是寒象，但是患者又有口疮、口苦、烧心、反酸这种热象，四诊合参，当属寒热错杂之证。对此，胡老选用进退黄连汤，所谓进退黄连汤源于《伤寒论》中的"黄连汤"。《伤寒论》第173条云："伤寒，胸中有热，胃中有邪气，腹中痛，欲呕吐者，黄连汤主之。"胡老认为仲景条文中所指的"胸中有热"可以理解为上焦有热，临床只要见牙痛、口苦、口疮的证候都可视为"胸中有热""胃中有邪气"，可以理解为中焦虚寒，临证只要见胃脘疼痛、胃脘痞满的证候都可视为"胃中有邪气"。因而初诊予以清上温下、调和寒热的黄连汤加减，临床胡老应用黄连汤治疗胃脘痛时多将桂枝更换为肉桂，取其守而不走之性，名为进退黄连汤，胡老认为进退黄连汤治疗寒热错杂的胃脘疼痛较之半夏泻心汤取效尤速，方中加入疏肝破气之青皮以理气止痛，加入左金丸及乌贼骨、煅瓦楞子以制酸和胃止痛。二诊患者胃脘疼痛尽解，口疮愈合，改拟半夏泻心汤合四逆散加减以辛开苦降，调和寒热。三诊患者寒热错杂之象已解，但见脾胃虚寒证候，且患者平素每于进食生冷而发胃痛，因此断定脾胃虚寒为本无疑，拟香砂六君子汤合理中丸加减善后。胡老认为学习《伤寒论》重在抓主证辨识病机，若能准确把握病机，经方使用将更加得心应手。

13.门九章用门氏护胃散治疗呃逆重症

【原案】

患者，男，67岁。患严重呃逆不止16年，曾于高处跌落致严重外伤，膈肌痉挛。现症见纳差、憋气感、眠差、大便不爽、起夜三次左右。脉细，舌红少津，有裂纹。方予门氏护胃散。

【赏析】

此病乃中轴不畅，右降之机受阻，故见呃逆、憋气感、大便不爽。纳差者，中土不运之明征。眠差者，阴阳不相和合也。起夜三次者，下元火衰也。脉细而舌红少津、裂纹者，土衰日久累及阴血也。故此证之治，当先以恢复中土运转为主，增其右降机转为辅，中土健运，则下元充养，精血自复。故予门氏护胃散。此方用干姜者，开宣中轴滞涩，贯通上下，与白术相合健运中土，与甘草同用温扶后天之阳，与半夏并举共助气机交互。用白术者，取其补运兼顾之能，与参、草合养脾土，与干姜共运中轴。又因虑其阴津不足，遂取人参益津液而充元气。此四味即理中汤方，合之可复中土而开滞机。另辅半夏增其右降，连翘理滞机升而降之，二者同用，助上越之气下归，燮理阴阳，则呃逆、憋气感、纳差、眠差皆可尽愈。中土既得健运，气机升降相随，流转无碍，下元得复，则夜尿频愈之可期。如此把持先、后天之机转，真阴可渐复矣。

14. 高建忠用旋覆代赭汤治疗术后久呃

【原案】

温某，女，48岁。主诉左乳腺癌手术后打嗝不已4月余。诊见：体瘦，面晦，少气乏力，时时打嗝，嗝声尚有力，纳食欠佳，脘胀腹满，大便不畅，睡眠欠佳。舌质淡暗衬紫，舌苔薄白，脉沉细弦。证属土虚木乘，痰饮中阻，升降违和。治以补虚降逆为法，方用旋覆代赭汤。方药：旋覆花（包煎）12g，代赭石（先煎）18g，人参（另炖）12g，姜半夏12g，炙甘草3g，生姜5片，大枣5枚。3剂，水煎服，日1剂，3次分服用。

二诊　药后纳增、呃减，上方继服6剂。

三诊　精神、气色明显好转，脘腹已无胀满，纳食增加，打嗝偶发。上方增损，渐减旋覆花、代赭石，加白术、鸡内金等，调理月余而愈。

【赏析】

呃逆是指胃气上逆动膈，以气逆上冲、喉间呃呃连声、声短而频、令人不能自止为主要临床表现的病证。呃逆古称"哕"，又称"哕逆"。

西医学中的单纯性膈肌痉挛即属"呃逆"。胃肠神经官能症、胃炎、胃扩张、胃癌、肝硬化晚期、脑血管病、尿毒症，以及胃、食道手术后等其他疾病所引起的膈肌痉挛不属呃逆。

旋覆代赭汤方出自《伤寒论》，第161条云："伤寒发汗，若吐若下，解后，心下痞硬，噫气不除者，旋覆代赭汤主之。"此为患者乳腺癌术后，胃气大虚，导致呃逆发作，完全符合该条文中所述。

此患者为中医师，曾问医者，本证为何用香砂六君子汤无效？问及前医也开过旋覆代赭汤方，为何无效？

医者云："本案处方，重点在于代赭石和人参两药上。患者打嗝，不单胃气上逆，肝气、冲气也上逆。代赭石降胃气、降肝气、降冲气功效甚捷，是香、砂、夏、陈诸药无法取代的，因此香砂六君子不效。患者不单胃气虚，元气也大损，与癌症及手术有关，前医用党参不能大补元气，因此使用旋覆代赭汤取效。"

多数医者皆知旋覆代赭汤可以治疗呃逆，但现实中多是屡屡不效之例，一则是对该方病机认识不足，高建忠教授曾说："心中有证，临床才能见证。"要用好旋覆代赭汤，需要我们对该方证有深刻的认识，能够从各种繁杂的证当中找出具有说服力的线索。

高建忠教授在其书中曾引唐容川的《血症论》："若久病发呃，形虚气弱者，为胃中空虚，客气动膈。所谓客，即痰、火、气也。"治痰气，宜旋覆代赭石汤，或二陈汤加丁香、枳壳……"（旋覆代赭石汤）此方治疗呃逆，人尽皆知之，而不知呃有数端，胃绝而呃不与焉。一火呃逆，宜用承气汤；一寒呃逆，宜理中汤，加丁香、柿蒂；一瘀血滞逆，加胡桃、牡丹皮，此方乃治痰饮作呃之剂，与诸呃有异，不得见呃即用此汤也。"此处论述，高建忠教授认为皆符合临床实际。由此案提醒医者识证辨证的重要性，要想取得好的疗效，除了识别本证，亦当区别其他不同的证。

15. 马文辉用大柴胡汤治疗胃痛

【原案】

温某，女，46岁，农民。初诊：患者6天前因饮食不节导致胃脘胀满、疼痛，痛不能食，当晚后半夜开始发热，连续3天往来寒热，曾于村卫生所服用药物（具体药物不详），发汗、泻下后病情未见任何好转迹象，遂于今日来我院就诊。现症见患者胃脘胀满、疼痛，心下结硬，往来寒热，无汗，头疼，头痛，腰困，口苦，口干，纳呆，大便秘结，精神差。舌红，苔黄厚，脉涩紧。腹部B超：肝、胆、胰、脾、肾未见异常；血尿淀粉酶未见异常；血常规示：白细胞11.1×10^9/L。中性粒细胞7.9×10^9/L。诊为胃痛（少阳、阳明并病）。拟大柴胡汤加减：柴胡24g，枳壳20g，生姜15g，黄芩10g，白芍10g，半夏10g，大黄10g，大枣5枚。3剂，水煎服，日3次。

二诊　服1剂，发热止，大便通，胃痛消，现仍头痛，纳呆。上方加葛根20g、鸡内金10g、神曲10g，2剂。

原按：患者表现是典型的大柴胡汤证，故选用大柴胡汤进行治疗。患者有无汗、头痛、头晕、腰困的症状，说明表部亦已有病变，但此病变并非主要矛盾，药后已部分缓解，仍有不能缓解的部分则选用表阳病主药葛根予以治疗。

【赏析】--

患者感受外邪，饮食积滞结于胃肠，故见胃脘胀满疼痛、心下结硬、纳呆、大便秘结等症；同时邪犯少阳，故而往来寒热、口苦口干。患者表现为较典型的大柴胡汤证，舌脉亦是邪气糟粕积滞在里之象，治以和解少阳，通下里实，表里双解，选用大柴胡汤。

大柴胡汤在《伤寒论》《金匮要略》原文中共出现了四次，分别为《金匮要略·腹满寒疝宿食病脉证治》："按之心下满痛者，此为实也，当下之，宜大柴胡汤。"以及《伤寒论》第103条、第136条及第165条。临床应用大柴胡汤有四个关键症，第一是"按之心下满痛"。心下即整个上腹部，这是大柴胡汤方证的主治部位，亦是与大承气汤、桃核承气汤加以区分的关键点。虽然三个方子均有腹部症状，但大柴胡汤证的腹部症状为按之上腹部满痛，大承气汤证是脐周胀满、疼痛拒按，桃核承气汤证则是下腹部压痛。临床可根据腹部症状的不同及疼痛部位的不同加以区分。第二是"呕吐"。第103条、第165条两条大柴胡汤证的原文均提及呕吐，且原方中用到止呕的关键药物生姜，用量高达五两，方证中必定有呕吐，并且是比较剧烈的呕吐。条文中的呕吐并不是个单一症状，而是一种状态，提示胃气上逆，临床表现可见嗳气、反酸、腹胀、流涎、夜间口干口苦、口臭等。第三是"郁郁微烦"。这是大柴胡汤方证精神及心理方面的症状，可表现为焦虑、失眠、抑郁、头痛、眩晕、昏迷等，临床研究发现，服用大柴胡汤后，患者明显感到情绪趋于稳定。第四是"往来寒热"。原文"往来寒热""发热汗出不解"，提示大柴胡汤可治发热性疾病。这四个关键症，是对大柴胡汤方证的经典表述，是大柴胡汤临证的应用依据。

大柴胡汤系由小柴胡汤合小承气汤加减而成，为和解与泻下并用之剂。《医宗金鉴·删补名医方论》卷八："柴胡证在，又复有里，故立少阳两解法也。以小柴胡汤加枳实、芍药者，仍解其外以和其内也。去参、草者，以里不

虚。少加大黄，以泻结热。倍生姜者，因呕不止也。斯方
也，柴胡得生姜之倍，解半表之功捷。枳、芍得大黄之少，
攻半里之效徐，虽云下之，亦下中之和剂也。"综观全方，
和解之中兼泻阳明，表里同治，使少阳得解，热结得下，内
外诸症自除。但临证时应注意，本方为少阳、阳明合病而
设，单纯少阳证、阳明证或少阳、阳明合病而阳明尚未热结
成实者均不可应用大柴胡汤。

　　临床发现适用大柴胡汤的患者，大多体格壮实，肌肉
比较坚紧，上身宽大饱满，面宽肩宽，颈部粗短，胸围大。
面部肌肉僵硬紧张，而且中老年多见。这种体质患者的高血
压病、高脂血症、糖尿病、胆囊炎、胆石症、胰腺炎、胃
炎、胃溃疡、肠梗阻、单纯性肥胖、心律不齐、便秘、乳腺
小叶增生、头痛、耳鸣、失眠等，均可以使用大柴胡汤。

　　此外，原按中提到表部病变仍有不能缓解的部分选用
表阳病主药葛根予以治疗。三部六病体系中表阳病代表着表
邪的实热，需以辛凉药解表，辛以发散，凉以治热。葛根性
凉，又有发汗作用，可以解表。解表药都有发汗作用，但是
由于一些药发汗力大，易致大量出汗而耗损津液，一些药发
汗力小又不能达到发汗祛邪的目的，葛根既可发汗解表，又
可清热生津，且久服无不良反应，故选用葛根为表阳病的
主药。

16. 马文辉用调胃舒郁汤治疗吐酸

【原案】

李某，女，53岁。初诊：患者近20年来每于情志不舒时，即出现反酸，胸骨后烧灼感，无嗳气、胸憋、心慌。曾服用奥美拉唑，服药后症状暂缓，停药后复发。1月前因家中琐事烦扰后出现泛吐酸水，影响睡眠，故来就诊。现症：反酸，嗳气频频，胸骨后烧灼，心烦，焦躁不安，口苦。无胸憋、气短。纳可，大便日1次，排出不畅，质正常，小便正常，眠差。舌红，苔白腻，聚关脉。胃镜检查示：反流性食管炎（A）；十二指肠球炎；浅表性胃炎；Hp（-）。诊为吐酸（聚脉证），拟调胃舒郁汤加减：柴胡、黄芩各15g，党参、紫苏子、陈皮、白芍各30g，大黄、川椒、栀子、淡豆豉、甘草、大枣各10g。7剂，水冲服，早饭前、晚睡前分服。嘱平卧时床头抬高15°，禁甜食、浓茶、咖啡、巧克力。

二诊　患者情绪平稳，面见笑容，述服药后反酸、嗳气减，偶觉胸骨后憋闷。大便日2次，质稀。舌淡红，苔白，聚关脉。一诊方大黄改为5g，中药免煎颗粒共10剂，水冲服，早饭后15分钟、晚睡前分服。

三诊　反酸次数减，余无不适。舌淡红，苔白厚，聚

关脉。二诊方去栀子、淡豆豉，20剂，服法同前。嘱患者调
畅情志，适当运动，少食多餐，控制体重，避免穿着紧身衣
裤，随访半年，未诉不适。

【赏析】

龚廷贤《寿世保元·吞酸》曰："夫酸者，肝木之味
也，由火盛制金，不能平木，则肝木自甚，故为酸也。"说
明吐酸与肝气有关。吐酸为情志失调导致肝气郁滞，横逆犯
胃，发生反酸、嗳气频频。本案患者反酸，嗳气频频，胸骨
后烧灼感，心烦，焦躁不安，口苦，大便不畅，聚关脉，应
用调胃舒郁汤疏肝和胃。

调胃舒郁汤是三部六病学术体系中常用的协调基础方
之一，实际是由《伤寒论》中的小柴胡汤合大柴胡汤得来，
马文辉教授通过大量临床实践体会到，小柴胡汤中应以紫苏
子代半夏，紫苏子降而下气、利膈宽肠，可除半夏之燥弊。
在非呕非恶疾病的处方中，以川椒代生姜，川椒可除湿散
寒，解郁温中，热而不伤津液，并有解痉缓急止痛之用，这
样既不失原方剂的组方精神和临床疗效，又使得方剂更加平
和，更加枳实、白芍以行气缓急止痛，少量大黄以通腑降
胃。全方寒热并用、补泻兼施、升降相因、收散互济，既相
互制约，又相互协同，相反相成，起到疏肝和胃、益气健

脾、消痞止痛之效。

调胃舒郁汤是解决聚关脉的有效方剂，调胃舒郁汤的治疗主要在于调整神经功能紊乱，运用调胃汤治疗消化性溃疡、胃炎、胃下垂、冠心病、糖尿病、乳腺增生等症见聚关脉者均能收到良效。临证中可加减应用，胁肋胀满、胸闷不舒者，加瓜蒌30g、郁金15g等；嗳气频作者，加旋覆花15g、代赭石30g等；烧心、反酸者，加黄连3g、吴茱萸6g、煅瓦楞30g等；心烦易怒者，加生石膏30g、牡蛎30g、栀子10g等；形体消瘦、纳呆食少、神疲乏力者，加黄芪30g、炒神曲15g、鸡内金15g等；胃脘畏寒喜温者，加木香10g、高良姜10g或干姜6g等；口干不欲多饮、舌红少苔者加沙参15g、麦冬15g、牡丹皮10g等；舌质暗或有瘀点、瘀斑者，加丹参30g；恶心、干呕者，去紫苏子、川椒，加清半夏10g、生姜10g等。

聚关脉是三部六病体系中的一种脉象。诊脉时，寸口部关脉独大，甚者犹如豆状，搏动明显，高出皮肤，寸、尺俱弱，其脉搏显于关部，故称"聚关脉"，多由肝气郁结所致。寸口脉关部独大，寸、尺弱而不显。有甚者，关脉聚而如豆，如杏核，如蚯盘行，高出皮肤，视而跳动。根据聚关脉的程度，基本能判断出患者患病的严重程度与患病时间，临床上聚关脉的出现，特别是关脉膨大如杏核大小者，患者心中多有挂心之事，且为多年来反复思虑形成，经过一系列病理变化而出现心烦、易怒、嗳气、反酸等中焦证候。聚关脉不见于脉书，是刘绍武老先生经过几十年临床实践摸索出来的，聚关脉可以客观地道出患者的隐曲，凡有此脉的患者，多为内向性格，常常心情抑郁、忧思寡言、失眠多梦、精神倦怠、纳差嗳气，且多见于老年女性，与西医的自主神经功能紊乱的抑郁型类似。

本案吐酸与现代医学反流性食管炎对应，可因情志不畅引起，而病者又往往因为患此病而产生心情烦闷、急躁等不良情绪，如此形成恶性循环，不利于疾病的痊愈。因此，调摄情志，保持心情舒畅尤为重要，保持积极乐观的心态，及时调节好心情，有利于患者早日康复。本病治疗中饮食调护亦非常重要，正所谓"胃病三分治，七分养"。应规律饮食，避免进食过冷、过热、高脂饮食及甜、酸、辛、辣等刺激性食物，禁食巧克力，禁烟、酒、咖啡，少食多餐，餐后避免剧烈运动，晚餐与入睡的间隔时间不得少于3h，睡前不进食，以减少夜间食物刺激。肥胖者应该减轻体重。指导患者避免服用如普鲁本辛、颠茄、阿托品、氨茶碱、烟酸、异搏定、心痛定、安定等降低食管下端括约肌张力，易使胃内容物反流的药物。此外，睡眠时抬高床头15~20厘米，对减轻夜间反流亦有效。

17. 马文辉用生姜泻心汤治疗呕吐

【原案】

刘某，女，22岁，工人。患者去年年底分娩，2个月前饮食过饱后出现恶心、呕吐，因需哺乳，强忍未去就医，今日觉恶心难以忍受，遂就诊于我处。现症见：患者呕吐时间不定，呕吐物不多，嗳气，反酸，干噫食臭，肠鸣，纳呆，口苦，口干，不喜饮，大便稀，2~3次/日，手足凉，睡眠可。舌红少苔，脉弦细。诊为呕吐（里部部病），拟生姜泻心汤加减：干姜6g，生姜9g，姜半夏9g，党参30g，黄芩10g，黄连9g，炙甘草3g，大枣10g，苍术10g，鸡内金10g，茵陈15g。6剂，水冲服，日1剂，早、午、晚饭前服。

二诊　患者服药后诸症减，纳增，二便调，精神好，补述夏天手足烧，冬天手足冷。当归10g，白芍10g，生地黄10g，川芎6g，党参10g，白术10g，茯苓10g，炙甘草3g。7剂，水冲服，日1剂，早、午、晚饭前服。

原按：患者寒、热之象并见并重，当属典型的里部部病，故选用三部六病里部部病主方生姜泻心汤配伍消食之品辛开苦降，清热散寒。二诊时患者胃肠症状尽去，则以八珍汤温通经脉，治疗手足凉。

【赏析】

患者因为饮食不节，损伤脾胃，又因为哺乳未能及时医治，形成了寒热错杂的里部部病，患者体内的实热表现为恶心、呕吐、嗳气、反酸、干噫食臭、口苦、口干、小便黄；体内的虚寒表现为肠鸣、纳呆、口干、不喜饮、大便稀、手足凉。舌红少苔，脉弦细，主要提示患者体内有热象，故以辛开苦降、清热散寒之生姜泻心汤治疗，并配伍苍术燥湿健脾、鸡内金健胃消食、茵陈利湿清热，方证对应，疗效显著，一诊而诸症皆除。

里部是三部六病学说中的一个概念，凡是与饮食物相接触的部分都属里部的范畴。在人体，上自口腔，下至肛门，是由平滑肌组织构成的一条粗细不匀、弯曲不等的空腔器官，构成了一个完整的体系，它的特点是适应饮食，完成饮食物的摄取、消化、吸收、排泄。里部发生病变称为"里部病"，包括里阳病、里阴病、里部部证三组证候群。在里部这一大框架下，里阳证为实为热，里阴证为虚为寒，治里阳证的代表方为大黄芒硝汤，治里阴证的代表方是苍术干姜汤。但马文辉教授结合多年临床的实际情况，发现典型的里阳病、里阴病并不多见，反而是里阴、里阳难以区分，临床上表现出脘腹痞、满、胀、痛、嗳气、嘈杂、反酸、或呕或利、口干、口苦、苔白或微黄腻等寒热错杂征象的患者数量非常多，这一类型的病证，在三部六病学说中统称为里部证，这是根据《伤寒论》第157条列出："伤寒汗出解之后，胃中不和，心下痞硬，干噫食臭。"这些症状类似于阳明胃中有热（里阳证）；"胁下有水气，腹中雷鸣下利"，又好像是太阴虚寒（里阴证），这样来看它既不是阴也不是阳，就是非寒非热、非虚非实的一个寒热错杂的里部部证。

马文辉教授曾说察色按脉，先别阴阳，在阴阳分不清、寒热错杂的情况下，临证中是最容易模糊、最不容易辨证的，就是在我们分不清虚寒热实的时候，我们更需要辨清楚，这就是中医辨证最重要的一个核心。因此，三部六病体系中有部证这一创制，在表部，出现表部的寒热错杂，分不清表阳、表阴的时候，就使用葛根汤来治疗，即桂枝汤加葛根、麻黄；在里部，出现里部的寒热错杂，分不清里阴、里阳的时候，就是用生姜泻心汤、半夏泻心汤、甘草泻心汤这些寒热错杂的方剂来治疗。

那么，半夏泻心汤、生姜泻心汤、甘草泻心汤均为治疗心下痞的方剂，皆以脾胃升降失常、寒热错杂而出现的心下痞满与呕利等症为主，在临证时该如何选择？三方药物相近，治疗则同中有异，各有侧重。半夏泻心汤证以胃气上逆为主，因而心下痞、呕逆较显；生姜泻心汤即半夏泻心汤加生姜并减少干姜的用量而成，重用生姜，加强了消水散饮的作用，治疗重点在于胃中不和而夹水饮，以心下痞硬、干噫食臭、胁下有水气、腹中雷鸣与下利为主。甘草泻心汤是以半夏泻心汤加大甘草的量而成的，治半夏泻心汤证而见心烦下利甚者，此证脾胃虚弱较严重，以下利数十行、完谷不化、干呕、心烦不安等症为主。从证候上来说，半夏泻心汤证最简单，仅是心下痞，生姜泻心汤证在此基础上多了心下痞且硬、干哕、嘴里有异味、肠鸣下利的证候，甘草泻心汤在此基础上多了心下痞硬而满、干呕、心烦不得安、肠鸣而下利，且下利次数多的证候。通过以上论述，我们便可以更加清晰地知道在应用时该选择哪一个泻心汤。

18. 彭涛用启膈散、瓜蒌薤白半夏汤及半夏厚朴汤加减治疗食管癌

【原案】--

荆某，男，71岁。外院诊断为食管癌，既往双肺结节、陈旧性肺结核病史。现症见：进食困难，吞咽哽噎，饮水呛咳，喑哑，咳嗽，胸闷，胃喜暖喜按，大便干燥，小便正常，舌红苔白，脉弦细。方药如下：北沙参30g，茯苓15g，丹参15g，郁金15g，浙贝母15g，砂仁10g，瓜蒌30g，姜半夏10g，薤白15g，紫苏梗15g，厚朴15g，太子参30g，威灵仙30g，急性子30g，射干15g，桔梗15g，醋商陆9g，生

姜6片，大枣6枚。7剂，水煎服，日1剂，早、晚分服。

二诊 吞咽哽噎、饮水呛咳均较前缓解，效不更方，继续巩固服用。

三诊 上方去桔梗，加附子10g、全蝎3g、蜈蚣2条、白僵蚕10g。

【赏析】--

噎指哽噎，进食困难，哽塞不顺；膈即格拒，胸膈阻塞，食入即吐。噎可单独出现，但往往是膈的前驱表现，膈常由噎发展而来，故临床上以"噎膈"并称。噎膈与肝、脾、肾三脏有关，因三脏的经络均与食管相连，故三脏功能失常，可致痰、气、瘀阻塞食管，胃气不能通降，津液干涸失润，形成本虚标实的病理变化。《医学心悟》提出"凡噎膈症，不出'胃脘干槁'四字"。根据食管癌的临床表现，可将其归属于中医"噎膈"范畴。噎膈的病位在食管，基本病机是脾、胃、肝、肾功能失调，导致津枯血燥，气郁、痰阻、血瘀互结，而致食管干涩、狭窄。

本案的处方是启膈散、瓜蒌薤白半夏汤及半夏厚朴汤加减化裁。启膈散以开郁散结与润燥生津之品同用，并于降逆散结之中配伍以行气化瘀之品，主要用于治疗痰气郁滞于胸膈之证，乃"通噎膈、开关之剂"。沙参滋阴，贝母化痰，两药合用达到润燥化痰、解郁开结之效。郁金、砂仁活血行气降逆，佐以茯苓、丹参润燥生津、散结和胃，具有润燥解郁、化痰降逆之功效。

由于本病进食困难，一般是饮食下咽时胸膈部出现哽塞不顺，有食物下行缓慢并停留于胸部食管某一部位不动之感，食毕则消失。肺胃失于宣降，可致胸中气机不畅，因此合用瓜蒌薤白半夏汤，以通阳散结，祛痰宽胸。进食困难，哽塞不顺这种感觉常在情志不舒时因痰气郁结而发生。情志舒畅则症状较轻，情志抑郁则加重。情志不遂，肝气郁结，胃失于和降，津液不布，聚而为痰，痰气相搏，结于咽喉。气不行则郁不解，痰不化则结难散，故宜行气散结、化痰降逆之法，应用半夏厚朴汤。全方辛苦合用，辛以行气散结，苦以燥湿降逆，使郁气得疏、痰涎得化。加用威灵仙、急性子、射干、桔梗和醋商陆增强利咽行气、化痰散结之效。

随着病情进展，哽塞症状日渐加重，进食流质类饮食亦发生困难，以致不能进食，或食后随即吐出。病邪日深，正气凋残，消瘦乏力，精神萎靡，终致大肉尽脱，形销骨立，因此加用附子、全蝎、蜈蚣、白僵蚕，以温阳扶正，攻毒散结。

临床上，噎膈常需要和梅核气相鉴别。梅核气属郁病中的一种证型，主要表现为自觉咽中如有物哽塞，咳之不出，咽之不下，噎膈有时也伴有咽中哽塞不舒的症状，故二者应进行鉴别。梅核气虽有咽中哽塞感，但此感觉多出现在患者情志不舒或注意力集中于咽部时，进食顺利而无哽塞感，多发于年轻女性；噎膈的哽塞部位在食管，哽塞出现在进食过程中，多呈进行性加重，甚则饮食不下或食入即吐，多发于老年男性。虽然治疗梅核气常辨证使用半夏厚朴汤，但临证时不必拘泥于此，只要辨证正确，半夏厚朴汤同样可以用于治疗噎膈。

噎膈属难治之病证，一经发现，应尽快结合西医学检查手段，查明原因，争取早期诊断、早期治疗。依据噎膈的病机，其治疗原则为理气开郁、化痰消瘀、滋阴养血，应分清标本虚实而治。治标当顾护津液，不可过用辛散香燥之药；治本应保护胃气，不宜过用甘酸滋腻之品。存得一分津液，留得一分胃气，保护胃气，顾护津液，在噎膈的辨证论治过程中有着特殊重要的意义。

19. 彭涛用柴芍六君子汤加减治疗慢性萎缩性胃炎

【原案】

武某，男，35岁。患者因胃部不适，查胃镜显示：慢性萎缩性胃炎。Hp（＋）。中、西医结合治疗效果不佳。初诊时症见：平素急躁。胃脘嘈杂、反酸、烧心1年余，纳少、畏食生冷，消瘦，乏力，大便晨起两次，便溏，小便可。舌淡，苔薄白，脉弦细。经辨证后，辨为脾虚肝郁，治以补气健脾，疏肝和胃。与柴芍六君子汤加减，具体方药如下：柴胡10g，生白芍10g，姜半夏10g，茯苓10g，黄芪30g，党参15g，炒白术15g，甘草10g，山药30g，高良姜10g，香附10g，鸡内金10g，乌梅15g，生姜6片，大枣6枚。7剂，水煎服，日1剂，早、晚分服。

于门诊连续服药3个月左右，胃部不适症状消失，复查胃镜显示：慢性浅表性胃炎；Hp（－）。

【赏析】

患者平素急躁。胃脘嘈杂、反酸、烧心，结合舌脉，辨证为脾虚肝郁，选方柴芍六君子汤加减。患者畏食生冷、便溏，给予良附丸加减；纳少加鸡内金以健胃消食；乏力加黄芪以补气。后续复诊，随症加减。

临床上，就胃部器质性病变而言，糜烂最好治，溃疡次之，萎缩性胃炎较难治疗，肠上皮化生和息肉最难治疗。治愈萎缩性胃炎一般需要服药2~3个月，改善肠上皮化生和息肉需要的时间更长。

慢性萎缩性胃炎中医辨证多为气虚和阳虚，常伴有肝气的深度郁结。治疗上疏肝药的选择非常重要。患萎缩性胃炎者，胃黏膜变得萎缩，黏膜不能正常生长，根源在于气虚。慢性萎缩性胃炎、胃癌前病变的发生发展等，这些慢性病，发病的内在根本就是脾胃虚弱，且其贯穿了病程始终。

柴芍六君子汤组成：柴胡、白芍、人参、白术、茯苓、陈皮、半夏、甘草等。其中柴胡的主要功效为疏肝解郁，还具有清热、升阳等功效；白芍可补气、健脾益胃，茯苓可利水渗湿、化湿和中；陈皮可理气消食；党参可健脾和胃、补气；半夏可降逆和胃、除湿化痰；白术可健脾益气。诸药合用，能够起到健脾和胃、疏肝理气等作用。本方临床据患者舌脉及伴随症状加减：纳少，加鸡内金10g；气虚甚，加黄芪30g；严重性胃痛患者，另加延胡索10g；吞酸者，加煅龙骨20g、瓦楞子20g；舌苔厚腻者，加石菖蒲10g、枳壳10g；若痰热壅盛加浙贝母10g。本患者纳少、饮食无积滞表现，脾气极弱，去陈皮以防伤脾气。临床上医师用药多选择柴胡、香附之类，有用药更加柔和的医师常选香橼、佛手之类的药。但这类药物疏肝理气尚可，消散结滞不足。彭涛教授用药多选用乌梅，取法《黄帝内经》："肝苦急，急食甘以缓之……肝欲散，急食辛以散之，用辛补之，酸泻之。"乌梅具辛酸之性，有化甘之势，得木气"曲直"之性最全，为厥阴要药。在辨证正确的基础上，选择合适的时机使用乌梅，对萎缩性胃炎多有良效。

临床治疗肝郁脾虚型慢性萎缩性胃炎，患者当着重于突出疏肝养脾的重要性，疏肝养脾具有温而不燥、补而不腻、散而不过、疏而不伤等特点。现代药理学也已证实，在对肝郁脾虚型慢性萎缩性胃炎患者使用柴芍六君子汤加减治疗的过程中，党参和茯苓的应用可以有效提高患者的机体免疫能力；陈皮、白芍、半夏、柴胡等，可对患者的胃肠平滑肌进行有效调节，且抗炎效果显著，能有效控制腺体分泌，白术可以对患者的胃黏膜提供良好的保护作用，可预防Hp感染。临床治疗萎缩性胃炎、肠上皮化生、不典型增生及其他胃癌癌前病变等，多考虑脾气虚伴肝气郁结。临床反复应用，疗效确切可靠。

20. 李孝波用四逆汤治疗慢性泄泻

【原案】

付某，男，53岁。主因泄泻3月余来诊。患者于3月前无明显诱因出现泄泻，大便3~4次/日，略有腹痛，排便前重，排便不爽，粪质稀，不成形，无明显臭味；自述服用泻立停等止泻药有效，不过停药后则马上复发，服用氟哌酸无效。患者中等体形，面红，平素胃肠不好，不能吃冷食，手足怕冷，出汗不多。曾查肠镜示无异常。舌红，脉沉细，节律不匀。方证：四逆汤。方药：制附子9g，干姜6g，甘草6g。7剂，日1剂。上三味同煎50分钟，早、晚分服。

二诊 服上药后患者腹泻次数明显减少，日1~2次，但仍有腹痛、排便不爽、大便稀的表现，伴口干。脉沉细，舌红。心电图示：室性早搏。效不更方，继以四逆汤合黄芩汤，方药如下：制附子6g，干姜5g，炙甘草5g，黄芩6g，生白芍9g。7剂，日1剂。后某杨姓患者经由付某介绍来诊，顺便告日，付某已基本痊愈。

【赏析】

此例患者病程三月，曾用西药乏效，久泻久利，伤及阳气，结合大便性状与脉沉细、手足凉等，理应从本而治。初诊投以四逆汤温之。复诊患者病情明显好转，但仍有腹痛、大便不爽，故加用黄芩汤之黄芩、生白芍祛除湿热。

本仲景意，四逆汤实为治疗久泻久利的要方，无论是太阴篇中"四逆辈"的明训，亦或少阴篇、霍乱篇中大量应用四逆汤治疗下利的示范，都说明四逆汤在脾胃病治疗中的重要价值。《伤寒论》第277条："自利不渴者，属太阴，以其有寒故也。当温之，宜服四逆辈。"提出了太阴病的病机为脾胃虚寒，治则为温法，宜服理中汤、四逆汤一类的方子。诸多医家认为，理中汤是温中散寒、补益脾胃的名方，用于治疗中焦脾胃虚寒证，理当为太阴病主方。仲景却以少阴病寒化证之主方四逆汤为太阴病篇主方，此为何意？这当是仲景以疾病发展的眼光来确立的。太阴病为三阴病初起阶段，若进一步发展，脾病及肾则为少阴病，出现"脉微细，但欲寐"等全身阳虚甚至阴阳两虚的表现，至此，若只用理中汤，显然力量是不够的，因此，在太阴病治则中就提出"宜服四逆辈"。方中附子的应用可见其对疾病发展之预期，而干姜、炙甘草的应用足见其对中焦阳气之重视。临证中，治疗久泻久利，一般医家多用理中汤、参苓白术散等方，即使效果不佳，也难以想到运用四逆汤。但如果细心品读经典，深悟"太阴病治则"之意，则根据泻利日久，多由脾及肾的机理，运用四逆汤治疗重症腹泻、久泻也就可以理解了。同时，四逆汤为少阴病全身虚寒证之主方，方中用干姜、炙甘草，也可见"病至全身阳虚，尤当顾护中焦"之意。

不只是太阴病，"脾胃"在任何阶段都是不可忽视的。综观《伤寒论》全篇，其顾护脾胃的思想并不仅限于太阴病篇。《伤寒论》太阳病的代表方剂是桂枝汤和麻黄汤，桂枝汤中的生姜、大枣、甘草及麻黄汤中的甘草均有顾护脾胃之功。可见，即使是在外感阶段，顾护脾胃之气也是重要的，正盛方可祛邪。阳明病代表方调味承气汤中的甘草为顾护脾胃之药；小承气汤及大承气汤方中虽无顾护脾胃之药，但通过通泻腑实，亦可恢复脾胃升降之功。少阳病代表方小柴胡汤中的生姜、大枣、人参和甘草也是补脾和胃之药。太阴病代表方理中汤中的人参、白术、炙甘草、干姜及四逆汤中的甘草、干姜均是温中和胃之品。少阴病寒化证代表方除四逆汤外，还有附子汤、真武汤等，其中茯苓、白术、人参、生姜也均为健脾温运之药。厥阴病代表方乌梅丸中也有顾护脾胃之药——干姜、人参。由此可见，顾护胃气的思想贯穿于《伤寒论》六经病各个阶段。

李孝波教授临证每遇久泻之人，常以四逆汤为起手之方，恒收良效。二诊时，本案患者因腹痛未得改善，说明虚中有邪，故加用黄芩汤，黄芩汤以黄芩清邪、白芍止痛。二诊方中黄芩与附子、干姜同用，属寒热并用之法，这种配伍在《伤寒论》中并不罕见，诸如栀子干姜汤、半夏泻心汤、乌梅丸等，皆属此法的典型应用。

21. 彭涛用乌梅丸加减治疗结肠癌术后复发肠息肉

【原案】

李某，男，48岁，因排便困难，于运城市某医院行肠镜检查发现乙状结肠部位息肉，并行手术切除，病理检验示：（升结肠）管状腺瘤，（乙状结肠）腺癌。术后予化疗。1年后复查肠镜示：脾区及回盲部管状腺瘤。患者欲行中药调理，遂就诊于彭教授处，刻下症见：口干，欲饮，怕冷，无腹痛、腹胀，无恶心、呕吐，大便正常，每日2次，脉弦细尺沉，舌红，苔薄白。方药如下：仙鹤草30g，马齿苋30g，败酱草30g，半枝莲30g，白花蛇舌草30g，醋商陆9g，三七3g，乌梅30g，白僵蚕10g，黄连10g，黄柏10g，当归10g，党参15g，五灵脂10g，香附10g，肉桂10g，川椒10g，炮姜10g，附子10g，细辛3g，山慈菇10g，瞿麦30g，生姜6片，大枣6枚。21剂，水煎服，日1剂，早、晚分服。服药后患者自觉所苦之症状有改善，故二诊于原方去香附、细辛，易炮姜为干姜，加山药30g、土鳖虫6g、生薏苡仁60g。1年后再次行肠镜复查时未发现肠息肉。

【赏析】

结肠息肉常见有增生性息肉、炎性息肉、管状腺瘤等。其中，管状腺瘤手术切除以后较其他类型的息肉容易复发，且有一定恶变的概率。患者为结肠腺癌，对反复发作的结肠管状腺瘤十分担心，故寻求中医治疗。通过中药辨证调理，一年后复查息肉未再复发。

结肠肿瘤在六经辨证中多与厥阴病相关。阴阳学说中认为"厥，尽也。两阴交尽，阴之尽，阳之生"，厥阴尽，生新阳，"凡厥者，阴阳之气不相顺接，便为厥。"人体的阴阳之气相互化生，是维持人体正常生命活动的保障，阴阳不相顺接，气血津液运行失调，则生痰、湿、瘀、滞，而又积聚为肿瘤。肿瘤属于人体新生之物，其特性常表现为无限增殖，与人体争夺气血津液，因此肿瘤患者后期多形销骨立。

乌梅丸:"蛔厥者,其人当吐蛔,今病者静而复时烦者,此为脏寒,蛔上入其膈,故烦。须臾复止,得食而呕,又烦者,蛔闻食臭出,其人常自吐蛔。蛔厥者,乌梅丸主之""厥者,手足逆冷是也。"在《伤寒论》中,乌梅丸为治疗寒热错杂之厥阴病的主方之一,主要针对脏厥及蛔厥。乌梅为厥阴之主药,味酸,入肝经,此方主要取其"死肌,去青黑痣,恶疾"之效。胃中有寒,故四肢厥冷,予桂枝、细辛、干姜、附子、川椒之辛温散寒,以黄连、黄柏泻其相火,兼制五者辛热。方中配伍的一味醋商陆,味酸,有毒,形状与人参相似,"商陆如人形者有神""因其性属阴,个头更大。"《本经》云:"味辛平。主水胀,疝瘕,痹;熨除痈肿,杀鬼精物。"商陆有清热解毒、消痰利水的功效,其根形似人而有毒,故有"杀鬼精物"之效,古方中常将其用于伤寒瘥后发肿,现代医家主要将其用于肿瘤的治疗。其余五种草药中,半枝莲性辛,味苦、寒,具有清热解毒、化瘀利尿之效;败酱草可祛瘀解毒、清热排脓;马齿苋可散血解毒、止疳痢、疗虚汗;仙鹤草甘补脾、温和中、补气生血;白花蛇舌草可清热解毒、凉血止血。

疾病可分为气化病及形质病。《素问·阴阳应象大论》记载:"寒伤形,热伤气。"意为寒凉邪伤人形体,暑热之邪伤人津气。"气伤痛,形伤肿。"意为气化疾病的发生往往先出现疼痛，后出现形质肿物，而形质疾病往往先出现肿物，后出现疼痛。该患者肿瘤初期，先予伤寒乌梅丸调整厥阴气化，予《济生》乌梅丸、醋商陆、山慈菇、瞿麦、三七复其形质，联合仙鹤草、马齿苋、败酱草、半枝莲、白花蛇舌草等五种肠道肿瘤之专药以清热解毒，再予五灵脂、香附行气化瘀。在二诊时，加入山药治诸病虚损，加强形质恢复，以土鳖虫攻毒散结、去坚积癥瘕，以薏苡仁淡渗利湿、培土胜水。

22. 彭涛用柴胡加龙骨牡蛎汤与极要枳术鳖甲煎或外台柴胡鳖甲汤合方治疗结肠癌术后肺结节

【原案】

赵某，女，50岁。结肠癌术后，患者于术后半年发现多个肺部结节。就诊时自述咽部有痰，咽痒，心悸，纳可，大便尚可，成形，日1～2行。其舌淡，苔薄白腻，脉弦细。辨证为类厥阴中风，初诊予小柴胡汤、泽漆汤、半夏厚朴合方加减7剂。

二诊时，症状减轻，但咽部仍有异物感，略痛，大便日3～4行，观其舌脉：舌质暗，苔薄白腻，脉沉弦，右寸沉关大。予上方减麦冬、紫苏叶，加白术、枳壳、仙鹤草，14剂。

再诊时，上述诸症消失，时头晕、心悸，入睡困难，小腹胀，纳可，二便尚可，舌淡，苔薄白腻，脉弦细，随证予柴胡加龙骨牡蛎汤与极要枳术鳖甲煎或外台柴胡鳖甲汤合方。

该患者在彭教授处坚持服用中药5月余，服药后复查，胸部CT显示：右肺上叶前段及下叶外基底段小结节灶，与服药前所摄之旧片比较左肺结节灶消失，其效果甚佳。

基本处方如下：柴胡15g，姜半夏10g，黄芩15g，党参15g，桂枝15g，茯苓15g，生龙骨20g，生牡蛎20g，生白术15g，枳壳30g，鳖甲12g，桔梗15g，拳参15g，胆南星10g，黄芪30g，防风15g，甘草10g，泽漆30g，生姜6片，大枣6枚。7剂，水煎服。

【赏析】

结肠癌术后很容易发生肺转移，早期发现的肺结节是否为转移灶很难被确诊。中医理论认为，肺与大肠相表里，二者一阴一阳，相互交合，联系极为密切。《灵枢·经脉》云："肺手太阴之脉，起于中焦，下络大肠，还循胃口，上膈属肺……大肠手阳明之脉……络肺下膈，属大肠。"可见经脉络属为癌毒之邪流散提供了直接的通道。《灵枢·营气》云："营气之道……气从太阴出，注手阳明，上行注足阳明。"肺与大肠间的气血密切联系，使得癌邪更容易传于肺，这与现代医学认为直肠癌通过血行转移到肺形成肺转移的理论基本一致。且肺与大肠在脏腑气机升降有协调统一的关系，肺之金气收敛肃降，由上而下，大肠之腑气亦能收敛，由下而上，而成循环运动。二者同气相求，则肠病及肺，故相比于其他脏腑，大肠癌更容易转移至肺。

在初诊、二诊中以泽漆汤为主方，其出自《金匮要略·肺痿肺痈咳嗽上气病脉证并治》，原文为："咳而脉浮者，厚朴麻黄汤主之；脉沉者，泽漆汤主之。"药物组成："半夏半升，紫参五两，泽漆三斤（以东流水五斗，煮取一斗五升），生姜五两，白前五两，甘草、黄芩、人参、桂枝各三两。"用法："上九味，㕮咀，纳泽漆汁中，煮取五升，温服五合，至夜尽。""咳而脉沉"，即仲景给出的泽漆汤独证。咳是肺脏疾病的主要症状，脉沉当为右寸脉沉，因右寸脉主肺。二诊时的证候脉象与之相似，故处之，以泽漆汤调气化、消形质。配伍组成上，半夏、白前、甘草、黄芩、人参、桂枝均为调整气化之药，由少阳病主方小柴胡汤去柴胡、大枣，加桂枝、白前而成。小柴胡汤减去治疗少阳证的柴胡，加入温补少阴心经的桂枝，再加上降气消痰的白前，去滋腻、易生痰的大枣。如肺癌兼有发热，柴胡仍可用之；如兼有血虚，则不去大枣；泽漆为仲景治疗肺癌的专药。泽漆味辛苦、性微寒，有小毒，有行水消肿、化痰止咳、解毒杀虫之功。现代药理研究证实，泽漆不仅有镇咳祛痰作用，而且有抗癌作用。泽漆汤为少阳病类方，然而该病一类非仅见于少阳病，六经皆可出现气化的异常。其中，因肺为手太阴肺经所属，在六经中属于"太阴"范畴，所以肺部疾病常可见到太阴气化的失常，进而累及少阴、厥阴。临床使用泽漆汤时，需要"观其脉证，知犯何逆，随证治之"。又因患者咽部有异物感，遂加半夏厚朴汤以化饮平冲。

在后期治疗中，因其眠差，入睡困难，小腹胀，故以《伤寒论》少阳病之柴胡加龙骨牡蛎汤去铅丹为基础方，《伤寒论》第107条云："伤寒八九日，下之，胸满烦惊，小便不利，谵语，一身尽重，不可转侧者，柴胡加龙骨牡蛎汤主之。"《医宗金鉴》云："是证也，为阴阳错杂之邪；是方也，亦攻补错杂之药。柴、桂解未尽之表邪，大黄攻已陷之里热，人参、姜、枣补虚而和胃，茯苓、半夏利水而降逆，龙骨、牡蛎、铅丹之涩重，镇惊收心而安神明，斯为以错杂之药，而治错杂之病也。"该方加鳖甲，亦取《金匮要略》中鳖甲煎丸之意以软坚散结。合以极要枳术鳖甲煎（鳖甲、白术、桔梗、枳壳）与外台柴胡鳖甲汤（白术、枳实、柴胡、鳖甲），二方都以枳术汤为基础，《金匮要略·水气病脉证并治》中言："心下坚，大如盘，边如旋盘，水饮所作，枳术汤主之。"治疗因脾虚肠滞致水饮结聚心下之病证。方中白术健脾利湿，枳实逐胃肠之积滞，两药一消一补，攻补兼施，互相为用。配上咸平之鳖甲，除可以补虚外，还可以软坚散结，除癥瘕积聚。外台柴胡鳖甲汤中用柴胡去肠胃中结气、寒热邪气，疏通气机，推陈致新；而极要鳖甲煎用桔梗利五脏肠胃，补血气，除寒热风痹，专疗肺疾。

对肺结节的治疗，彭教授并无固定之方，而是根据伤寒六经与气、血、水、火四证来辨证选方用药，在调理患者整体体质的基础上，其局部问题自然会得到解决。至于为何左肺结节先消失，彭教授认为这与中医理论认为的"左升右降"有关，调理肝脾后，升发之气加强，故左侧病变先改变。中药治疗癌症，对于多数患者而言，就如同现代医学的非手术疗法一样，很难完全治愈。我们的治疗目的是："调整体质，改善症状，控制肿瘤，延长生命。"中医治疗只要遵守辨证论治的原则，从古方中努力发掘、整理有效的方药，多数肿瘤患者都可以从中获益。

23. 张英栋用乌梅丸合甘草泻心汤治疗溃疡性结肠炎

【原案】

郭某，男，26岁。20年来大便稀，曾被诊断为"溃疡性结肠炎"。一天起码3次，拉以前和拉的时候疼痛，拉完了不疼。眠差，入睡不好，睡眠维持时间短，精神不太好，腹胀，很少上火。左关细弦，右关缓弱；舌下淡暗，略瘀。方用乌梅丸合甘草泻心汤：党参6g，干姜10g，附子6g，黄连6g，细辛3g，黄柏6g，肉桂6g，乌梅3g，当归4g，花椒4g，甘草24g，姜半夏15g，黄芩18g，大枣30g，醋延胡索10g。3剂，早、晚饭前分服。

二诊　患者补述大便或泻下无度，或便秘难排，服药后不上火，服用到1.5剂的时候，疼痛了一次，之后大便就变正常了。左关细弦，右关细缓滑；舌苔薄腻，舌边微有齿痕。方用乌梅丸合逍遥散：党参6g，干姜10g，附子6g，黄连6g，细辛3g，黄柏6g，肉桂6g，乌梅3g，当归4g，柴胡6g，生姜9g，甘草9g，薄荷2g，生白术、茯苓、赤芍各12g。4剂，早、晚饭前分服。

【赏析】

溃疡性结肠炎是与遗传因素、环境因素、饮食习惯等多个因素密切相关的一种慢性、炎症性疾病，可累及直肠、结肠的各个部位，具体发病机制尚不明确。临床上主要表现为长期、持续、反复发作，是一种常见的消化系统疑难疾病。李佃贵认为发作期多为浊毒内蕴，缓解期多为脾肾两虚。彭作英教授通过数十年的临床摸索，将溃疡性结肠炎的临床证型总结为湿热蕴毒、脾虚湿盛、脾虚肝旺3个证型。

在实际的临床诊疗中，对于前人的见解，我们应该有所参照，同时也要充分考虑疾病在不同阶段、不同个体身上的复杂性、多变性，紧扣病机，方能疗效得当。在本案中，患者便溏20多年，因一直没有得到合适的治疗，导致疾病越发严重，身体越发亏损。《笔花医镜》言："大肠者，肾阴之窍，传道之官，受事于脾胃，而与肺金相表里。"大肠转输不利，造成体内精微物质外泄，伤及脾、胃、肺等诸脏之气，进而影响睡眠、精神，出现昼不精、夜不瞑的情况。张英栋教授选用主久利之方乌梅丸连同甘草泻心汤合而治之，用仅仅7剂中药就将患者20年的困扰一扫而光。

"伤寒中风，医反下之，其人下利日数十行，谷不化，腹中雷鸣，心下痞硬而满，干呕心烦不得安。医见心下痞，谓病不尽，复下之，其痞益甚，此非结热，但以胃中虚，客气上逆，故使硬也，甘草泻心汤主之。"在《伤寒论》中，甘草泻心汤原用于表证误下后，患者胃中空虚，水谷不化，清气下陷，邪气上逆，而致肠鸣不止、心烦难安的病证。病位在胃和肠，故仲景用少量的黄连、黄芩祛邪，用甘草、人参、大枣和正，又正、邪交汇于心下，患者痞满不适，故用半夏以散结除痞。乌梅丸出自厥阴篇，用于寒厥吐蛔。病入厥阴，阴阳不相顺接，故患者多为寒热并见体征。该方中，桂枝、附子、干姜、蜀椒以温脏，细辛、当归以润肝、肾，人参助脾，黄连、黄柏清浮热，乌梅另有敛肺之效，全方寒热、刚柔并用，借温里散寒以安蛔止痛，故又可治疗虚寒久痢。由此可见，二方虽分属于太阳篇和厥阴篇，但其治病机理均有温阳养气、微散热邪之功，故而可以合用。初诊，患者有左关脉弦，且排便会疼，所以在原方基础上加一味延胡索以理气止痛；二诊时，患者体内寒邪祛除大半，所以张英栋教授将甘草泻心汤易为逍遥散，以疏肝安脾利湿，从而使病情得到彻底痊愈。

（赵雨薇）

↗ 四、心系

1. 李翰卿用活血利气汤治疗胸痛

【原案】

王某，男，54岁。初诊：胸痛、胸憋3个月，性格急躁易怒，不欲饮食，舌苔薄白，脉弦。气性喜散，蕴结而不散，则为气郁，气为血帅，故气滞血必瘀。治宜理气降气，活血化瘀。方用活血利气汤加味：旋覆花9g，茜草6g，瓜蒌9g，桃仁6g，郁金3g，当归尾7.5g，五灵脂6g，生蒲黄6g，薤白9g。2剂，水煎服。服药后胸痛消失，胸憋减轻。于上方中加枳壳3g、桔梗4.5g、五灵脂与蒲黄各减3g。服药2剂而愈。

【赏析】---

胸痹心痛是由于正气亏虚，饮食、情志、寒邪等所引起的以痰浊、瘀血、气滞、寒凝痹阻心脉，以膻中或左胸部发作性憋闷、疼痛为主要临床表现的一种病证。随着人们生活方式及饮食结构的转变，本病在中老年人群中发病率逐年增加，成为当前重点防治的疾病之一。历代医家对本病研究的建树，是在《伤寒论》《金匮要略》胸痹、心痛、短气、肝着等病证临床经验的基础上发展而来。一般而言，本病病性属本虚标实，虚实夹杂，虚者多见气虚、阳虚、阴虚、血虚，尤以气虚、阳虚多见；实者不外气滞、寒凝、痰浊、血瘀，并可交互为患，其中又以血瘀、痰浊多见。

李老认为，心、肺两脏居上焦阳位，心主血，肺主气，"气为血之帅，血为气之母"，气血之间相互资助。气血以流通为顺，一方面，气对血有推动作用，心气推动血液运行脉中，需要肺主气、肺朝百脉的辅佐；另一方面，血对气有运载作用，肺主气司呼吸，需要心主血脉的协助。"通则不痛，不通则痛"。不论受到哪些因素影响，胸痹心痛的发生总归不出气滞血瘀，治疗大法无外乎活血行气。因此，李老自拟活血利气汤，临证时在此基础方之上，根据不同病情适当加味，治疗各种胸痛患者每获良效。

李老所制之"活血利气汤"由旋覆花9g、茜草6g、瓜蒌9g、五灵脂6g、生蒲黄6g共五味药物组成。方中旋覆花、茜草合用取经方"旋覆花汤"之意。《金匮要略·五脏风寒积聚病脉证并治》载："肝着，其人常欲蹈其胸上，先未苦时，但欲饮热，旋覆花汤主之。"本方证主要表现为胸胁痞闷，甚至胀痛、刺痛，通过在胸胁部位用手按揉或捶打，症状可得到暂时缓解。以方测证，本病病机为经脉气血瘀滞，以旋覆花行气通络，新绛（南北朝医药学家陶弘景认为新绛当为新割之茜草，经临床验证得到经方家广泛认可）活血化瘀，葱茎通阳散结，三药合用，共奏活血、行气、通脉之功效。旋覆花汤证为后世，尤其是以王清任气血辨证为代表的医家开辟行气活血论治胸痹心痛病奠定了理论基础。方中五灵脂、生蒲黄合用为《太平惠民和剂局方》所载之"失笑散"。失笑散是治疗瘀血内停，脉道阻滞所致多种疼痛的基础方，且以肝经血瘀者为宜。方中五灵脂苦咸甘温，入肝经血分，功擅通利血脉，散瘀止痛；蒲黄甘平，可行血消瘀，炒用并能止血，二者相须为用，为化瘀散结止痛的常用组合。瓜蒌可利气宽胸，化痰散结，是张仲景从痰浊痹阻心胸论治胸痹心痛病的经典用药之一。上述五药配伍，活血利气，行瘀散结，为调治气血阻滞之胸痛的一个理想药物组合。

李老运用"活血利气汤"加减原则如下：瘀血显著者，加当归尾、桃仁或丹参、赤芍；气滞显著者，加郁金、香附、枳壳；痰湿显著，且伴有食欲不振者，加陈皮、半夏、鸡内金；胸阳不振显著者，加薤白、益智仁；气虚显著者，加生黄芪。本案患者胸痛胸憋症状严重，且伴有急躁易怒、脉弦等肝气不疏的临床表现，因此在原方基础上加入桃仁、郁金、当归尾以加强活血行气的功效。《金匮要略·胸痹心痛短气病脉证治》曰："……阳微阴弦，即胸痹而痛，所以然者，责其极虚也。今阳虚知在上焦，所以胸痹、心痛者，以其阴弦故也。"肝气疏泄失常，血与津液代谢均受阻碍，若津液不利，化为痰饮阴邪痹阻上焦阳位，临床常表现为胸痛、短气、脉弦。脾喜燥恶湿，最易受痰饮水湿蒙蔽，临床常表现为饮食不振、舌苔厚腻。针对痰饮阻阳，非辛温之薤白无以建奇功。本案患者气滞表现显著，又伴有不欲饮食，因此加入薤白以改善胸阳、脾阳不振的情况。

2. 刘绍武用调神平亢汤治疗失眠

【原案】

患者，男，64岁，退休干部。因"失眠20余年，加重1周"来诊。患者失眠20余年，多处求医问药，服用诸多西药和民间偏方"，效不佳，辗转来到刘老处就诊。患者诉近

1周失眠加重，入睡困难，易早醒，周身乏困，日间精神不佳，且近两年记忆力减退明显，偶有头痛、耳鸣、咽干、口苦，舌苔淡暗，苔黄腻。患者本人性格偏执拗，爱钻牛角尖。诊其脉证，见脉上鱼际，略滑。西医诊断：失眠症；中医诊断：不寐（肝阳上亢证）。治以疏肝泻热、镇静安神，方用调神平亢汤：柴胡15g，黄芩15g，党参30g，紫苏子15g，花椒10g，甘草10g，大枣10g，生石膏（先煎）30g，牡蛎（先煎）30g，桂枝10g，大黄10g，车前子30g。30剂，日1剂，水煎，每次150~200ml，早、晚饭后半小时温服。刘老叮嘱患者要保持心情舒畅，忌食辛辣之品。

二诊　患者自诉失眠明显改善，每日可睡4～5h，伴随症状也相继减轻，刘老令其续服原方，守方治疗1个月。1月后随访：患者睡眠已恢复至每日6～7h，记忆力明显提升，余症尽消。

【赏析】--

失眠，又称为"不寐""不得卧""目不瞑"，是以经常性不能进行正常睡眠或醒后不能再寐为特征的一类病，失眠严重者可能导致彻夜难眠。关于失眠病因、病机的论述层出不穷，归纳而言，大致可以分为饮食不节、病后年迈、禀赋不足及情志失常四大类。

溢脉，又可称为"上鱼际脉"，指可以在腕横纹以上摸到的脉象，特殊情况下甚至可以直达拇指根部，即上鱼际处。清代冯兆征在《锦囊秘录·脉诀》中明确指出了溢脉的定义为"上鱼者，脉上鱼际者也"。明代肖京在其《轩岐救正论》中指出溢脉由七情所患，其言"或鳏寡思色不遂，心、肝两部则洪长而溢鱼际"。这些都表明溢脉的产生与人的情志密切相关，因情志不畅，进而引起肝阳上亢，常伴随头晕、易怒、心烦等症。

溢脉型失眠是因情志异常而导致的睡眠困难，对应失眠中的肝火扰心证。该失眠证在临床上主要表现为不寐、多梦，甚则彻夜不眠、急躁易怒，伴随头晕、头胀，其基本病机可以归纳为情志抑郁，肝失条达，气郁化火，上扰心神，因肝火上冲，故伴随头晕、头胀之症。肝郁化火、上扰心神为其主要的病机，运用疏肝泄热、镇静安神的治疗方法就可以取得良好的临床疗效。

刘老认为溢脉型失眠应从肝论治，肝为刚脏，体阴而用阳，宜用"协调和解"之法。调神平亢汤由柴胡加龙骨牡蛎汤去铅丹并以生石膏易龙骨化裁而来，又名"柴膏汤"。原方出自《伤寒论》第107条："伤寒八九日，下之，胸满烦惊，小便不利，谵语，一身尽重，不可转侧者，柴胡加龙骨牡蛎汤主之。"该篇主治证为少阳邪气弥漫，烦惊谵语。刘老在精研《伤寒论》的基础上，扩大了本方的主治范围，发现其在神经系统疾病的治疗中有着良好的临床疗效，尤其是对于情志所伤导致的失眠证而言。临床治疗在协调疗法基础方上再加生石膏30g、牡蛎30g、桂枝10g、大黄10g、车前子30g。

现代研究表明，柴胡加龙骨牡蛎汤对于肝郁化火型失眠有着良好的调节作用，具有调节动物下丘脑-垂体-肾上腺轴的功能，对焦虑行为有明显的调节作用。但由于铅丹有毒不宜久服，故去之；以生石膏代替龙骨、以车前子代替茯苓化裁而来的调神平亢汤，既有小柴胡汤平调三焦的效能，又有柴胡加龙骨牡蛎汤缓解焦虑、调节睡眠的功效，寒热并用，升降并举，收散兼施，补泻共济，对治疗溢脉型失眠有着良好的临床效果。

该患者平时性格执拗，过度思考，暗耗心血，引发肝阳上亢而致失眠。初诊时观察其脉象为脉上鱼际的溢脉，刘老认为溢脉的发生主要是肝阳偏亢，甚则化火的表现，出现溢脉的人，大多伴有头痛、头晕、记忆力衰退等症，与该患者的临床表现完全一致。所以刘老"辨脉定方"，用调神平亢汤加以治疗。二诊时，患者失眠有所改善，诸症减轻，故续原方服用。随访时，患者睡眠已恢复正常，其余症状均已消失，由此可见刘老选方之精准、用药之准确。刘老认为：欲调其道，首往四面八方，故自创调神平亢汤，方中有寒有热，有补有泻，有升有降，有收有散，4个矛盾点，8个矛盾面，通过和调而达到和谐统一，阴平阳秘，阴阳和，则失眠愈。

3.门纯德用桂枝甘草汤治疗重症失眠

【原案】--

郑某，男，46岁。初诊：患者最近三月来持续失眠，屡治不效，收入院，诊见其面色青，双目布满血丝，彻夜不卧，烦躁，在病房四周行走不休，白日喜独自蜷卧，少言、少食，舌淡苔少，脉弦细。所服西药甚多，中药如磁朱丸、柏子养心丸、安神丸之品，屡服少效。盖失眠一证，无非邪正两端，寐本乎阴，神其所主，神安则寐。或邪袭，或营虚，阴阳失交，则神不安而不寐。此患者既已养阴精，又潜阳定志，缘何不效？细询之，方知其患病前曾因着雨外感，自己大剂服葱姜红糖汤，得大汗，风寒得解，而不寐旋起，知其气血失和，心气馁虚，疏桂枝甘草汤一料试服：桂枝12g，炙甘草9g。睡前服一煎。次日晨八时，余查房，见患者正在酣睡，同室之人谓其昨一夜安眠。九时半，患者找余问还可服否，遂嘱其再进2剂，之后经调理而病愈出院。

【赏析】--

失眠除了从一般意义上的从阴虚火旺论治、从肝郁气滞论治、从痰湿血瘀论治外，是否还有别的治法呢？本案给我们提供了很好的示范，那便是从阳虚论治。

仲景桂枝甘草汤，本为发汗过多，导致心下悸之阳伤之证而设。《伤寒论》第64条曰："发汗过多，其人叉手自冒心，心下悸，欲得按者，桂枝甘草汤主之。"汗为心液，过汗则伤正，汗血同源，汗出过多则气血亦受损伤，血不养心，则心主血脉与主神志的功能均受影响。于是临床上多可出现心悸、不得眠，甚至烦躁的情况。本案中，患者失眠的起因是较为明确的，初因着雨外感，自己大剂服葱姜红糖汤，得大汗，虽然风寒得解，但不寐旋起。这就表明造成失眠的原因正是因为发汗不当导致心液受损，伤及阳气而致。据门老在《门纯德临证要录》中的记载，当时患者因为出汗，把褥子都弄湿了。而且当门老问及患者平素睡眠是什么姿势时，患者自诉平卧时双腿蜷曲，双手捂着胸口，这不就是仲景所讲的"其人叉手自冒心，心下悸，欲得按"的典型反映吗？伤寒条文虽然文辞古奥，但是却信而有征，条文中所述症状，当为其临床亲见亲历，然后记录而成。经典需要用心细读，更需临床反复验证，才能真正有所体悟。

病机明确，治疗即可得心应手。心液不足，是由于发汗过多，发汗过多，是由于阳气不能固摄，欲求阳和，总宜温甘。因此，桂枝甘草汤中桂枝、甘草二药，甘温相得，辛甘化阳，为单捷小剂，有迅速温通心阳之效。桂枝汤虽药仅五味，但其实已经是复方的构成，是由桂枝甘草汤和芍药甘草汤组合而成的。此证之所以不用桂枝汤，是嫌姜之过于辛散、枣之过于泥滞、芍之过于酸收，故只用桂枝之温、甘草之甘，法在和阳，直切病机，故其效明显。需要注意的是，临床上失眠常见病因确实以阴虚有热为多，因痰、瘀、郁等诸邪干扰者亦复不少。但此患者之烦躁，万万不可断为有热，亦不可认定是一般意义上的有邪。患者的烦躁同样为阳气损伤的表现，如《伤寒论》第112条中曰："伤寒脉浮，医以火迫劫之，亡阳，必惊狂，卧起不安者，桂枝去芍药加蜀漆牡蛎龙骨救逆汤主之。"此条中出现的"惊狂，卧起不安"可视为烦躁表现，但也属心阳虚证，可为佐证。

门老运用桂枝甘草汤治疗失眠的病例并非个案。他曾治陈某，其患结核性胸膜炎，经抗痨治疗后其患大愈。只因体质日弱，动辄出汗，患不寐证，经治，屡不收效，后致每每入夜不暝，坐以待旦，偶有小卧，双手冒心。证属心液受伤，心阳已弱，亦以桂枝、甘草之小方投石问路，三服而安。笔者于临床上也仿效门老精神，遇到一些顽固性的失眠患者，若见阳虚之象，即从阳论治，以附子汤取效者亦不在少数，充分说明以阳虚论治也是临证治疗失眠的一大法门。

桂枝甘草汤药物仅两味，属于典型的小方。但是小方用之得当，亦可以治疗疑难重症，切不可因其方小而生轻慢之心。临床中常有患者因嫌方小量轻而弃用之事，岂不知中医治病，重在识证，方虽小，但只要对证，必能收效。

4.门纯德用理中汤治疗胸痹

【原案】--

刘某，男，50岁。每受凉、劳累后则恶寒、心悸、胸闷、气短、神疲、嗜卧，面色㿠白，脉迟弱且常有结象。医院诊断为"冠心病""冠状动脉供血不足"。常以小红参6g、干姜6g、白术10g、炙甘草6g、阿胶（烊化）10g、附子6g治之，屡用屡效。

【赏析】--

此案是心病从胃论治的示范，反映了中医治病求本的精神实质，此类经验最能凸显中医治疗优势，故当重视。

本例中的患者明确诊断为"冠心病""冠状动脉供血不足"，病属心病无疑，但中医治疗并非一见心病就定位其病位在心。患者临床见证除了一般意义上的心系不适如心悸、胸闷外，其余表现更多地应归属于脾胃虚寒之证，如气短、神疲、嗜卧、面色㿠白、脉迟弱且常有结象，而且患者每于受凉、劳累后发作，更说明其病性属虚、属寒。这时候的治疗，不宜拘泥于简单的见症治疗，更不应单纯地使用活血化瘀或者祛痰化饮等祛邪疗法，而应直切病机，温阳散寒通阳，理中汤当为首选。本病以胸闷、心悸为主诉，可归属于中医"胸痹"的范畴，细察经典著作《金匮要略·胸痹心痛短气病脉证治》有言："胸痹，心中痞气，气结在胸，胸满，胁下逆抢心，枳实薤白桂枝汤主之；人参汤亦主之。"条文中所谓的人参汤，即理中汤也。病例中门老在理中汤药物组成的基础上另加附子6g，应是活学活用《伤寒论》的结果。《伤寒论》第277条曰："自利不渴者，属太阴，以其脏有寒故也，当温之，宜服四逆辈。"说明理中汤与四逆汤本为同类方，若虚寒程度较重，功能状态衰微，则于理中汤中加用附子，或者直接运用四逆汤加人参都是合乎经典本意的。

至于加入阿胶10g的用意，当是取炙甘草汤的用意，加强阴阳双补的力量。可能会有读者提出疑问：为何此案不直接用炙甘草汤？原因在于炙甘草汤证虽也属阴阳俱虚导致的心动悸、脉结代，但炙甘草汤毕竟养阴有余，扶阳不足。本案中阳气明显受损，气化功能是不足的。而在气化功能不足的状态下，补益的药物是很难被吸收的。因此，若本案直接用炙甘草汤，则不仅不能真正补阴养血，更可能会因为养阴药物过于滋腻而进一步影响阳气的宣通，甚至伤及胃气，造成变证。

简言之，本案取效的关键就在于关注了患者真正的病机。所谓病机，可能并非是决定疾病性质的最重要因素，但一定是可以转变疾病发展的关键因素。本案患者心系不适是毫无疑问的，但是其病机却应该是在胃，恰恰是因为胃气虚寒导致的气血不足与血行不畅。不解决胃气的问题，眼睛只盯着心，治疗必将陷入机械。所谓的"治病必求于本"，"本"就是胃气，胃即是后天之本。"平人之常气禀于胃，胃者，平人之常气也。人无胃气曰逆，逆者死。"《黄帝内经》中的这一条文非常重要。人体正气中以胃气为本，保胃气是中医取效的特色之处和有效途径，也是中医的优势和特色所在。保胃气思想既是中医学术本体的精华内容，同时也是门老重视经方、重视功能、重视人体阳气的具体体现。保胃气思想是几千年来中医传承的核心内容，中医经典中的一些条文，只有经过长期的反复临床实践，所得出的体会才深刻，我们应该在诊治疾病过程当中加以悉心体悟。

5. 柴浩然用奔豚汤治疗高血压"反跳"

【原案】

韩某，女，49岁。初诊：患高血压病两年，血压（150~160/95~100mmHg）。经常头晕，烘热时作，胸闷脘痞。因服降压药不适，改用中药平肝潜阳之剂，血压恢复正常，停药后多次反复，用前方效果不佳，两月前又觉有热气从两大腿内侧沿腹部上冲胃脘，发作时头晕加重、胸闷、气短、有窒息、恐惧感，发作后胃脘痞塞、时时嗳气，舌质红，脉沉弦。辨证：冲气上逆，肝阳偏亢，胃失和降。治宜降胃安冲，平肝潜阳。方用奔豚汤加味，方药：清半夏12g，黄芩6g，炒白芍12g，当归9g，川芎6g，粉葛根15g，桑白皮15g，生代赭石30g，生龙骨15g，生牡蛎24g，旋覆花9g，甘草6g。6剂，水煎服。药后冲气上逆未作，血压140/90mmHg，继用上方稍事加减10剂，血压正常，未再出现波动。

【赏析】

高血压病属于中医"眩晕"的病证范畴，高血压"反跳"，一般是指高血压病在使用中医清肝泻火、平肝息风、滋阴潜阳等常法、常方，或使用西药降压之品治疗后，初用效果明显，渐用微效或无效，甚至出现血压增高、波动较大、持续不降的临床现象。柴老从辨证论治着眼，不被血压的高低与清、平、潜、镇等治法印定眼目，强调突出中医辨证论治特色，针对不同病因、病机而采取不同的具体治法，可谓高血压病的"同病异治"。

奔豚汤出自张仲景《金匮要略·奔豚气病脉证治》："奔豚，气上冲胸，腹痛，往来寒热，奔豚汤主之。"奔豚汤由甘李根白皮、葛根、半夏、生姜、黄芩、当归、川芎、白芍、甘草组成，具有清热平肝、下气降逆、健脾和胃之功，其证候特点为：发作时自觉气从少腹上冲心下或至胸、咽，腹中痛不可忍，伴有寒热往来、口苦、咽干，舌红，苔白或黄，脉多弦数或弦滑。奔豚气是冲气上逆之患，病变范围从少腹上冲咽喉，涉及多个脏腑。如肝胆、脾胃、心、肺、食管、咽喉等，冲逆之气可侵犯不同的脏腑，表现出不同的症状。仲景降逆平冲治疗奔豚，因其病机不同，治疗法则差异颇大，在《金匮要略·奔豚气病脉证治》载有三个方子：奔豚汤、桂枝加桂汤、苓桂甘枣汤。奔豚汤主要用于治疗肝郁化热、冲气上逆所致之奔豚，是治疗奔豚气的靶方，但不唯治奔豚气，凡肝郁化热、冲气上逆之患，皆可运用。本例患者素体阳热亢盛、肝阳上亢而见经常性头晕、烘热时作，肝火灼津成痰，阻碍气机运行，胸部气机不畅而见胸闷脘痞，故初用中药平肝潜阳之剂往往获效。但本例患者两月前有冲气上逆之感，从大腿内侧沿腹部上冲胃脘，胃气不降而见胃脘痞塞、时时嗳气，肝阳之气得以助长而见头晕加重、停药后出现血压反复，单纯地运用平肝潜阳之法不足以降压止晕，更需平冲降逆以使肝阳下潜。《素问·至真要大论篇》云："诸逆冲上，皆属于火。"方中甘李根白皮在《名医别录》中记载："李根皮，大寒，主消渴，止心烦逆，奔豚气，"临床常用桑白皮来代替，《理虚元鉴》曰："桑白皮清而甘者也，清能泻肝火之有余""以其降气也，故能清火气于上焦。"用黄芩佐李根白皮清泄肝胆郁火；葛根升脾阳、半夏降胃气，辛以散之，疏达肝气，含"火郁发之"之意；肝体阴而用阳，当归、川芎、白芍并用，刚柔并济，以保持肝木柔和；白芍、甘草合用，又可缓和冲脉之逆。奔豚汤原方的用药比例和药物剂量亦是临床取效的关键，奔豚汤所治之证以肝郁化热的实证为主，重用李根白皮一升、葛根五两、法半夏四两，泻火药物与养血药物的比例为2∶1，当归、白芍、川芎、甘草等药用量相对较小，防止药物过于温补而助长肝热。另在奔豚汤方基础上加生代赭石、旋覆花以镇肝降逆，加生龙骨、生牡蛎以平肝潜阳。

奔豚汤主要功效为降胃安冲，柴老将这一思想应用于胃气不降、冲气上逆所致的高血压病"反跳"者，以降胃安冲，下潜肝阳。症见头痛、眩晕、胸闷不舒、嗳气频作、食后胃脘痞满顶胀，甚或时觉有气从小腹或胃脘上冲胸、咽或头部而症状加剧、血压波动，舌质淡，苔薄白，脉沉弦。因胃气以下降为顺，冲气以敛藏为常，肝阳上亢，易引动胃气、冲气上逆，而胃气、冲气上逆，又能助长肝阳上亢，故长期服用平肝潜阳之剂，未顾及胃气不降、冲气上逆，往往出现高血压病"反跳"现象。对此，柴老常用《金匮要略》

奔豚汤加生代赭石、生龙骨、生牡蛎等平肝潜阳之品，以降胃安冲为主、平肝潜阳为辅，使血压恢复正常。

6.朱进忠用小柴胡汤治疗心悸

【原案】

余某，男，42岁。两年多以前，突然出现心烦、心悸、心前区憋闷，急查心电图，发现有T波倒置、期前收缩、心房纤颤，诊为冠心病期前收缩、心房纤颤。先以西药进行治疗，半年不效，后又配合中药心二号方、瓜蒌薤白白酒汤加减，仍然无明显效果。其症见头晕目眩，心前区憋闷，隐隐作痛，心烦、心悸，气短乏力，口苦咽干，纳呆食减，舌苔薄白，脉弦滑结，偶见代脉综合脉证，并参考前医所用之方药效果后认为此乃肝郁气滞、痰热不化所致，拟疏肝理气、化痰散结。用小柴胡汤加味，方药：柴胡10g，半夏10g，黄芩10g，党参10g，甘草10g，生姜3片，大枣5枚，瓜蒌15g。服药后，诸症明显好转，精神大增。某医见其药效甚佳，问之曰：《伤寒论》云"脉结代，心动悸，炙甘草汤主之"，此病为何不用炙甘草汤？答曰：结脉在疾病性质上有虚、实之分，虚者可用炙甘草汤。若实者，气滞者应理气，瘀血者当活血，痰滞者当化痰，此患者脉见滑结，乃痰气郁结所致，故以化痰理气治之。至于为什么用瓜蒌薤白白酒汤加减无效，因其病主要在肝胆而不在肺心，瓜蒌薤白白酒加减方乃治肺心之剂，而非治肝之品，故而不效。

患者继服10剂后，除以上诸症好转外，脉间歇次数亦由每分钟 5～6 次，减为每小时 3～4 次，后因某些特殊原因，患者改用逍遥散加减治之，服药5剂后，诸症又加剧，仍改用上方治之，服药60剂后，诸症消失，心电图检查亦恢复正常。

【赏析】

患者头晕目眩，心前区憋闷，隐隐作痛，心烦、心悸，当属中医里"胸痹"范畴，所谓"胸痹"，《金匮要略》中给出的定义是："夫脉当取太过不及，阳微阴弦，即胸痹而痛，所以然者，责其极虚也，今阳虚知在上焦，所以胸痹、心痛者，以其阴弦故也。"认为胸痹的主要原因是上焦阳气不足，胸阳不振，阴寒内盛，从而导致患者心前区疼痛、憋闷，治疗时以通阳散结为主。在本案中，该患者的症状和胸痹中所描述的极为相似，但是按照胸痹的治疗思路却久治不愈，朱老依据脉象及前人经验，判断该患者为肝气瘀滞所致，伴有痰热内盛，并非是胸阳不足。由于气机不疏，同时肝脉"别贯膈，上注肺"。因此，肝气不疏的时候，胸部气机不畅，不通则痛，会出现胸部憋闷、隐隐作痛。肺主通调水道，肺部气机不畅，水饮不得运化，聚而化痰生热。心在肺旁，肺中有痰热，影响心神，因此心悸和心烦并见。同时患者又有口苦、咽干、纳呆、乏力，所谓少阳病者"口苦，咽干，目眩"，因此在选方用药上，朱老选用小柴胡汤加减。方中以柴胡散热、疏肝理气，黄芩清心、肺之热，半夏、生姜、大枣调和脾胃气机，党参扶助正气以驱邪，复加瓜蒌以涤胸中痰热，服药以后症状大大缓解。通过本案，我们要学习的，第一是朱老的辨证处方能力，第二是方药施治，第三是朱老对于经典的学习态度。

朱老认为，有些疾病在症状表现上既有寒，又有热；既有虚，又有实；既有此经、此络，又有彼经、彼络；既有这个脏腑的表现，又有那个脏腑的表现。临床辨证时很难确定其何者为主，何者为次。朱老认为，若查明脉象，就可确定主次，即脉寒者以寒为主，脉热者以热为主，脉实者以实为主，脉虚者以虚为主。

同时在辨证施治上，朱老认为，"肝可生化气血、脏腑，宣通脏腑气机"，调理三焦水道。少阳之气上连于肺，下连于肾，少阳胆气通泰则肾气可升、肺气可降，稍有郁滞，或亢或衰，则肾气不升，肺气不降。正如《灵枢·本输篇》云："少阳属肾，肾上连肺，故将两脏。"心、肝为母子关系，故肝气通则心气通，肝气郁则心气结，肝火亢则心火旺，肝气衰则心气虚。三焦与胆同属少阳，为水谷之道路，故肝气调和，则水谷道条达，津液得以敷布。沈金鳌说："上焦如雾者，状阳明化物之升气也，云中焦如沤，又云如沥者，状化时沃溢之气也；云下焦如渎者，状挤泌流水之象也。"林佩琴曾说："凡上升之气，自肝而出，肝木性升散，不受遏郁，郁则经气逆""气血冲和，百病不生，一有怫郁，诸病生焉。"例如肝可促进脾胃运，化协调脾胃升降，正如唐容川所说："木之性，主于疏泄，食气入胃，全赖肝木之气以疏泄之，而水谷乃化，设肝之清阳不升，则不能疏泄水谷，渗泄中满之症，在所不免。"所以肝气郁滞，或清阳失升，或肝木亢盛太过，则出现脾胃升降失常、运化失职，而产生腹满、胁痛、恶心、泄泻、便秘等疾。朱老还认为肝可抵抗外邪侵入，和调表里、营卫，下焦者，肝肾也，所以肝气失调，则卫气从之。所以，调和则外邪不得侵入，表里得以协调而无疾。反之，则外邪得入，表里失和，而发生感冒、身痛、汗出等疾。

最后是朱老对于中医经典的学习方法和态度。治病必求于本，在方证思想盛行的今天，我们必须认识到，中医经典的学习，特别是在临床的能力上，不能仅仅停留在方证的层面。所谓治病必求于本，应时刻谨记疾病的核心是病机，诊断方式是脉证合参，如此才可以全面而立体地去认识中医疾病，才能提高临床能力。

7. 马文辉用真武汤治疗心动过速惊厥证

【原案】

黄某，女，43岁。患者由于父亲突然病故，加之生意上的原因，精神受到重创。之后，有一次乘坐的飞机险些失事，虽安然无恙，但惊恐未定。此后常常出现阵发性心动过速，症见抽动、胸憋、气短、濒死感，"120"急救多次，各大医院心血管会诊均未确诊。中、西药治疗无效。后发作更加频繁，3～5天发作一次，严重时1天发作两次，"120"接到医院又很快缓解，如此折腾，致使患者卧床不起，极度衰弱。经人介绍后电话咨询，当时处以调心汤。服月余，病缓解，但仍出现两次发作。患者专程到太原就诊，有乳腺增生、盆腔炎、子宫肌瘤、腰椎间盘突出症等病，长期失眠，多梦，头发两年中全部花白，面色苍白，上腭发凉，面颊发麻，白带清稀，每次发病心率为每分钟180～230次，稳定时心率为每分钟50～60次，发作时浑身震颤，舌胖大水滑，有齿痕，脉沉细。先处苓桂术甘汤3剂，药后见好，再处真武汤，服药半月，即收大效。回福州时带桂枝调心汤以调养30天，之后再未复发。

原按：在福州益气养阴（生脉散）、疏肝理气（柴胡疏肝散）、重镇安神（龙骨、牡蛎、琥珀）都用过，无效。

用刘老调心汤（小柴胡汤+百合、乌药、丹参、郁金、瓜蒌、五味子、牡蛎）有效，但不是显效。病位在半表半里，不是热实之少阳证，也不是寒热错杂之部证，只能是少阴证。具体是哪一个方证，看患者的脉证，心下逆满、气上冲胸、起则头眩、身为振振摇俱备，处苓桂术甘汤试探，见效，但病重药轻，改真武汤取效。本证是一个阳虚水泛之心下悸，苓桂术甘汤和真武汤二方只是程度不同而已。

【赏析】

在没有见到患者之时，马文辉教授通过电话，根据患者症状给予调心汤，概因为得知患者症见阵发性心动过速、抽动、胸憋、气短、濒死感，发作频繁，极度衰弱，推测患者脉象为紊脉（表现为脉律不齐，艰涩难行，大小不等，快慢不等，有力、无力不等），故运用调心汤协调整体，宽胸，制心悸。月余后患者病情缓解，但仍是发作了两次，可见调心汤并不完全对证，处以方药时因条件限制不能四诊合参，仅是问诊不能全面地判断病情，难免有所疏漏。

后患者专程前来太原就诊，马文辉教授师通过四诊得到以下症状：患者长期失眠，多梦，面色苍白，上腭发凉，面颊发麻，白带清稀，每次发病心率为每分钟180～230次，稳定时为每分钟50～60次，发作时浑身震颤，舌胖大水滑，有齿痕，脉沉细。根据症状可以判断患者病变在半表半里部，即枢部，是指所有和气血接触的部分，可将表部吸入的氧气和里部吸收的水谷精微合化为血液，循环不已，营养周身。枢部发生病变可分为枢阴证、枢阳证及枢部部证等。该患者的症状一派寒象，故可排除实热之枢阳证和寒热难分的枢部部证，诊为枢阴病阳虚水泛之心下悸证，并先以真武汤之类方——所主症状较轻的苓桂术甘汤试探，温阳健脾，利水降冲，然患者症状深重，苓桂术甘虽有效，但症重药轻，故而用温阳利水之重剂真武汤最终取效。

马文辉教授认为苓桂术甘汤与真武汤所主之病机皆为水饮为患，均可以治疗阳虚水泛之心下悸，二者只是程度的不同。从伤寒原文中分析，苓桂术甘汤是太阳伤寒与太阴水饮合病，误用汗、吐、下法治疗，激动在里之水饮，外有表寒、内有水饮而导致阳气被遏，被遏的阳气夹饮上冲，从而出现气上冲、头晕目眩、身摇、短气、小便不利等诸多症状。"短气，小便不利"也从侧面反映出阳气不通，所以有"通阳不在温，而在利小便"之说。但体内伏饮说明素有阳虚，误治之后会损伤阳气，所以治疗以通阳为主、温阳为辅。真武汤是太阴、少阴合病，表阳、里阳皆虚，所以治疗重点在"温"。阳虚气化不利，寒饮内生，泛滥各处，出现头晕、心悸、振振欲擗地、肢体沉重肿痛、恶寒怕冷、腹痛下利、小便不利、肢体沉重肿痛等症状，治疗以温阳为主。

综合比较两方，苓桂术甘汤证主中、上二焦，涉及心、脾，在上有头晕目眩，在中有心悸、胸满，"气上冲"是它的主要特征。若继续误治发汗，则"身为振振摇"将逐渐发展为真武汤证"振振欲擗地"。真武汤证与苓桂术甘汤证相比，阳虚更甚，所以寒证更明显，且水饮更盛，泛滥周身，涉及上、中、下三焦，心、脾、肾阳皆虚，故见上有头晕，中有心悸、咳喘，下有水肿、腹痛下利，甚至振振欲擗地。此外，根据张仲景用药法度，也可对二者进行鉴别，胸为阳，凡胸阳不利，出现胸满，都去白芍；腹为阴，凡脾阴不利，出现腹满，都加白芍。苓桂术甘汤正是胸阳不利导致的胸胁支满，所以方中没有使用白芍；真武汤原文中有"腹痛"一词，而没有胸满症状，所以方中用了白芍。由此可见，苓桂术甘汤证为心阳不振，寒水上逆证；真武汤证为脾肾阳虚，水饮内盛证，两者可做鉴别。这两个方剂虽然主治方向十分相似，均能温化水饮，但两者又各具特点，不可替代。苓桂术甘汤全方功能振奋心阳、温化寒饮，适用于心阳不振，寒水上逆证的患者。真武汤全方功能健脾温肾、利尿消肿，适用于脾肾阳虚，水饮内盛证的患者。临证抉择之时需仔细辨证，谨慎使用。

8.高建忠用桂枝甘草汤治疗冠心病

【原案】

杜某，男，68岁。患"冠心病"20余年，近3年来"心绞痛"时发，中、西医药物屡进，短期似皆有效，但胸痛症状发作渐频，身体状况日渐衰退，不得已住院治疗。但住院近1月，病情无明显改善。诊见：形体偏胖，面色淡暗，精神欠佳，心前区时发闷痛（每日数发，含服"速效救心丸"可缓解），纳食欠佳，大便偏稀。舌质暗红，舌苔白润，脉结代。前服方药，多以活血化瘀通络为主，有时合用生脉散，静脉点滴药物多为活血化瘀的中成药。考虑病之标为心血瘀阻，病之本为心阳不振。治病求本，治疗以温振心阳为法，方用桂枝甘草汤加附子。方药：桂枝9g，制附子（先煎）15g，炙甘草9g。3剂，水煎服。

二诊 药后症减，上方桂枝、炙甘草各加为12g，5剂，水煎服。以上方加减，逐渐加用生脉散，但始终未用活血药，治疗2月余，心前区闷痛不发，精神明显好转，结代脉消失，停药。

【赏析】

冠心病在中医归属"胸痹"心痛范畴，胸痹心痛是由于正气亏虚，饮食、情志、寒邪等所引起的以痰浊、瘀血、气滞、寒凝痹阻心脉，以膻中或左胸部发作性憋闷、疼痛为主要临床表现的一种病证。轻者偶发短暂、轻微的胸部沉闷或隐痛，或为发作性膻中或左胸含糊不清的不适感；重者疼痛剧烈，或呈压榨样绞痛。常伴有心悸、气短、呼吸不畅，甚至喘促、惊恐不安、面色苍白、冷汗自出等。多由劳累、饱餐、寒冷及情绪激动而诱发，亦可无明显诱因或安静时发病。胸痹心痛是威胁中老年人生命健康的重要心系病证之一，随着现代社会生活方式及饮食结构的改变，发病有逐渐增加的趋势，因而本病越来越引起人们的重视。

"心痛"之病名最早见于马王堆汉墓出土的《五十二病方》。"胸痹"之病名最早见于《黄帝内经》，对本病的病因、一般症状及真心痛的表现均有记载。《素问·脏气法时论》曰："心病者，胸中痛，胁支满，胁下痛，膺背肩胛间痛，两臂内痛。"《灵枢·厥病》曰："真心痛，手足青至节，心痛甚，旦发夕死，夕发旦死。"《金匮要略·胸痹心痛短气病脉证治》认为心痛是胸痹的表现，"胸痹缓急"，即心痛时发时缓为其特点，其病机以阳微阴弦为主，以辛温通阳或温补阳气为治疗大法，代表方剂如瓜蒌薤白半夏汤、瓜蒌薤白白酒汤及人参汤等。后世医家丰富了本病的治法，如元代危亦林在《世医得效方》中用苏合香丸芳香温通治卒暴心痛。明代王肯堂在《证治准绳》中明确指出心痛、胸痛、胃脘痛之别，对胸痹心痛的诊断是一大突破，在诸痛门中用失笑散及大剂量红花、桃仁、降香活血理气止痛以治死血心痛。

高建忠教授按语：心主血，久病入络，久病多瘀，治疗冠心病，活血化瘀通络为最常用治法之一。但"心为太阳"，心血的运行需赖心阳、心气的推动。年高之人，心阳、心气多显不足，如一味滥用活血化瘀通络方药，或可暂效，久则阳气日衰一日，瘀阻日甚一日，无异于饮鸩止渴。张仲景治疗胸痹、心痛等病症，特别重视阳气的不足、不畅，值得临床注意。

桂枝甘草汤方见于《伤寒论》第64条："发汗过多，其人叉手自冒心，心下悸，欲得按者，桂枝甘草汤主之。"用于发汗过多、损伤心阳的救误，后世医家多以本方作为治疗心阳虚证的主方，原方桂枝、甘草用量为2∶1，本案用方时取等量且加附子，实为桂枝甘草汤合附子甘草汤。

清代医家徐灵胎在谈到桂枝甘草汤方时说："二味扶阳补中，此乃阳虚之轻者，甚而振振欲擗地则用真武汤矣。"本案用方也可这样理解，本证不属"阳虚之轻者"，但也未到真武汤证之重者，因此选用桂枝甘草汤方借用真武汤方中之附子。

冠心病在高建忠教授门诊上非常多见，其往往教导学生一定要注意对患者正气的保护，冠心病的病机往往是虚实夹杂，患本病之老年人本虚者多，这就需要医者尽量以扶正为主，切勿一味消痰、祛瘀，弃患者正气于不顾，这种治疗只会使患者身体越治越差，且病越治越多。

9.彭涛用冠心病阳证基础方治疗冠心病

【原案】

梁某，男，54岁。患者以冠心病就诊，胸前区闷痛，活动后加重。患者于3年前发病，既往有糖尿病病史。服用波立维、他汀类、硝酸酯类等药物，以及胰岛素控制血糖治疗。1年后复查，左冠状动脉前降支狭窄由60%增加到70%，胸痛缓解不明显。后经人介绍在彭教授处治疗，初诊时自诉：胸闷5年余，动后尤甚，胸口偶有刺痛感，伴乏力，枕后汗出1年，左腋下不适，无畏寒，烦热频发，项强，近日咳吐黄痰。二便可。舌红苔黄，脉细数。根据患者症状与舌脉，辨证为气阴虚夹湿热瘀结。遂选用冠心病阳证基础方：党参30g，黄芪30g，五味子10g，麦冬15g，升麻10g，葛根30g，瓜蒌30g，薤白15g，丹参30g，黄连6g，苍术15g，泽泻15g，甘草10g。7剂，水煎服，日1剂，早、晚分服。

服中药后胸前疼痛消失，断续服用中药近1年后，胸痛明显缓解，复查冠脉CT，左冠状动脉前降支狭窄由70%减轻到30%～60%，冠脉狭窄得到控制和逆转。

【赏析】

方中党参补气健脾、养心安神，黄芪补肺气，五味子、麦冬酸涩养阴。升麻、葛根升提正气。瓜蒌、薤白通阳散结、行气祛痰。丹参"一味功同四物"，以除瘀祛痹。黄连清热祛痰。苍术、泽泻燥湿痰。甘草调和诸药。此方以瓜蒌宽胸降气、消痰开结为主药。薤白味辛、苦，性温而滑，能通痹。诸药合用，使阳气布达，浊阴之气下降，阳盛痹通，主症方可消除。本方于临床可随症加减，热甚者，加苦参；湿阻者，加降香；气滞者，加青皮、陈皮。结合现代中药药理学，瓜蒌、薤白有稳定动脉斑块的作用；人参可改善心功能，临床应用，效果颇佳。

胸痹的主要病机为上焦阳虚，阴气上逆。正如张仲景所说："脉当取太过不及，阳微阴弦，即胸痹而痛。所以然者，责其极虚也，今阳虚知在上焦，所以胸痹心痛者，以其阴弦故也。"对于胸痹治则，有"胸痹之病，喘息咳唾，胸背痛，短气，寸口脉沉而迟，关上小紧数，瓜蒌薤白白酒汤主之""胸痹不得卧，心痛彻背者，瓜蒌薤白半夏汤主之"。《金匮要略》中亦说："胸痹心中痞气，气结在胸，胸满，胁下逆抢心，枳实薤白桂枝汤主之；人参汤，亦主之。"人参汤类理中汤之大意，对中焦阳虚证兼可用之。总之，胸痹之病，所谓的虚，为胸中阳气微而不振，故不必重补，宜用宣通之法，阳气宣畅则清阳盛，浊阴退而病证除。

临床医生常以上述方药随症加减，用于治疗以胸背疼痛为主要症状的疾病，比如心绞痛、冠心病、心肌梗死等。且常与活血化瘀药物同用，如红花、赤芍、丹参、川芎等。彭教授治疗胸痹临证经验：症见心痛彻背、背痛彻心、心慌、短气等相关症状，脉见阳微阴弦者，常以阴阳法辨证治之。临床疗效确切可靠。

中药对冠心病治疗效果较好，有许多患者服西药不能控制的心绞痛，服中药1~2周即可明显缓解。中药需要辨证论治，不能一见冠心病就活血化瘀。上述医案患者因为是气虚夹有湿热的体质，治疗以益气养阴、化痰、清利湿热为主，活血药仅用丹参和川芎两味。所以，辨证论治是中医取效的关键所在。

如何判断是否辨证正确？基于以下两点：①所急、所苦明显改善。就此案患者而言就是胸痛明显改善。②体质逐渐改善。就此案患者而言，体力增加，上火、出汗、面部皮肤油腻、潮红等症状改善。在辨证正确的基础上坚持服药，及时调整处方，西医的试验室和影像学指标也会逐渐改善。中医治疗是通过调整整体而改善局部，所以先改善症状，进而改变指标；西医治疗是控制局部而改善整体，所以是通过控制指标来改善不适症状。

（邓晓鹏）

五、肾系

1. 李翰卿用真武汤治疗重度水肿

【原案】

和某，女，35岁。风湿性心脏病，二尖瓣狭窄20年，2年前在某院手术后，症状不但不改善，反而日渐严重，全身浮肿，尿少，呼吸困难，心悸心烦，改请某中医治疗。医查其证，见口渴身热，心悸心烦，气短而喘，不得平卧，脉数而结代，诊为心阴亏损，方药：人参10g，麦冬10g，生地黄10g，天花粉15g，黄连10g，五味子10g，石斛10g，白芍15g，甘草10g。并继服配合应用地高辛等西药。服药后是夜诸症加重，呼吸极度困难，神色慌张，似有但能欲死之状，不得已，又邀李老诊视，云："患者高度水肿，心悸气短，乃心肾阳虚，水气凌心、肺之危证，急宜真武汤加减治之。"方药：附子1g，白芍1.5g，白术1.5g，人参1g，茯苓1.5g，杏仁1g。次日诊其浮肿减轻，尿量增多，呼吸困难明显改善。此时因李老诊务繁忙，由其学生代往诊治，患者家属云："此方量小力微，病情深重，可否改加分量？"

于是，该学生处方同上但药量均加10倍量。次日，家属来邀云："诸症加剧，请速前往诊治。"李老询问后，嘱学生云："此患者阴阳大衰，又兼水肿实邪，正虚邪实，补其阳则阴大伤，而烦躁倍加，补其阴则阳气难支，浮肿短气更甚，其脉一息近七至，且有间歇，乃阴不恋阳，阳气欲败，非热盛之实证，亦非阴虚热盛之证，故治之宜小剂耳，此病用药之量稍有不慎，则诸证蜂起，不可不慎也。"后遵李老嘱咐，予真武汤小剂缓图，一月之后，患者浮肿消退，呼吸困难大见改善，并能到户外活动，后以十味地黄丸缓缓治之愈。

【赏析】

该案患者病情较为危重，处置失当则变证丛生。从原案论述来看，有三点内容值得临床深思。

第一，阴、阳二纲的统领下如何审清患者寒、热之真假虚实？患者因风心病20年，以"全身浮肿，尿少，呼吸困难，心悸"前来就诊，《素问·水热穴论》论及水肿证治曾曰："故其本在肾，其末在肺，皆积水也。"又曰："肾者，胃之关也。"经后世医家阐述发挥，形成了五脏中肺、脾、肾三脏在水液代谢过程中的核心地位。因此，临床上水肿之治需辨病位以肺、脾、肾三脏何者为首。本证患者水肿的同时伴有"口渴身热，心悸心烦，气短而喘，不得平卧，脉数而结代"，初步分析，患者口渴心烦、脉数属热象，且病程日久，正气早已虚损，前医因此诊断为心肾阴虚而阳亢，处以生脉散加味，一方面加入生地黄、石斛、白芍、甘草加强养阴，另一方面加入黄连、天花粉加强清热。然而，患者服用后"诸证加重，呼吸极度困难，神色慌张，似有但能欲死之状"，说明药证不符，甚至药证相逆才可能出现病情不仅不缓解反而更加严重的情形。李老给予温补脾肾，渗利水湿之真武汤后诸症好转。由此，我们应该思考患者的"口渴身热，心烦，脉数"是怎么产生的？其属性是实热，还是虚热，亦或是真寒假热呢？回到真武汤证原文，《伤寒论》第82条："太阳病发汗，汗出不解，其人仍发热，心下悸，头眩，身瞤动，振振欲擗地者，真武汤主之。"本条所述患者确实有"发热"的症状。但是历代注家对此处"发热"的解释存在争议。一种观点认为，真武汤治疗少阴病寒化之证，临床不应该见到发热，因此，第82条所述之"发热"当为真寒假热，是由于里阳亏虚严重，阴寒格拒阳气，导致残阳上浮，治疗使用反治法，顺从发热之假象而使用大辛大热之附子回阳救逆。另一种观点认为，真武汤虽为治疗少阴病寒化证的代表方之一，但由于方中使用炮附子而非生附子，因此温阳力度有限，对治真寒假热略显不足，由此进一步推论认为，第82条所述之"发热"当为太阳病表邪未净，方中之生姜除起到宣散水气的功效外，还可以兼顾解表。结合本案思考，患者若为真寒假热，临床常表现为四肢厥冷、下利清谷、小便清长的同时又出现面如红妆、口渴不欲饮、脉浮大数而按之无力之症。患者若为表邪未净，在发热、口渴、心烦的同时可能会伴有恶寒之症，而本案细节描述不够清晰，无法做出定论。但是，从李老案后评析可以发现，他对少阴病的认识强调"阴阳大衰"，即机体的气血津液等维持生命活动的基本物质均处于亏虚状态。需要注意的是，这种阴阳均处于低水平的状态，并非低水平的平衡状态，因此，在患者阴阳两虚的情况下，就会寒、热同现。正如《伤寒论》第281条，少阴病提纲证所述："少阴之为病，脉微细，但欲寐也。"脉微与脉细是可以并存的，反映了阴阳、气血皆不足之象。综合来看，本案患者得热象可能非真寒假热，也非单纯的阴虚内热，而是"阴阳大衰"而表现出的虚热。

第二，为何同样的处方，加大剂量，症状反而加剧？如前所述，本证患者正虚邪实，正虚是阴阳气血诸不足，邪实是指水饮在体内泛滥成灾，壅塞脉络。按照中医理论，中药发挥药效的基础当为不同药物配伍所成之气味，是药气与人体之气同气相求而激发补虚祛实之功能。患者此时体内本就存在阳气无力推动水饮运转的病理基础，全身烂肿如泥，若使用大剂量养阴药，不仅不能解决口渴、身热，反而会增加机体负担。若使用大剂量温阳剂，激发肾阳气化之用，促进水液的代谢，则也有伤阴的顾虑。要知道"独阳不生，孤阴不长"，失去体内津血依托，药物之辛温也未必能转化为人体之阳气而发挥相应生理功能。李老深谙此理，故以小剂治之，候正气来复，缓缓图之，故效也。

第三，水肿消退后，是效不更方还是需要灵活转方？从医案中我们看到患者经小剂量真武汤治疗1月后，已经可以到户外活动，症状大为改善。之后李老及其门生转为十味地黄丸继续善后。众所周知，中医临床上常有"效不更方"之说，即某方治疗某证，效果较好时，则原方不变，继续服用。但其实，"效不更方"并非是对有效的方药无限度地盲目使用。从中医理论分析，证候在疾病发展过程中，存在动态变化的特性。效不更方的依据，一般是正邪对比的状态尚无质的变化，证候所反映的病机没有根本的变化。真武汤中炮附子与白术配伍，在全方中起主导作用，温补脾肾阳气之功效显著，通过激发阳气气化作用而加强利水。地黄丸中则有附子与地黄的配伍，且地黄为君，附子为佐使药，阴阳相配，有阴阳互生互化之意。该患者病入少阴，阴阳气血皆虚衰，若长期使用温阳剂，则有暗耗阴血之嫌。经真武汤治疗1月后，水肿与呼吸困难已经明显改善，可见此时正邪关系中，主要矛盾不在水湿停聚，而在正气不足。因此，转方为地黄丸，有"养正积自除"之妙。综上所述，转方是中医临证的重要环节，可以反映医家对疾病传变规律的掌握程度。正如《世补斋医书》云："书本不载接方，以接方之无定也，然医则全在接方上见本领。"

2. 刘绍武用温脾汤加减治疗肾盂肾炎

【原案】

王某，女，65岁。因"反复尿频、尿急、腰痛30余年，纳差3个月"就诊。既往慢性肾盂肾炎病史30余年，发现肾功能衰竭3年，曾多方中西医诊治。现症见：面色少华，乏力，纳差，恶心欲吐，腰酸隐痛，下肢微肿，闻口中尿臭，大便秘结，数日一行，尿量偏少，尿色淡清，舌质暗淡，边有齿痕，舌苔白腻，脉沉略滑。

试验室检查示：血红蛋白90g/L，血肌酐458μmol/L，血尿素氮23mmol/L，尿蛋白（＋）。B超示：双肾明显缩小。

中医诊断：慢性肾功能衰竭。辨证属肾虚及脾，夹浊毒湿瘀。

西医诊断：慢性肾功能衰竭、慢性肾盂肾炎。

方用温脾汤加减，方药：党参10g，制附子6g，制大黄10g，吴茱萸3g，制半夏10g，生姜3片，肉桂3g，茯苓15g，紫苏叶10g，当归15g，砂仁（后下）3g，7剂，水煎服。

7日后复诊，纳差，恶心无明显减轻，大便仍秘结，全身浮肿不显。追问之，患者有长期服用含大黄制剂史，故调方中大黄量为15g。又服14剂，患者精神好转，但大便仍不畅，复查血红蛋白95g/L、血肌酐468μmol/L、血尿素氮20.9mmol/L、尿蛋白（＋）。三诊时调用利肠汤加减，方药：白芍30g，威灵仙10g，芦荟5g，甘草10g，党参10g，茯苓15g，白术10g，紫苏叶15g，黄连3g，肉桂3g，当归15g，牛膝15g。7剂，水煎服。复诊时纳差、恶心明显减轻，大便日2次，复查血肌酐325μmol/L，血尿素氮13.9mmol/L，尿蛋白（±）。嘱患者低盐、优质低蛋白饮食，避免劳累和感冒，门诊随访2年，大便通，病情稳定。

【赏析】

本案患者为便秘，西医诊断为慢性肾功能衰竭，在对待该患者时，刘老紧紧抓住患者大便不畅的特点，因为便秘会直接影响慢性肾衰患者的毒素水平，由于不能及时将废物排出体外，蛋白质的腐败物从肠道吸收后，会引起毒性反应，长期便秘会给其健康带来一定的危害。在治疗的过程中经询问，患者长期服用大黄，以至于大黄耐药性增加，本来大黄是一个通腑的要药，但是在治疗慢性肾炎时，具有一定的限制作用，对此，刘老志在改变现状，创立利肠汤来应对这种用大黄依旧不通的便秘，组方为白芍30g、威灵仙10g、芦荟5g、甘草30g。主治习惯性便秘。言"大便难，常苦不下，他药无效者，利肠汤主之"，认识到大黄内含鞣酸，久用而使大便难，故更其法。

方中芍药甘草汤处方来源于《伤寒论》第29条："伤寒脉浮，自汗出，小便数，心烦，微恶寒，脚挛急，反与桂枝汤，欲攻其表，此误也，得之便厥。咽中干，烦燥，吐逆者，作甘草干姜汤与之，以复其阳。若厥愈、足温者，更作芍药甘草汤与之，其脚即伸。若胃气不和，谵语者，少与调胃承气汤。若重发汗，复加烧针者，四逆汤主之。"主治伤寒伤阴，筋脉失濡，肝脾不和，而见腿脚挛急，心烦，微恶寒、脘腹疼痛。现代研究表明该方毒性很低，具有解除胃肠平滑肌痉挛的作用，当胃肠平滑肌处于痉挛状态时，芍药甘草汤有显著的解痉作用，甘草甜素没有平滑肌抑制作用，而甘草黄酮、异甘草黄酮等对胃肠平滑肌有明显的解痉作用。可解除肠道平滑肌痉挛，使平滑肌松弛、蠕动增快，促进排便排毒。威灵仙在历代文献中作用广泛，《本草正义》曰："威灵仙以走窜消克为能事，积湿停痰、血凝气滞，诸实宜之；"《古今图书集成·医部全录》中有威灵仙丸"治高年津枯便秘"。现代药理学证实其还有解除食管、支气管、输尿管、胃及胆道等处平滑肌痉挛的作用，并有较强的消炎止痛作用。刘老加用威灵仙即可透窍通络以行气，使胃肠气机畅达，增加排便之力。芦荟是一种集食用、药用、美容和观赏于一身的保健植物，在民间用于解毒、治疗便秘等已有几千年的历史。现代药理研究发现芦荟主要含蒽醌衍生芦荟大黄素等成分，具有泻下、抗炎、抗氧化、抗衰老、抗肿瘤、调节血糖等多种药理作用。刘老加用芦荟以解大黄有鞣酸之弊，四药同用，胃肠气机通利，蠕动增强，干结阻滞之粪便一涌而下，疗效甚佳。

对于利肠汤，其为刘绍武三部六病学说局部治疗上的一个重要内容，现仅举例说明同样理论产生的方剂。①攻坚汤：王不留行30g，夏枯草30g，紫苏子30g，牡蛎30g。主治一切肿瘤、囊肿等肿块增生。②鸡甲散：鸡内金30g，炮甲珠30g，鳖甲30g。主治肝硬化、肿瘤、增生。③团鱼丸：团鱼2000g，蛤蚧1对，丹参60g，鸡内金120g。主治一切局部组织萎缩、脏器虚损。④复健散：黄芪60g，鸡内金120g，丹参60g，郁金30g，神曲60g，当归60g。主治溃疡不愈。⑤除风利湿汤：浮萍30g，苍耳子30g，苦参30g，土茯苓30g。主治湿疹、荨麻疹等各种皮肤病。⑥解肌汤：葛根30g，党参30g，黄芪30g，丹参30g，郁金15g，金银花30g，丝瓜络15g，车前子30g。主治风湿性心肌病、结节性红斑、末梢神经炎、皮肌炎等结缔组织病变。⑦决渎汤：黄芪30g，郁金15g，金银花30g，丝瓜络15g，车前子30g，白茅根60g。主治一切水肿、小便不利、急慢性肾炎、泌尿系统感染等。⑧排石汤：金钱草30g，海金沙30g，郁金15g，车前子30g，王不留行30g，玄明粉（冲）10g，鸡内金20g。主治胆道结石、肾结石等。⑨利肠汤：白芍30g，甘草30g，威灵仙10g，芦荟5g。主治习惯性便秘。⑩清喉汤：葛根30g，薄荷10g，金银花30g，连翘15g，桔梗15g，玄参30g，郁金15g，芦根15g，甘草10g。主治急慢性喉炎、白喉初期、扁桃体炎。⑪三核二香汤：川楝子30g，橘核30g，荔枝核30g，小茴香30g，木香15g，大黄10g。主治腹满寒疝。⑫溃疡汤：川楝子30g，五灵脂15g，败酱草20g，枳实15g，白芍30g，大黄10g。主治胃溃疡、十二指肠球部溃疡、结肠溃疡、应激性溃疡。

3.门纯德用猪苓汤治疗石淋

【原案】

戈某，男，9岁。春天腹痛，小便不利，食差，消瘦，手足心热。医院检查后诊断为尿路结石。病已数月，多方治疗不效。余以猪苓15g，泽泻12g，茯苓12g，滑石6g，阿胶（烊化）9g，远志6g，白茅根15g，金钱草12g，生甘草3g。4剂，水煎服，隔日1剂。患儿服药期间，尿量大增，尿出大如小豆、小如米粒大小"石头"四五十块，其母很害怕，药未服完便带着"石头"前来详述其情况。余亦感惊！小儿用成人量，其效颇神，嘱其继用前方，同时又处以轻剂"归脾汤"与上方反复轮服三轮而告痊愈。患者现已上中学，病未复发。

【赏析】

尿路结石是最常见的泌尿外科疾病之一。男性多于女性，比例为4~5:1。尿路结石在肾和膀胱内形成。上尿路结石与下尿路结石的形成机制、病因、结石成分和流行病学有显著差异。上尿路结石大多数为草酸钙结石，膀胱结石中磷酸镁铵结石较上尿路多见。成核作用、结石基质和晶体抑制物质学说是结石形成的三种最基本学说。根据上尿路结石形成机制的不同，有人将其分为与代谢因素有关的结石和感染性结石。细菌、感染产物及坏死组织亦为形成结石之核心原因。

中药排石，疗效确切，门老此例以猪苓汤为基础方治疗尿路结石的验案可为又一有力佐证。猪苓汤见于《伤寒论》中，原文为"若脉浮，发热，渴欲饮水，小便不利者，猪苓汤主之""少阴病，下利六七日，咳而呕渴，心烦不得眠者，猪苓汤主之"。本方由五味药组成，分别是猪苓、泽泻、茯苓、滑石、阿胶，以利水为主，兼以养阴清热，主治水热互结而兼阴虚之证。五药合方，利水渗湿为主，清热养阴为辅，体现了利水而不伤阴、滋阴而不碍湿的配伍特点。水湿去，邪热清，阴津复，则诸症自除。临床应用以小便不利、口渴、身热、心烦不寐，或兼有咳嗽、呕恶、下利、舌红、脉细数为辨证要点。又治血淋，症见小便涩痛、点滴难出、小腹满痛者。临床常用于治疗泌尿系感染或结石、肾炎、膀胱炎、产后尿潴留等属水热互结兼阴虚者。临证应用时，可以根据病情灵活加减。门老此例中加远志、白茅根、金钱草、生甘草，可增加清热排石的力量，有利于病情康复。

中医学在长期的医疗实践中，发现了很多有效的排石方药，除猪苓汤外，石韦散、八正散也是常用方，尤其金钱草、海金沙是排石的特效药物，值得系统整理。

此外，门老以猪苓汤治疗慢性泌尿系感染的经验也很宝贵。在治疗慢性泌尿系感染的过程中，除了药物的干预外，一定要考虑因为过度清洁局部导致的局部菌群失调。看病要善识病因，治疗要证因同治，药物治疗配合生活调摄，医患合作，谨遵医嘱，这样才会有最佳疗效。

4.门纯德用越婢加术汤治疗风水

【原案】

朱某，男，14岁。3日前恶寒发热，继则头面、四肢皆肿，腹胀，纳差，口渴，心烦。医院检查：尿蛋白（+++）、颗粒管型、红细胞3~4个，诊断为：急性肾小球肾炎。因其家贫而不力住院，找余治疗。见身面俱肿，舌淡胖，脉稍沉、数。此乃风水郁热相搏，疏以"越婢加术汤"，方用：麻黄6g，生石膏15g，白术10g，炙甘草5g，生姜3片，大枣4枚。3剂，水煎服。

二诊时，寒热去，浮肿消，尿蛋白仅有（+），家人甚喜，余察其仍有食差、腹胀、微肿之症，嘱其继用前方，与"胃苓汤"二方交替服用，6剂后，余症皆消，查尿常规正常。先后服药9剂，则安然无恙。此类病例甚多，切不可让其现代诊断所困惑，如能对证施治，其效莫测。

回忆曾治一患者冯某，因下地劳动，被大雨浸淋，次日全身浮肿，高热不退，赴医院诊治。三日尿量共计600ml。诊见脉浮、无汗，疏麻黄10g，生石膏24g，炙甘草6g，生姜3片，大枣4枚。水煎服。服药当夜小便达2500ml，浮肿大消，身热退。后又以防己茯苓汤与上方各服二帖，服后，浮肿消失，化验已趋正常。

【赏析】

急性肾炎应属中医"风水"的范畴。其病因、病机为外感风邪、水湿，或疮毒入侵，内因主要是肺、脾、肾三脏功能失调。若肺不能宣化，脾不能运化，肾不能温化，三焦之气机不畅，决渎功能失常，上下出之机关均不通利，因而水因气闭，气闭水塞，渐成水肿；湿邪化热，损伤肾络，发为血尿、蛋白尿等症。因此，调整肺、脾、肾三脏的功能是治疗肾炎的关键所在。

《金匮要略》中提出了治疗水气病的一般原则，即"诸有水者，腰以下肿，当利小便；腰以上肿，当发汗乃愈。"所谓"诸有水者"，指一切水肿病。凡治水肿病，腰以下肿者，其病在下、在里属阴，当用利小便的方法，使潴留于下部在里之水从小便排出；腰以上肿者，其病在上、在表属阳，当用发汗的方法，使潴留于上部在表之水从汗孔排泄。此即《素问·汤液醪醴论》所提出的"开鬼门、洁净府"的治法。

本案属于典型的风水。患者于3日前出现恶寒、发热，说明其有表证无疑；继则头面、四肢皆肿，则发为风水之病。风水之病，来热多急剧，是因风致水，病在于表，故有恶寒、发热之表证；水为风激，风泛滥四溢，故一身悉肿。风水本应多见脉浮，病邪在表，发病之初，轻取即得。本案中脉见稍沉、数，说明水气已盛，四肢俱肿，按之始得，所以见沉。口渴、心烦是风邪已有化热之征。舌淡胖亦为水湿内生之象。风水相搏之证，虽汗出而表证不解，外无大热而郁热仍在，故治宜越婢汤发越阳气、散水清热。越婢汤是消肿方，原方由麻黄、石膏、生姜、大枣、甘草五味药组成。方中以麻黄配生姜宣散水湿，配石膏清肺胃郁热而除口渴，配甘草、大枣以补益中气。本案中因水湿过盛，故加白术健脾除湿，表里同治，以增强消退水肿的作用，是为越婢加术汤。

门老以此方水煎服3剂。二诊时患者寒热去、浮肿消，尿蛋白仅有（＋），效果甚为明显。察患者仍有食差、腹胀、微肿之症，说明其脾胃功能亦受影响，治病当求于本，水气去其大半，急当健脾利湿以断绝水邪化生之根，嘱其继用前方与胃苓汤二方交替服用，6剂后，余症皆消，查尿常规正常。先后服药9剂，则安然无恙。

后世医家用越婢加术汤治疗水肿性疾病的并非个案。比如名医赵守真先生也曾用越婢加术汤治疗风水水肿一例，记载在《治验回忆录》中。患者为一位裁缝，时年25岁，因至邻村探亲，归途猝然大雨如注，衣履尽湿。3日后发热恶寒，头疼身痛，行动沉重。未数日，竟全身浮肿，按处凹陷，久而始复，恶风、身疼、无汗。赵守真先生认定是外寒湿而内郁热之越婢加术汤证，重用麻黄两半，苍术四钱，姜皮三钱，石膏一两，大枣、甘草各三钱。温服1剂，卧厚覆，汗出如洗，易衣数次，肿消大半。再剂汗仍大，身肿全消，竟此霍然。其中麻黄用量达今天的45g，让人读后难忘。

越婢汤并非治疗风水的唯一方证。《金匮要略》中提到，防己黄芪汤也可治疗风水。二方区别何在？虽都曰风水，但防己黄芪汤为表虚，越婢汤为表实。虚实不同，治亦不同，前者固表利水，后者发汗利水，临床不可混淆。

5.门纯德用温经汤治疗劳淋

【原案】

阎某，男，62岁。患者会阴部胀痛三月余，伴有排尿困难、尿频、尿痛等症。入院治疗，经直肠指诊，发现前列腺充血增大、压痛，诊为前列腺炎。中、西医治疗月余不效，邀余诊之。诊见：形体消瘦，情绪低沉，脉沉而细，舌淡苔白。自诉：会阴部隐痛不休，痛引少腹，腰酸重。每与热水坐浴，少得舒适。辨此为下焦虚寒，瘀血阻滞。拟吴茱萸9g，当归12g，生白芍9g，川芎6g，党参15g，桂枝9g，阿胶（烊化）10g，牡丹皮6g，麦冬9g，半夏6g，生姜9g，炙甘草6g。水煎服。服用5剂，诸痛大减，精神好转，又拟上方与"当归生姜羊肉汤"各服5剂，此症渐愈。

【赏析】

以温经汤治疗慢性前列腺炎而获愈，此病例为门老兴阳法思想的典型体现与示范。

　　慢性前列腺炎指各种病因引起前列腺组织的慢性炎症，是泌尿外科最常见的疾病之一。包括慢性细菌性前列腺炎和非细菌性前列腺炎两部分。其中慢性细菌性前列腺炎主要为病原体感染，以逆行感染为主，病原体主要为葡萄球菌属，常有反复的尿路感染发作病史或前列腺液中持续有致病菌存在。非细菌性前列腺炎是多种复杂的原因和诱因引起的炎症、免疫、神经、内分泌参与的错综的病理变化，导致以尿道刺激症状和慢性盆腔疼痛为主要临床表现，而且常合并精神心理症状的疾病，临床表现多样。病程缓慢，迁延不愈。慢性前列腺炎中医称为"劳淋""膏淋"。久患此病，下焦气血瘀阻，一般大夫多将此病归为炎症范畴，法以"消炎"，往往误用清热解毒及抗生素类，使其局部瘀滞加甚，效果并不理想。门老治疗此类疾患，别出心裁，从阳论治，取得显著效果。

　　门老认为，凡是西医诊为"慢性"的疾病，其病程必长，疾病日久必伤阳，消炎药多性属寒凉，此病应重在提高患者机体的功能，而不应大剂使用寒凉药。观此患者形体消瘦、情绪低沉、脉沉而细、舌淡苔白，并非一般的火热之象，而实为功能低下、阳气不足之明证。患者会阴部隐痛不休，痛引少腹，腰酸重。每与热水坐浴，少得舒适。因此，虽曰"炎症"，然证非热证，而为下焦虚寒、瘀血阻滞之证。慢性感染系局部瘀血阻滞日久所致，其本乃属血滞寒凝，理应采用温经汤以温经散寒、养血祛瘀。

温经汤出自《金匮要略》，主要用于冲任虚寒而有瘀滞的月经不调、痛经、崩漏、不孕等病证。临床应用以月经不调、小腹冷痛、经血夹有瘀块、时有烦热、舌质暗红、脉细涩为辨证要点。本方的配伍特点有二：一是方中温清、补消并用，但以温经补养为主；二是大队温补药与少量寒凉药配伍，能使全方温而不燥、刚柔相济，以成温养化瘀之剂。温经汤虽本为妇科调经的常用方，不过本方应用并不局限于妇科用方，只要掌握其组方特点，可灵活用于多科疾患。

门老治疗慢性前列腺炎的经验并不限于温经汤，其出发点仍以人体功能为主。如果患者阳虚更甚，则应加重温阳力量，径以"乌头桂枝汤"温之。曾治一例患者仝某，罹患慢性前列腺炎1年之久，平时治疗也惯用消炎药物及寒凉中药。找门老诊时，其尿道刺激征明显，尿道口常有白色分泌物，全身寒象不著，先处以治白浊之要方易黄汤，但服后效不明显。后又用《金匮要略》的薏苡附子败酱汤祛寒湿（薏苡仁一两、附子三钱、败酱草三两），同样收效甚微。于是处以"乌头桂枝汤"，患者服后尿频、尿痛症状明显改善。接着用白术附子汤：白术15g、附子9g、炙甘草6g、生姜3片、大枣4枚。十几剂后，尿频、尿痛等症消除，面色由苍白转为红润，唯小腹冷痛，最后亦是以温经汤、当归四逆加吴茱萸生姜汤收功。总之，慢性前列腺炎虽多为下焦虚寒且夹有湿气，但单纯治湿是不行的，非温下不可。

6.门纯德用四逆辈联合方组治疗肾萎缩

【原案】

赵某，女，28岁。患者婚后8年不孕，血压常持续于190/120mmHg左右。石家庄、北京等数家医院均先后诊断为"右肾动脉狭窄，右肾萎缩，右肾功能衰竭，肾性高血压"，并告知患者右肾摘除乃唯一治法。患者拒绝手术，后经人介绍来大同求治。诊见：颜面苍白，手足厥冷，不欲饮水，腰部酸困，下肢浮肿，头目眩晕，月经错后，量少色暗，舌淡苔白，脉象沉细。辨为：心肾阳衰，血脉痹阻之证。先以四逆汤、当归四逆汤兴阳通痹，令其二方各2剂，交替服用。药后，四肢渐温，精神转好，查血压150/90mmHg。患者夫妇见效大喜，遂来再诊，查见其症明显改善，然双脉仍沉细，处以附子汤、白术附子汤，令服两轮。又诊：血压已经正常，患者已经能自行来诊。再拟兴阳温经、益气养荣方药调治，先后服药80余剂，诸症消失。后经石家庄、北京等几家医院复查，均认为：右肾功能恢复正常，右肾萎缩恢复2/3，血压正常。两年后，信访得知该患者已经顺产一女婴，母女健康。

【赏析】

中医的优势是辨证，治病亦首当辨证，若辨证不明，而仅仅拘泥于一些病理的诊断，治疗必将陷入困境。门老本案治得格外精彩，具有强烈的传奇色彩与深刻的辨证意义。

肾性高血压临床并不罕见，是继发性高血压的一种，主要是由于肾脏实质性病变和肾动脉病变引起血压升高。本病的发生主要是由于肾小球玻璃样变性、间质组织和结缔组织增生、肾小管萎缩、肾细小动脉狭窄，造成了肾脏既有实质性损害，也有血液供应不足的情况；肾动脉壁的中层黏液性肌纤维增生，形成多数小动脉瘤，使肾小动脉内壁呈串珠样突出，造成肾动脉呈节段性狭窄；非特异性大动脉炎，引起肾脏血流灌注不足。在上述因素的综合作用下，导致高血压的发生。而高血压又会造成肾的损害，二者相互促进，会使疾病进一步发展。因此，对于肾性高血压要积极治疗。

本例患者的病情无疑是相当危重的，病情对于患者的影响也是巨大的，不仅要饱受婚后8年不孕的困扰，更面临因"右肾动脉狭窄，右肾萎缩，右肾功能衰竭，肾性高血压"导致的巨大生命威胁。面对如此危急重症，才是真正考验一名中医大夫水平的时刻。患者表现为颜面苍白、手足厥冷、不欲饮水、腰部酸困、下肢浮肿、头目眩晕、月经错后、量少色暗、舌淡苔白、脉象沉细。这其实已经反映出一派典型的阳气虚寒之象。因为阳气失于温煦，所以患者手足厥冷、颜面苍白；阳气失于推动，则鼓脉无力而脉见沉细；阳气气化功能失司则不欲饮水，水气内生则腰部酸困、下肢浮肿，清气不升则头目眩晕、月经错后且量少色暗、舌淡苔白均属气血不足之象。中医认为此证属中医"脏萎""虚劳"一类，临床往往以功能衰退、阳气不彰为主证。故治疗中，要精审全面，权衡标本，立足于调治功能。门老辨为心肾阳衰，血脉痹阻之证。大胆运用四逆辈方药，兴阳温运治之。首诊先以四逆汤、当归四逆汤，兴阳通痹，二诊加大温阳除湿之力，重用附子汤、白术附子汤；随后又继以兴阳温经、益气养荣方药调治；温通活化养，序贯而行，井然有序，先后服药80余剂，使诸症消失，使其诸逆者为顺，沉疴大症，竟得痊愈。

中医不直接治高血压，中医更不直接治肾萎缩，但中医可以通过改变人体的功能状态而达到调整高血压、改善肾萎缩的效果，最终令患者孕育了一位健康的胎儿。这便是中医学的伟大与神奇之处。其中奥秘何在呢？答案便是对证的认识。这种对于人体功能状态的认识便是中医的证。作为实践的产物、思维活动的结晶，"证"是中医学特有的一个名词。"证"具有客观实在性，是可以被认知的。对人体功能状态的判别和调整是中医学诊治的核心内容，中医诊治疾病的过程就是识别和调整功能状态的过程，这是中医学认识疾病的特色所在。疾病是有规律的，人体的功能状态是对疾病现象宏观与整体的概括，是人体在患病时可以反映出来的最大的客观规律，而且人的这种功能状态是相对恒定并可以被识别与把握的，经得起检验和重复，中医之所以有效，还保持有顽强生命力的根本原因是由于它无论是在理论上还是实践上，都紧紧把握住了人体功能态这个核心，认识功能态、调整功能态，这是中医的核心，也是中医学认识疾病的科学所在。

7. 柴浩然用麻黄附子汤治疗水肿

【原案】

赵某，女，40岁。16日前头面、上身水肿，西安某医院诊为"急性肾小球肾炎"，经治疗未见好转，返乡后复请当地中医，辄投越婢汤、五苓散、真武汤等方，肿势无减，病情日渐加重，遂来柴老处诊治。就诊时，头面肿胀特甚，五官失相，难以辨识，两臂、胸腹、腰背肿胀异常，按之凹陷不起，并见无汗、身重、微恶风寒、小便不利等症，舌质淡，舌体胖大，苔白而润，脉沉细而弦。详审病程与治疗经过，咎其用药不效之故，辨证为阳虚表闭之重症风水，方用《金匮要略》之麻黄附子汤，方药：麻黄（先煎，去上沫）60g，熟附子45g，甘草24g。1剂，水煎两次，共取药汁1250ml，嘱其以汗出为度。服1次药后无明显感觉，服2次药后身体渐有热感，服3次药后周身润潮似有汗出，服4次药后遍身微汗，故停服第5次药。停药后，微汗持续5小时左右方减，小便量同时递增，水肿明显消退，至翌日，水肿消退十之八九。

【赏析】

肾炎属于中医"风水病"的范畴，临床治疗急性肾炎或慢性肾炎急性发作，通常习用越婢汤、越婢加术汤等方，然柴老另辟蹊径，运用麻黄附子汤进行治疗，颇有效验。

麻黄附子汤出自《金匮要略·水气病脉证并治》，由麻黄、附子、甘草组成，为水肿病证治的有效方剂，然古今医家用此方者鲜见。柴老认为，本方主治的水气病应为风水，从条文"水，发其汗即已"一语可以悟出。一般来说，风水脉浮，当发汗而解，但本方证脉沉，乃肾阳不足之象，故仲景云："其脉沉小，属少阴。"可见，麻黄附子汤以温经助阳、发汗解表为法，专为阳虚表闭之重症风水而设。鉴于此，柴老常引用尤在泾"少阴则当温其经，风水即当通其肺"之说。本案以身半以上肿甚、无汗恶寒、小便不利、脉沉为辨证要点，其病因、病机为外邪侵袭，肺卫郁闭，外不得宣发以散表邪，内不能通调水道以利水湿，以致风水相搏，泛滥于头面肌肤，始见颜面部浮肿；肺合皮毛，主一身之表，为水之上源，肾与膀胱相表里，"膀胱者，腠理毫毛其应"，故外邪侵袭，虽肺卫先病，但迅速累及肾与膀胱，浮肿继而延及全身；但本方证脉沉，为肾阳不足之象，既不能单纯用越婢汤宣肺解表，又不能单纯以真武汤温阳利水。麻黄附子汤与越婢汤均治风水，但前者兼肾阳不足，若单用越婢汤宣肺发汗，每因阳气不足而汗不能鼓动而出，或强发其汗，则阳气更伤，而有祛邪伤正之弊；麻黄附子汤与真武汤所治水肿，皆有肾阳不足之病机，然前者兼表闭肺郁，若纯用真武汤温阳利水，则风水无由宣泄外达，反有壅滞留邪之虞，因此，麻黄附子汤证是介于越婢汤证与真武汤证之间的一个特殊证型。方中麻黄开表发汗、宣肺利水为君，俾风水从表而解；附子温经助阳，化气行水为臣，使肾阳得复；佐以甘草调和其中，又制麻、附辛散宣泄太过。全方合用，助阳以祛水邪，发汗而不伤正气，而有标本兼顾、相得益彰之妙，诚为治阳虚表闭风水证之良剂。

关于本方用量，柴老认为在辨证准确的前提下，用量要相对较大，加之本方证阳虚表闭，病机以表闭为主，故更应突出麻黄用量，一般掌握在麻黄45~60g、熟附子30~45g、甘草18~24g为宜。由于一剂分数次服用，每次用量与现代常用量相距不大，尤其对麻黄的用量，柴老引《吴鞠通医案·肿胀门》麻黄附子汤案为证，认为吴氏所谓"人之所以畏麻黄如虎者，为其能大汗亡阳也，未有汗不出而阳亡于内者，汤虽多，但服一杯或半杯，得汗即止，不汗再服，不可使汗淋漓，何畏其亡阳哉？"实为学验有得之谈，值得借鉴。

在煎法与用法上，柴老常说麻黄用量如在10g以下，不必先煎去沫；若超过10g或用量更大时，一定要先煎去沫，否则令心中烦乱。应用本方要注意分数次频服，以汗出为度。若服后汗出不畅或不得汗，宗《黄帝内经》"渍形以为汗"，可配合葱浴疗法，用红皮葱根茎（带须）500g，水煎两次，置入浴盆中，令患者坐其中，以被单或塑料薄膜围盖齐颈，借热气蒸浴促使发汗，提高药效。

8. 柴浩然用银翘散合八正散治疗热淋

【原案】

胡某，女，37岁。3天前淋雨受凉后，突然畏寒发热、周身不舒、头痛腰痛，同时出现尿频、尿急、尿痛。查体：小便色黄，舌质红，苔薄黄，脉浮滑而数。尿常规：蛋白（＋），白细胞（＋＋＋），红细胞少许。诊断：急性肾盂肾炎。证属热淋，辨证为下焦湿热，毒邪内蕴，兼夹风热表证。方用银翘散合八正散加减，方药：金银花24g，连翘15g，薄荷9g，竹叶9g，牛蒡子6g，荆芥穗6g，芦根15g，木通9g，车前子9g，扁蓄9g，瞿麦9g，滑石9g，大黄6g，栀子9g，甘草6g。2剂，水煎服。

二诊　上方服后，恶寒、发热消失，头痛、腰痛减轻，尿路刺激症状明显减轻，舌无变化，脉变滑数。治宜甘寒清热，淡渗利湿。方药：鲜白茅根120g，丝瓜络30g，晚蚕沙15g，明知母9g，黄柏6g，冬瓜皮45g，白通草9g，赤小豆30g，白茯苓24g，滑石9g，路路通9g，甘草6g。14剂，水煎服，日1剂，空腹服。

三诊　自觉症状基本消失。尿常规：蛋白（－），白细胞（－）。改拟益肾养阴，清利湿热。方药：生地黄15g，女贞子12g，山药12g，白茯苓12g，牡丹皮9g，建泽泻6g，知母9g，黄柏6g，麦冬12g，丝瓜络30g，白茅根30g，赤小豆30g。10剂，水煎服，隔日1剂。半年后随访，痊愈，未再复发。

【赏析】

肾盂肾炎的病因、病机主要以下焦湿热、毒邪内蕴肾与膀胱为主，往往急性期有因外邪侵袭诱发，或因膀胱湿热、肝胆郁热、肾阴不足、湿热留恋、脾肾两虚、湿热未清等导致下焦湿热、毒邪内蕴肾与膀胱而致。柴老治疗肾盂肾炎注重病证结合，强调病因治疗，以清利湿热贯穿始终，突出阶段性辨证论治特色，颇有独到之处。

肾盂肾炎急性发作时及早解除表证、祛除外邪是防止迁延或转成慢性肾盂肾炎的关键。急性发作阶段多为急性肾盂肾炎初期或慢性肾盂肾炎急性发作，以突然发作的尿频、尿急、尿痛、腰痛、脓尿或血尿，并伴恶寒发热，甚或寒战高热、周身不适、倦怠乏力、头痛头晕等为临床特征。柴老认为，此阶段病机虽以下焦湿热、毒邪内蕴肾与膀胱为主，但其发病又与受寒、劳累、感受外邪密切相关，所以，急性发作阶段的治疗，在突出清热利湿的前提下，及早地解除表证、祛除外邪是提高疗效、防止迁延或转成慢性肾盂肾炎的关键。《伤寒论》曾谓："淋家，不可发汗，汗出必便血。"明确提出淋家禁用汗法。一是"淋家"指素患小便淋漓涩痛之人，因反复发作，肾阴受损、膀胱蕴热，误汗更易伤阴助热、迫血妄行，发生血尿。如慢性肾盂肾炎经久不愈，虽有表证，阴伤热蕴，即应慎用汗法，然急性肾盂肾炎初期便可灵活掌握，不能一刀切。二是"不可发汗"，据仲景汗法用药分析，多为辛温发汗之法，与后世之辛凉宣泄、解表透邪之法不同，故不受此限。三是在清利湿热的前提下，复用辛凉宣泄、解表透邪之品，非但无害，反有相得益彰之功。

本病急性发作阶段，如何清利湿热、解表祛邪，以标本兼顾呢？柴老的经验是：急性发作阶段症见尿频、尿急、尿痛、腰痛、脓尿等证属"热淋"者，以八正散为清热利湿的基本方；如上症又见肉眼血尿，则证属"血淋"，以小蓟饮子为清热凉血、通淋止血的基本方。然后根据兼夹表证的轻重与不同证型，分别选用相应的解表方药与之相合，增强其解表祛邪的针对性。柴老经验：表证见恶寒发热、周身不畅、头痛乏力、苔薄黄、脉浮数者，多选用银翘散合八正散或小蓟饮子加减；有时为避辛温解表之品，银翘散中可去荆芥穗；若为血淋，亦可将荆芥穗改用荆芥炭，金银花改用金银花炭，意取解表与止血双功。表证见寒战高热、无汗身痛、舌苔白腻、脉浮而数者，常选用新加香薷饮合八正散或小蓟饮子。表证见寒热往来、头晕乏力、口苦咽干、不思饮食、苔薄黄、微腻及脉弦滑而数者，则用小柴胡汤合八正散或小蓟饮子。本案肾盂肾炎，根据临床脉证，辨为下焦湿热、毒邪内蕴，而且兼夹风热表证。故首诊用银翘散清热解表、疏风宣肺，使风热之邪从表外达，使肺气宣清。合八正散清热解毒、利尿通淋，使下焦湿热、内蕴毒邪从小便而去。

急性肾盂肾炎经治至非急性发作阶段，由于下焦湿热蕴结，未能廓清而损及肾阴不甚者，柴老主张以清利湿热为主，暂不益肾养阴，意在邪去阴自复。二诊时风热表邪疏散，下焦湿热、毒邪清利，此时用药宜甘寒清热、淡渗利湿，以清下焦余留之湿热。柴老常用自拟经验方治之。基本方：丝瓜络60g，晚蚕沙30g，明知母9g，川黄柏9g，冬瓜皮45g，五爪龙（系高粱之根茎，甘淡性平，有利水渗湿之功）30g，白茯苓30g，白通草9g，白茅根45g，赤小豆30g，甘草6g。急、慢性肾盂肾炎恢复阶段尽管尿菌转阴、脓尿消失，但并不等于彻底治愈。柴老强调，此时还应加强善后治疗与生活调理，以巩固疗效，防止"死灰复燃"，根据本病的病因与体质情况，其主张恢复阶段以益肾养阴为主，兼顾清利湿热，以固本善后，常用知柏地黄丸加减。故三诊时，下焦湿热已去，肾阴之虚渐显，终以知柏地黄汤加丝瓜络、白茅根、赤小豆益肾养阴、清利湿热，以善其后。

此外，对于下焦湿热较轻、寒热表证不甚明显，但有受凉、遇冷等诱因者，亦应考虑解表祛邪，柴老常用自拟经验方治之。基本方：香薷6g，白茅根30g，白术9g，丝瓜络30g，竹茹15g，金银花（或金银花炭）15g，荷叶15g，生甘草6g。此方较平，清透与渗利兼顾，以免上法药过病所。

9. 朱进忠用木防己汤治疗支饮

【原案】

高某，男，57岁。咳喘20余年，冬季加重，夏季减轻，但今年七八个月来，从冬至夏，一直咳喘、气短不止。某院诊为"慢性支气管炎合并感染，肺气肿，肺源性心脏病"。曾先后住院两次，中、西药遍用而均未见效。审其证，除气短而喘外，并见浮肿、尿少、发绀，胁下、胃脘满胀，舌质紫暗，舌苔黄白，面色黧黑，脉沉紧。综合脉证，诊为心下停饮，上逆迫肺之证，为拟苦辛并用、行水散结之木防己汤。方药：防己12g，桂枝6g，生石膏12g，党参12g。药进6剂，咳喘、短气等症大减。药进10剂，浮肿消失，喘咳得止。

【赏析】

支饮，谓饮停心下，积于胸膈之间，上迫于肺，肺失肃降的胸膈不利病证，属于痰饮病的一种，仲景云："咳逆倚息，短气不得卧，其形如肿，谓之支饮。"临床治疗常以温化为原则，小青龙汤、苓桂术甘汤、苓甘五味姜辛汤和金匮肾气丸为常用方剂。此患者临床表现虽有以喘满为主诉的支饮表现，但部位却是以心下痞坚为主，故常用的温化水饮方未能效如桴鼓，当须改用他法，朱老细究之下，心下痞坚阻遏阳气之升降，肺气不降则喘，故治宜从中焦脾胃，而不宜从肺论治，中焦痰饮一除，则清气得升、浊气得降，而后自愈，以木防己汤通阳利水、扶正祛饮、寒热并调。

木防己汤记载于《金匮要略·痰饮咳嗽病脉证并治》："膈间支饮，其人喘满，心下痞坚，面色黧黑，其脉

沉紧，得之数十日，医吐、下之不愈，木防己汤主之。"本
方是治疗膈间支饮的有效方剂，但因其脉证复杂、立方奇
特，后世应用较少。其膈间支饮，盖指胸膈间久有伏饮，久
治不愈，或治不切法，而形成此证。尤在泾《金匮要略心
典》亦云："痞坚之处，必有伏吐、下之余，定无完气，书
不尽言，而意可会也。"故本证为饮停心下，上逆胸膈。胸
膈支饮，致肺气不利，则气喘、胸满；水饮停留心下，结聚
不散，则心下痞坚；饮结阳郁，营卫运行不利，水色外现，
则面色黧黑；饮邪内结，阳气不通，则脉沉紧。水饮浸及胸
膈、胃，则胃脘、胁下胀满。总而言之，此乃脾湿不运，上
郁于肺所致。《说文解字》曰："膈，障也。所谓障者，屏
障，阻挡之谓。"脾胃是上焦与下焦之中枢，膈乃上焦与中
焦之分隔。故膈有阻隔上焦外邪内陷及阻挡中、下焦浊阴上
犯的功能，与气机的升降密切相关，而当以木防己汤化辛苦
并用，升降相因，而化中焦之痰饮。

　　此方由防己、石膏、桂枝、人参组成，这四味药共同
配伍并不常见。防己，《本经》云："主风寒温疟，热气诸
痈，除邪，利大小便。"其除邪功效可类似小青龙汤中的五
味子、干姜、细辛，因前后二者虽寒热不同，却皆有化饮功
效。此外，防己亦可同时看成是麻黄的替代，所不同者，麻
黄将寒饮外散，防己将水饮下逐。桂枝在本方中也可温化水

饮、祛除邪气，石膏可清解郁热、降心下之逆气，石膏与桂枝相伍，能降热饮、平喘满，其配伍应用又如麻杏甘石汤治疗喘满之意。防己与人参的运用，又具有半夏泻心汤之神韵。半夏泻心汤为下后胃中空虚，邪气结聚心下，用半夏、干姜散水饮，黄芩、黄连除热，人参补心下之虚以防邪气散而复聚，木防己汤证亦有心下症，防己又可看作半夏、干姜的替代品，配合人参，一散饮，一补虚，与半夏泻心汤用意相似，朱老多以党参代替人参之功。

此方乃攻补兼施之良方，融补虚、散寒、化饮、清热为一方，顾此及彼，兼顾面较广，可以广泛应用于消渴、头晕、血栓性静脉炎等多种疾病的诊治过程当中。继仲景之后，叶天士以木防己汤方为基本方，通过灵活化裁，取法辛苦宣通以治疗痹证，而吴鞠通则将叶氏医案的加减正气散、宣痹汤、杏仁薏苡汤、加减木防己汤等具体化为方剂，这样木防己汤方就不再仅仅局限于治疗痰饮病，而切合于湿病的临床辨治，体现了痰、饮、水、湿同源，治疗湿病不应滥用汗法，而应采取"宣上""畅中""渗下"，从三焦分解湿邪的思路。

10. 门九章用逍遥散合五苓散加减治疗水肿

【原案】

王某，女，42岁。脉证：眼周水肿，腿肿，月经紊乱，时有时无，躁热。纳可，眠可，腹胀，大便时好时坏。舌红，脉沉数。激素5片。诊断：微小病变型肾病，水肿。方药：①逍遥散加减。当归9g，白芍9g，柴胡6g，茯苓15g，炒白术12g，炙甘草6g，怀牛膝9g，白茅根9g，女贞子9g，芡实9g。②五苓散加减。桂枝6g，茯苓12g，炒白术9g，猪苓6g，泽泻6g，车前子6g。

上两方各14剂，2日1剂，早、晚饭前空腹温服。

二诊　面目仍肿，腿肿减轻为Ⅰ度，月经时有时无，怕冷，喜饮水。舌黯，苔白，脉数，尺脉沉。激素减为3片。方药：①小儿异功散加减。陈皮6g，党参9g，茯苓12g，炒白术9g，炙甘草6g，紫苏子9g。14剂，水冲服。②真武汤加减。制附子9g，茯苓15g，白芍9g，炒白术9g，生姜15g。7剂，水冲服。③五苓散加减。猪苓9g，炒白术12g，茯苓15g，桂枝9g，泽泻9g，车前子9g。7剂，水冲服。

一方早饭前服用；二方、三方交替，于晚饭前空腹温服。

三诊　仍易疲乏，面肿大减，腿已不肿，月经仍无。舌质暗象已无，色淡红，苔薄白，尺脉沉。

方药：①小儿异功散加减。陈皮6g，党参9g，茯苓12g，炒白术9g，炙甘草6g，生姜9g，大枣12g，紫苏子9g。

②真武汤。制附子6g，生姜9g，炒白术9g，茯苓9g，白芍6g。上两方各10剂，2日1剂，晚饭前交替服用。

【赏析】

这位慢性肾炎患者已是门诊上一位老患者。门九章教授运用经方经验为这位患者解除了许多痛苦，此次实录截取了门九章教授退肿的治疗过程，三诊同是治水，一诊用五苓散，二诊用五苓散合真武汤，三诊只用真武汤，其中变化是患者症状不同、功能改变而引起的。

《伤寒论》言："太阳病，发汗后，大汗出，胃中干，烦躁不得眠，欲得饮水者，少少与饮之，令胃气和则愈。若脉浮，小便不利，微热消渴者，五苓散主之。"脉浮，说明表仍有邪气，小便不利说明水道阻滞不通，微热是邪不通达，停而化热，消渴则是运化异常，水液不能上达而表现出的滋润功能减退。从病机上讲，邪气在表、功能阻滞有微热、水液代谢异常是五苓散解决的问题。此患者脉数是表有邪气；腹胀、大便时好时坏是功能阻滞；舌红、燥热则是阻滞而化热的典型表现；另外眼周水肿、腿肿则是典型的水液代谢异常，因此使用五苓散而肿减。

患者二诊时功能阻滞已基本不显，出现怕冷、舌暗苔白、尺脉沉之阳气不足的表现。真武汤是典型的温阳利水方，诚如《伤寒贯珠集》曰："阳虚者，但须四逆以复阳，此兼水饮，故必真武以镇水。"其要在于阳虚兼有水泛。只二诊尚有脉数，表邪仍在，尚须五苓散解表化气利水，三诊无表邪扰动则不用五苓散，此二方之别也。

另则治水，非独利水，《丹溪心法》论水肿，先责之脾虚不能治水，宜"补中、行湿、利小便，切不可下。"《医宗金鉴·水肿总括》中讲："水肿俱属脾、肺经。"可见肺、脾亦不能忽视。然健脾益肺之方众多，为何独选小儿异功散？钱乙直言："凡小儿虚冷病，先与数服，以助其气。"小儿虚冷是言无实，即无功能阻滞，患者二诊、三诊时阻滞已去，故用异功。至于一诊时门九章教授用逍遥散，是确有阻滞，且入血分，月经紊乱是为其证，故选逍遥散入血分以疏解。

（赵雨薇）

六、其他

1. 李翰卿用逍遥散治疗半身不遂

【原案】

何某，女，65岁。初诊：半身不遂三月有余，外院诊断为"脑血栓形成"，住院治疗一个多月而无寸效，后就诊于中医，以针灸并配合中药补阳还五汤加减治疗，仍然无效，辗转至李老诊处。李老审其面容呈忧郁之色，问之亦不愿多语，脉沉而弦。云："肝郁血滞，血不养筋，治宜养血活血，疏肝理气。"为疏逍遥散加减：柴胡9g，当归9g，白芍9g，丝瓜络9g，桑枝9g，香附7.5g，郁金6g。7日后复诊。患者自诉：共服7剂，诸症大减，左侧肢体已能活动，并可翻身，继服一月而愈。

【赏析】

半身不遂，也称"偏瘫""偏枯"，属于脑血管意外常见临床症状之一。半身不遂常在内伤积损的基础上，因情志不遂、劳逸失度、饮食失节或外邪侵袭诱发，导致气血虚损、脉络亏空，痰浊、瘀血留滞经络而致气血痹阻不通，故而发生半身不遂。由此可见，半身不遂这一症状的直接原因是气血无法濡养筋脉。但是，气血不能正常发挥其生理功能的更深层次的原因则又有别。

临床中我们大致可以将其分为两类：其一，以正气不足为主要矛盾，气血生化乏源，气血虚少而导致气血功能无法展现；其二，以邪气痹阻为主要矛盾，气血运行迟滞，气滞血瘀而导致气血功能无法展现。两种情况在正邪多寡上有显著区别，因此立法处方时必须加以注意。前医所用补阳还五汤为清代医家王清任所创，王清任认为人体阳气分为十成，当亏虚五成之时，病于一侧，就会发生半身不遂。该方重用生黄芪四两为君，大补脾胃之气，令气旺血行而瘀去络通。当归尾长于活血，且有化瘀而不伤血之妙，是为臣药。川芎、赤芍、桃仁、红花助当归尾活血祛瘀，地龙通经活络，均为佐药。本方的配伍特点是基于气虚为本，利用大量补气药与少量活血药相配，使气旺则血行，活血而不伤正，共奏补气活血通络之功，是治疗气虚血瘀所致半身不遂的经典方，临床十分常用，因此容易形成思维定式，见"半身不遂"之症便首先想到补气活血，而忽略了辨证论治才是中医治疗疾病的核心优势。本案患者使用补阳还五汤无效，经四诊合参，李老发现患者"面呈忧郁之色，问之亦不愿多语，脉沉而弦"，从而认识到本证关键在肝。五脏中肝体阴而用阳，既可疏泄气机，又能参与血液运行。肝气疏泄条达，脏腑经络之气通畅无阻，升降出入运动协调平衡，血液运行因而调畅。若肝气疏泄失常，则全身气机升降失衡的同时，血液运行也随之出现异常。本案患者即为肝之疏泄失常，气血失调则心情抑郁，不愿过多言语；肝气郁结，血液循行停滞，则筋脉不舒，发为半身不遂，属于前述第二种情况，治疗应立足于疏肝行气、活血化瘀。如果以补气为主，不仅难以疏通全身气机，甚至可能加重患者气血之壅滞。李老在逍遥散方义启发下取柴胡、当归、白芍配伍，柴胡疏肝解郁，使肝气得以条达；当归甘辛苦温，养血和血；白芍酸苦微寒，养血敛阴，柔肝缓急。归、芍与柴胡同用，补肝体而助肝用，使血充则肝柔，另外配香附、郁金以加强疏肝解郁之功效，配丝瓜络、桑枝以专事通经活络，全方用药虽精简，但切合病机，因此服用 7 剂后，肢体功能就得到明显改善，可谓效如桴鼓。

综上所述，医者面对常见病、多发病时，心中不可仅凭惯性思维盲目联系理论内容中对常见病、常见证候类型的概括，而应在实际临床过程中，不断训练医者的感知和个人四诊技能，将辨证论治作为中医思维的"主心骨"，方可提高疗效，精进医术。

2.李翰卿用犀角地黄汤治疗再生障碍性贫血合并高热、出血

【原案】--

张某，男，21岁。再生障碍性贫血合并肺部感染，住院治疗一年多无明显效果。特别是近一个月来，肺部感染虽基本控制，但右髋部又发生一个大的脓肿，高热达39℃持续不退，时时鼻衄，神志时清时昧，甚或谵语呢喃，血红蛋白48g/L，乃邀中医治疗，李老诊后云："此证面色㿠白，血红蛋白48g/L，自汗、盗汗可谓之虚，然虚应舌质淡白，而此证舌较红，脉虽较虚，但寻之却相对滑数有力，此乃热毒

较甚，入于营血之证也，宜犀角地黄汤加金银花、连翘。"
方药：犀角9g，生地黄15g，白芍10g，牡丹皮9g，白茅根30g，小蓟炭10g，金银花9g，连翘9g。4剂后，发热少减，一个月后体温降至37.5℃，脓肿好转，两月后，血红蛋白上升至70g/L，脓肿痊愈，精神亦明显改善。

【赏析】

再生障碍性贫血是由多种原因引起的人体造血系统功能障碍，血细胞减少的血液疾病。李老辨治再生障碍性贫血具有丰富的临床经验。他认为，本病的治疗关键在于临床如何处理好疾病发生过程中所出现的贫血、出血与感染。

对于贫血，李老强调从面色、舌象、脉象综合辨别。从面色来看，面色㿠白伴有面目油光、白而多汗、白中透嫩红者，多属气阴两虚。若面白多油，为阴虚重于气虚，又透嫩红者，则在此基础上又夹杂火热；面白而多汗，为气虚重于阴虚；白而皮肤干燥，为气虚兼阴阳两虚。面色萎黄者，多属脾虚。其中萎黄而润泽者，为脾虚兼有湿邪内阻；萎黄而现青色者，为脾虚为主兼有肝气郁结。面色青者，多与肝脏有关。其中面青而微黄者，多为血虚、血瘀基础上兼有肾虚；面青黑而微黄者，考虑肝肾不足，并影响脾脏。面色黑者，多与肾脏相关。其中面黑晦暗伴皮肤干燥者，常见肾阳虚之证；面黑而润泽者，常见肾阴虚之证；面黑而微青者，为肝肾同病，且肾脏功能受损重于肝脏。从舌象来看，苔白润者，属脾虚或肺虚；苔白腻者，多为脾虚夹湿；苔白而干燥者，属脾虚或肺虚夹热；若见黑苔而润者，为肾阳虚，寒湿内侵；若见黄腻苔者，则为中焦湿热或饮食积滞；舌质淡白者，为血虚或阴阳两虚；舌质红者，为阴虚内热；舌质紫暗或同时有瘀点、瘀斑者，为瘀血内阻。从脉象来看，脉虚大为气阴、气血两虚；脉滑数为实热；脉沉细为气血、阴阳不足；脉沉弦为肝郁血虚；脉沉涩为气滞血瘀；脉促为阴虚阳浮。脉象分部而言，尺脉大而弦为肾阴虚；尺脉大而数为肾阴虚火旺；右关脉滑为脾胃积热；右关脉弦为脾虚肝乘；左关弦为肝血虚、气滞血瘀；右寸虚数为肺阴虚；左寸数为心火亢。贫血常用补法，气虚为主者，常用黄芪补肺气兼补脾气；党参、人参补脾气；太子参补益气阴。血虚兼瘀者，常用当归、鸡血藤补血活血；血虚兼崩漏、便血、衄血者，多用阿胶补血止血。阴虚者，常用生熟地黄、山茱萸、麦冬、沙参、女贞子、龟甲胶、鳖甲胶等。其中熟地黄滋腻碍胃，舌苔腻者忌用；山茱萸补中有敛，尤其适用于阴阳两虚者；天冬、麦冬、沙参、玉竹等养胃而清虚热；龟甲胶、鳖甲胶补益作用强劲，又可潜阳清热。阳虚者，常用何首乌、菟丝子、鹿角胶、鹿茸、附子、肉桂等。其中何首乌、菟丝子等性味温和，可阴阳双补，尤其适用于肝肾亏虚，脉沉细无力者；鹿角胶、鹿茸则适用于阳虚且精血不足者；附子、肉桂则辛热燥烈，善动阴血，故贫血一般不宜使用，除非兼有脘腹冷痛、手足厥冷的情况。

对于出血，李老认为出血、紫斑、舌质红多属热象。若脉滑数，则为血热，李老惯用犀角地黄汤加小蓟炭、白茅根等凉血止血清热；若舌红兼苔黄而燥，为阳明热盛，酌加大黄通腑清热；若舌质嫩红、脉虚大，为阴虚阳亢，李老惯用大定风珠、复脉汤等滋阴潜阳；若舌质淡，为气阴两伤，李老惯用生脉饮加白芍、玄参、黄芪、阿胶、龙骨、牡蛎等益气清热、收涩敛阴。

对于感染，李老认为再生障碍性贫血临床常出现肺部感染和化脓性感染两类，且气阴两虚型患者多易发生。因此，李老在补气养阴的基础上配合清热解毒作为基本治疗方案。

本案患者符合再生障碍性贫血合并感染的情况。患者血红蛋白48g/L可诊断为"贫血"，同时面色㿠白，伴有自汗、盗汗，符合中医对气血亏虚的认识。但是，患者此时高热39℃持续不退，时时鼻衄，神志时清时昧，舌较红，脉虚滑而数。按照李老的经验，患者主要症状在于高热与鼻部出血，四诊合参，当属热毒炽盛入于营血之证。李老选用犀角地黄汤加味治疗。方中犀角苦咸寒，凉血清心解毒为君药；

生地黄甘苦寒，一方面辅助犀角清解血分热毒，另一方面滋阴生津为臣药；赤芍、牡丹皮清热凉血，活血散瘀；白茅根、小蓟炭清热凉血止血；赤芍、牡丹皮、白茅根、小蓟炭共引诸药入营、血分，进一步防止热邪与血搏结；金银花甘寒、连翘苦寒，共具芳香、轻扬、宣散之药性，二药配伍，清热解毒，透热转气。全方既遵循叶天士卫气营血辨证所强调的"至入于血，则恐耗血动血，直须凉血散血"之说，又配以金银花、连翘，以期"仍转气分而解"。尽管，李老强调了气血亏虚为本，治疗上离不开补法的运用，但是通过细致的辨证论治，本例患者又当以"急则治其标"为指导，突出清热解毒与凉血止血。

3. 刘绍武用当归四逆汤治疗手足厥冷

【原案】

赵某，女，42岁。随丈夫住黑龙江，每逢冬时则双手发冷，未介意。1974年返晋南后，其冷渐趋严重，遇冷则双手厥冷更甚，并见青紫，伴疼痛，得暖后青紫渐消。西医诊为"雷诺症"。1975年初冬就诊时，气温尚暖，而棉手套亦不敢稍离。诊其脉沉细，舌质略淡。此为血不荣末，阳不外达，证属厥阴证，与当归桂枝汤。药10剂明显好转，共服60剂，康复如常，次年冬亦未再发。

【赏析】

该患者双手发冷，遇冷则双手厥冷更甚，并见青紫，伴疼痛，得暖后青紫渐消，最典型的症状即是手足怕冷，据此，刘老抓住主证，认为该患者是一个表阴证，所谓表阴证，即发生于表部邪盛正衰的虚寒、抑制、退行性的反应，刘老认为手足厥冷就是表阴证的一个典型症状。

关于手足厥冷，《伤寒论》多处可见，第337条："凡厥者，阴阳气不相顺接，便为厥，厥者手足逆冷是也。"第351条："手足厥寒，脉细欲绝者，当归四逆汤主之。"并且在《伤寒论》之中，提出了热厥、蛔厥、痰厥、实厥、寒厥等五大厥证，据此，经过全面的分析、研究，刘老提出表阴病为表部阴性病，其伴随手足逆冷而来的当有恶寒、肢节痹痛等证候，故表阴病的提纲为："表阴之为病，手足逆冷，脉细，恶寒，肢节痹痛。"治当温通血脉，方选当归四逆汤。当归主补、桂枝主温，共为主药，故命名为"当归桂枝汤"。所谓当归桂枝汤，脱胎于当归四逆汤，其组成为：当归9g，桂枝（去皮）9g，白芍9g，细辛9g，炙甘草6g，通草6g，大枣（擘）5枚。当归既能养血，又能和血为君；桂枝温通经脉，以畅血行，白芍益阴和营，二药相配，内疏厥阴，调和营卫为臣；细辛散表里、内外之寒邪，通草入经通脉，共为佐药；甘草、大枣温养脾气为使。诸药合用，有温养经脉、通畅血行之功。此方需要和桂枝汤鉴别使用。桂枝证乃虚寒于表，虽有邪而无力外达，无邪者又不能自固。故方用桂枝、甘草辛甘化阳以助表阳，既可鼓邪于外，亦可固气于表。复以白芍、甘草酸甘化阴，以和表阳，使之不为无根之孤阳，并可敛阴止汗。再以辛甘之姜、枣助之，而成其调和营卫之功。其证为表之虚寒，并无实寒。

另外，手足厥冷既是表阴证的核心，又是厥证的典型表现，因此需要和厥证相鉴别。热厥是由于邪热遏伏，阳不外达，而致手足厥冷。其冷是现象，热才是本质。实为少阳病热极似阴。如第350条："伤寒，脉滑而厥者，里有热，白虎汤主之。"此证与厥阴病之鉴别要点，在于它有脉滑、谵语、自汗出三症。蛔厥是由于蛔虫寄生人体，又感胃肠寒热失调，蛔虫扰动而出现的腹痛和四肢厥冷的病证。如第338条："伤寒，脉微而厥，至七八日肤冷，其人躁无暂安时者，此为脏厥，非蛔厥也。蛔厥者，其人当吐蛔，今病者静，而复时烦者，此为脏寒，蛔上入其膈，故烦，须臾复止，得食而呕，又烦者，蛔闻食臭出，其人常自吐蛔。蛔厥者，乌梅丸主之。又主久利。"乌梅丸证，是一个寒热错杂之证，使用乌梅丸后，蛔安则厥愈。蛔厥诸症中，重点是复时烦躁，须臾复止，重点在于它有脉滑、谵语、自汗出三症。痰厥，如第355条："患者手足厥冷，脉乍紧者，邪结在胸中，心下满而烦，饥不能食者，病在胸中，当须吐之，宜瓜蒂散。"瓜蒂散证即痰饮为病，故文中之"胸有寒"之"寒"字应做"痰"解。剑突下是谓"心下"，两胁之间，是谓"胸中"。本证之手足逆冷，是痰饮积于胃中所致。病属阳明，痰除则厥自愈。瓜蒂散证诸症之中，"邪结在胸中""脉乍紧"是鉴别于厥阴病的要点。实厥，如第335条："伤寒一二日至四五日，厥者必发热，前热者后必厥，厥深者热必深。厥微者热亦微。厥应下之，而反发汗者，必口伤烂赤。"本证之厥，乃是热邪入里，结于阳明，邪热遏阻，阳不得伸，而现四肢逆冷之厥证，故热深厥亦深，热微厥亦微，本证重要表现是先热后厥、大便难、热极谵语，宜选用调胃承气汤或大承气汤。寒厥，如第354条："大汗，若大下利而厥冷者，四逆汤主之。"此条由于大汗、大下损伤阳气，故有厥冷。本方对于因寒所致的厥逆、身体疼痛、下利清谷、恶寒、口不渴等症，多有良好的效果。

4. 刘绍武用附子汤治疗汗后亡阳

【原案】••

1932年春，村民常某患疫病30余日，经汗、下后，高热虽退，正气亦衰。心悸气短，神志忧伤，精神萎靡，全身瘦削，身重蜷卧，无力转侧，背冷恶寒，面色苍白而滞，舌萎瘦淡红，微有薄苔，脉弱无力。此大病愈而气、阳大损，证属少阴。投附子汤，1剂而神清，3剂而寒除、脉转有力，身自转侧。然足弱气怯，仍不能步履，嘱糜粥调养，3月始康复。

【赏析】

发汗以后重伤阳气，心在液为汗，亦损伤心气，甚者可让人元气暴脱，该患者虽为疫病，经发汗以后心悸气短，神志忧伤，精神萎靡，全身瘦削，身重蜷卧，无力转侧，背冷恶寒，面色苍白而滞，舌萎瘦淡红，微有薄苔，脉弱无力。汗后伤阳，同时伤心阴，心神不养，故见心悸、精神萎靡。津血同源，汗和血液都来自水谷精微，大汗损伤津血，患者肌肉不养，故见全身消瘦。心之华在面，心气、心阳虚，血不上养面部，故见面色苍白。因此，对于该患者而言，汗后损伤阳气是其根本原因，但是《伤寒论》之中，患者经发汗以后出现正气暴伤的条文较多。

如"太阳病发汗，遂漏不止，其人恶风，小便难，四肢微急，难以屈伸者，桂枝加附子汤主之"。这个是汗后损伤阳气，阳气的功能是实腠理、行津液、运肢体，外风复袭，从而汗漏不止，经发汗后，阳气已虚，不能护其外，复不能行于里，则汗出、小便难，复感受邪风之气，肌表阳气虚弱，复加感受外邪，因此见到恶风、四肢微急、难以屈伸，是宜桂枝汤解散风邪、兼和营卫，加附子补助阳气，并御虚风也。

又如"发汗过多，其人叉手自冒心，心下悸，欲得按者，桂枝甘草汤主之。"心为阳脏，而汗为心之液，发汗过多，心阳则伤，其人叉手自冒心者，里虚欲为外护也。悸，心动也，欲得按者，心中筑筑不宁，欲得按而止之也，是宜补助心阳为主，桂枝、甘草辛甘相合，即可生发阳气。

还有"太阳病发汗，汗出不解，其人仍发热，心下悸，头眩，身𣊶动，振振欲擗地者，真武汤主之。"发汗过多，不能解太阳之邪，而反动少阴之气，于是身仍发热，而悸、眩、动等症作矣。少阴之气，水气也，心属火而水乘之，故悸；头为阳而阴加之，故眩，经脉纲维一身，以行血气，故水入之，则振振动也，擗犹"据"也，眩动之极，心体不安，思欲据地以自固也，此与阳虚外亡有别，阳虚者，但须四逆以复阳，此兼水饮，故必真武以镇水，方用白术、茯苓之甘淡，以培土而行水；用附子、生姜之辛，以复阳而散邪；白芍之酸，则入阴敛液，使泛滥之水尽归大壑而已。除此之外，还有"伤寒发汗，解半日许，复烦，脉浮数者，可更发汗，宜桂枝汤主之""发汗，病不解，反恶寒者，虚故也，芍药附子甘草汤主之""发汗后，不可更行桂枝汤，汗出而喘，无大热者，可与麻黄杏仁甘草石膏汤""发汗后，饮水多，必喘，以水灌之，亦喘。"

总之，在《伤寒论》中有关于发汗的诸多条文中，其病因不外乎或伤卫阳，或损营血，或亡心阳，或动肾水，或伤胃阳脾气，或邪仍不解，或解而转属阳明及传膀胱，或动饮气，或伤肺气，或入肺中。因此，虽然同样是发汗过多，依旧需要鉴别使用。该患者只是简单的阳虚汗出，故刘老选用附子汤。

5.门九章用小儿异功散治疗惰性NK细胞增殖性疾病

【原案】

刘某，女，56岁。脉证：无明显诱因出现发热，曾到北京、上海等各大医院就诊，均未找到明确病因，遂找到门九章教授，目前出现高热近40℃，发热时全身不适、食欲不振、反酸、盗汗、脉细数，西医检查血沉快、转氨酶升高、白蛋白降低。西医诊断：惰性NK细胞增殖性疾病；胃、十二指肠多发溃疡性病变。方药：小儿异功散。陈皮6g，党参9g，茯苓12g，紫苏子9g，炒白术9g，炙甘草6g，生姜3片，大枣3枚。上方10剂，日1剂，早、晚饭前空腹温服。另外嘱患者服用异烟肼，每日1次，1次两片，早饭后服用。

二诊 服药后体温稳定，未出现过发热，食欲好转，有吃饭的欲望，精神、面色都有所好转，体重增长0.5kg，仍反酸，自觉饭后消化不良，睡眠稍差，弦细数脉。方证：①理中汤加减。人参5g，干姜5g，炒白术9g，炙甘草5g，连翘5g，姜半夏5g。②小儿异功散加减。陈皮6g，党参9g，茯苓12g，紫苏子9g，炒白术9g，炙甘草6g，浙贝母9g，生姜3片，大枣3枚。上两方各10剂，早①晚②交替服用，2日1剂。

三诊　服药期间户外活动后出现发热两次，体温不高，自觉肌肉发热、疼痛，影响食欲，服用上次药方后反酸、消化不良等症状减轻，但仍纳差，偶尔觉身体发软，盗汗，弱脉。方药：①香砂六君子汤加减。木香4g，砂仁4g，党参9g，茯苓12g，炒白术9g，炙甘草6g，陈皮6g，生姜3片，大枣3枚。②小柴胡汤加减。柴胡9g，黄芩9g，姜半夏9g，党参9g，浙贝母9g，牡蛎15g，玄参15g，夏枯草20g，紫苏子9g，生姜3片，大枣3枚。上两方各7剂，早①晚②交替服用，2日1剂。另外嘱查C-反应蛋白、血常规。

四诊　服药期间发热两次，体温38℃，口干，口苦，两目干涩，小便频数，晨起恶心，体重减轻1kg，西医检查示C-反应蛋白增多、血沉加快、转氨酶增高，舌苔黄腻，细数脉。方药：①小儿异功散加减。陈皮6g，党参9g，炒白术9g，茯苓12g，炙甘草6g，生姜3片，大枣3枚。②小柴胡汤加减。柴胡9g，黄芩9g，姜半夏9g，党参9g，浙贝母9g，牡蛎15g，玄参15g，夏枯草20g，紫苏子9g，生姜3片，大枣3枚。上两方各14剂，早①晚②交替服用，2日1剂。

五诊　服药期间近1个月未出现过发热，体重增加2kg左右，食欲好转，想吃主食，自述食后不适则呕吐，吐后则无不适，弦细数脉。方药：①香砂六君子汤加减。木香4g，砂仁4g，党参9g，茯苓12g，炒白术9g，炙甘草6g，陈皮6g，姜半夏6，生姜3片，大枣3枚。②小柴胡汤加减。柴胡6g，黄芩6g，姜半夏6g，党参9g，浙贝母9g，牡蛎15g，玄参15g，夏枯草30g，紫苏子9g，生姜3片，大枣3枚。上两方各7剂，早①晚②交替服用，2日1剂。另外嘱服维生素B_6，1日1次，1次1片，早饭后服用。

【赏析】

不明原因的发热是临床上未能查出病因的发热，在临床上并不少见，西医学对此缺乏有效的治疗方案。本病属于中医学"内伤发热"的范畴，一般起病较缓，病程较长，热势轻重不一，但以低热为多，或自觉发热而体温并不升高，其基本病机为脏腑功能失调，气血阴阳失衡，治疗时根据证候、病机的不同采用针对性的治法。门九章教授认为此类疾病大多因脾胃功能虚弱而导致正气不足，不能够抵抗邪气，正邪胶着难解而出现发热，因此运用"大病以胃"的学术思想，首先从调理患者的脾胃着手，恢复胃气，因患者体质较弱，正气极虚，小儿异功散药轻力巧，疗效明显，后期仍然以调理脾胃为基本原则，门九章教授全程运用小儿异功散、理中汤、香砂六君子汤、小柴胡汤来逐步建立中焦之胃气，正气得复，发热自止。李东垣论述的内伤发热也是以脾胃虚损为基础，"今饮食损胃，劳倦伤脾，脾胃虚则火邪乘之，而生大热。"门九章教授师的思想与其有不谋而合之处。

门九章教授在首次诊病之时，除了开出了药方，还告诉患者要吃饭、休息、学习、服药，将健康理念嘱咐给患者，给予患者抵御疾病的信心，这也是我们应该学习的地方，一个好的医者应该如此，不仅能够用药物祛除疾病，还能够用思想去疗愈患者。

6. 李孝波用小柴胡汤配合归脾汤治疗虚劳

【原案】

胡某，女，49岁。主诉：感冒状态3年，加重1月。自述近3年反复感冒，一直处于感冒状态，近一月来加重明显。来诊见其面色萎黄，少气懒言，双手皮肤粗糙，自觉舌头有痛感，手足发凉，身上怕凉。有贫血史，大便数日一行，眠佳。月经每次提前4～5天，行经6天，量少，有血块，色黑，第一天有痛经，且行经期间小腹怕凉。舌红少苔，有裂纹，脉特沉细。方药：小柴胡汤加减。柴胡6g，黄芩6g，半夏6g，党参9g，炙甘草6g，片姜黄6g，干姜6g，桂枝6g，五味子6g，生姜3片，大枣4枚。7剂，水煎服，日1剂，早、晚分服。

二诊 患者述服药后大便不干了，可以保证日行一次，但仍面色微黄，少气懒言，出汗多，自觉心烦。脉沉细，舌红少苔。方药：归脾汤加减。黄芪30g，当归15g，白术9g，茯苓12g，炙甘草9g，酸枣仁24g，木香6g，龙眼肉15g，砂仁6g，桂枝6g，牡丹皮9g，赤芍9g，党参9g，生姜3片，大枣4枚，黄酒30ml。7剂，日1剂，水煎服，早晚分服。

三诊 患者近几日又患感冒，未发热，汗多，自觉头上凉，恶寒严重，背痛，胃口不好。大便日一次。舌略有苔，脉沉细。方药：小柴胡汤加味。柴胡9g，黄芩6g，半夏6g，党参6g，炙甘草6g，干姜6g，麦冬12g，五味子6g，白术6g，茯苓9g，大枣4枚。7剂，水煎服，日1剂，早、晚分服。

四诊 患者精神好转，面色较上次好看些，睡眠佳，自觉身上、手心发热，否认心慌。脉沉细，舌苔白少。方药：归脾汤加味。黄芪40g，当归20g，白术15g，茯苓15g，党参10g，炙甘草5g，干姜5g，木香5g，远志6g，酸枣仁20g，龙眼肉10g，生姜3片，大枣4枚。7剂，水煎服，日1剂，早、晚分服。

五诊：患者面色明显好转，精神可，有时仍觉有疲乏感，偶尔有头晕，自述近几日一直没有再患感冒，舌头痛好转明显。大便日一次，排便有力，舌红少苔，脉偏细。方药：①归脾汤加味。黄芪30g，当归15g，白术9g，茯苓12g，党参9g，炙甘草6g，木香6g，砂仁6g，酸枣仁24g，龙眼肉9g，远志6g；②炙甘草汤。炙甘草24g，党参9g，桂枝6g，干姜3g，麦冬15g，生地黄18g，阿胶6g，生白芍9g，火麻仁15g，当归15g，生姜3片，大枣4枚。各7剂，水煎服，日1剂，先①号方，后②号方，两方交替服用，早、晚分服。

半月后复查血常规已正常。

【赏析】···

血为气之母，气赖血以附，血载气以行。血虚，气无以附，遂因之而虚，故血虚常伴随气虚，患者不仅有血虚的症状，如面色萎黄、舌头痛，而且还有少气懒言、语言低微、疲倦乏力、气短、自汗、便秘、易感冒等气虚症状。患者首诊时仍处于感冒状态，急则治其标，缓则治其本，先用小柴胡汤治其标，之后用归脾汤益气补血、健脾养心，使脾旺则气血生化有源，气血双补，治其本，气血旺则诸症自消。

本案中最值得讨论的，是关于辨病与辨证的问题。若单为辨病，以小柴胡汤治疗贫血，似绝无可能。但若论辨证，则用小柴胡汤理所当然。小柴胡汤本为和解少阳之主方，方中柴胡气质轻清，味苦微寒，可疏解少阳；黄芩苦寒，气味较重，可清泄邪热，使少阳胆腑邪热内消。柴、芩合用，外透内泄，可以疏解少阳半表半里之邪。半夏、生姜调和胃气，降逆止呕。人参、炙甘草、大枣益气和中，扶正祛邪，使中土健旺，不受木邪之害。小柴胡汤药物仅七味，方中妙在参、草、姜、枣的配伍。此方既有柴、芩苦寒清降；又有姜、夏辛开散邪，复有参、枣、草之甘补调中。因此，小柴胡汤不仅是和解少阳的主方，也是和法的主方，更是扶正祛邪的代表方剂。全方相辅相成，寒温并用，升降协调，攻补兼施，有疏利三焦、调达上下、宣通内外、和畅气机之作用，故为和解之良方，如临床运用得当，治疗范围极为广泛。

识病为先寻病因。临床症见繁杂，若拘于患者所述，则易受误导而影响诊断。本例患者反复感冒，根源却在于贫血。门诊上尝见有患者自诉常年头晕不得好转，久服中药乏效，诊脉见脉弦大，急查血压异常，细询方知从未量过血压；也有患者自述常年感冒的，其实是过敏性鼻炎；自述体虚怕冷的，其实是抑郁症等。本案另一点值得注意的是，明确西医诊断后，亦不应拘于病名而治，本案二诊用归脾汤，就是受到患者贫血诊断的影响，急于求功，未能考虑患者久虚气弱，功能不足，归脾汤偏补，故三诊时及时调整，仍以小柴胡汤为主，逐步过渡，终获佳效。山西名医门纯德先生经验，治疗贫血多以异功散合炙甘草汤联合方组，可供参考。

7. 门纯德用泻心汤治急性衄血

【原案】

何某，男，26岁。偶患鼻腔大量出血，流之不止，其母与棉堵之，则满口流溢。邻人传一法，以凉毛巾敷前额，仍不止，急召余治，视其面部潮红，脉象洪大，急拟大黄9g，黄连6g，黄芩12g，茜草9g，令煎好听用，并以黄连、大黄、黄芩各3克，令速炒为焦炭，研末，以前汤药一次送服之。服后一刻许，衄血停止，上床安卧，睡醒后未复流血，只觉头晕，遂令其停药养息。

【赏析】

衄血，一般解释为鼻孔出血，亦可泛指出血。《灵枢·百病始生》："阳络伤则血外溢，血外溢则衄血。"阳络指在上或属表的络脉。按照这一说法，凡非外伤性头部诸窍及肌表出血，如齿衄、耳衄、目衄、鼻衄、舌衄、肌衄等皆属"衄血"范畴。

　　衄血临床本属常见疾患，如果出血量不大且偶尔发作者，并不需要药物处理。但像病案中这般出血者，却不得不引起重视。该患者大量出血，流之不止，其母与棉堵之，则满口流溢，如不及时处理，气随血脱，必将生变。病例中给出的辨证信息虽然不多，但却已经足以说明其证型属实热。面部潮红，脉象洪大皆为典型的热盛之象，热盛则伤阳络，迫血妄行，导致衄血不止。门九章教授紧扣病机，以泻心汤加凉血止血的茜草直泻三焦之热，热去而吐衄自止矣。

　　泻心汤药味简单，只有黄连、黄芩、大黄三味药物，但却是一首著名的经方。《伤寒论》及《金匮要略》中均有记载。《伤寒论》中运用该方主要用于心下痞的治疗。《金匮要略》中则将其主要用于出血的治疗，这也是本方之所以用于血证的重要理论出处。原文曰："心气不足，吐血、衄血、泻心汤主之。"对于原文中的"心气不足"一词，后世医家有不同看法，如《医宗金鉴》就认为心气"不足"二字，当是"有余"二字。若是不足，如何用此方治之，必是传写之讹。众所周知，心藏神，主血脉，心火亢盛，扰乱心神于内；迫血妄行于上，故见心烦不安、吐血、衄血。治以泻心汤，取大黄、黄连、黄芩苦寒清泄，直折其热，除邪以安正，尤妙在大黄之苦寒通降以止其血，使血止而不留瘀，火降则血亦自止。因此，这一说法应该符合临床实际。

此方治疗血证的经验被历代医家所赏识。唐容川曰："方名泻心，实则泻胃，胃气下泄，则心火有所消导，而胃中之热气，亦不上壅，斯气顺而血不逆矣。"故为火热旺盛，迫血妄行，而致吐血、衄血之良方。清代名医陈修园注《十药神书》谓："余治吐血，诸药不止者，用《金匮》泻心汤百试百效，其效在生大黄之多，以行瘀也。"国内有口服生大黄粉治疗上消化道出血的报道，实为活用泻心汤导瘀止血之意。陆渊雷先生在《金匮要略今释》中曰："黄连、黄芩治心气不安，即抑制心脏之过度张缩，且平上半身之充血也。大黄亢进肠蠕动，引起下腹部之充血，以诱导方法，协芩、连平上部充血也。"这一解释对于泻心汤的机理阐发颇有新意，值得参考。

需要注意的是，泻心汤具有泻火燥湿之功效，治疗血证只是其主治证之一。临床凡属邪火内炽或湿热内蕴而成黄疸、胸痞烦热；或积热上冲而致目赤肿痛、口舌生疮；或外科疮疡，见有心胸烦热、大便干结者皆可使用。泻心汤与黄连解毒汤均用黄连、黄芩，为苦寒直折、泻火解毒之剂。泻心汤伍大黄泻火消痞，导热下行，使热从大便而去，体现"以泻代清"之法，主治热壅心下之痞证，以及火热迫血妄行之吐血、衄血；黄连解毒汤配黄柏、栀子清热泻火，导热下行，使热从小便而出，体现"苦寒直折"之法，主治火毒充斥三焦之证。

　　该方虽为治疗衄血的特效方，但是必须谨遵辨证的原则方可使用。如果是由于阳虚失血、脾不统血导致的出血，则万万不可使用。如《金匮要略》还有使用柏叶汤治疗吐血的经验。泻心汤与柏叶汤均治吐血，二方便有寒、温之别，前者主治气逆血热，常见面赤舌红、烦渴便秘、脉数有力等症；后者主治气寒血脱，常见面色白而无华或萎黄、舌淡、脉微弱或虚数无力等症。吐血日久不止，每为中气虚寒，血不归经所致。治以柏叶汤，取柏叶之清降，折其逆上之热而又能收敛止血；干姜、艾叶温阳守中，使阳气振奋而能摄血；马通汁微温，引血下行以止血，四味合用，共奏温中止血之效。此外，如果是因阴虚火旺迫血妄行或瘀血内阻不归经而导致衄血，那么相应的治法就应该变为凉血滋阴、活血止血等法。

8.柴浩然用三物黄芩汤治疗五心烦热

【原案】------------------------------------

　　董某，女，41岁，农民。患者3年来每届春夏之交即感骨蒸发热，渐至手心、足心及心口灼热难堪，以致心烦不安、神疲乏力、小便色黄灼痛，曾经中、西医多次治疗，均未奏效。诊时主诉同上，虽云骨蒸发热，但体温并无变化，舌质红绛，苔薄黄，脉虚数，左寸较为洪盛。证属水亏火盛，阴虚内热，治宜滋阴清热，方用《千金》三物黄芩汤，方药：黄芩30g，生地黄15g，苦参9g。3剂，水煎服，2日1剂，早、晚空腹服。

二诊 服上方后，五心烦热及蒸热等症已减大半，舌绛及黄苔渐退，脉仍虚数。此虚热基本消退，继宜滋阴壮水，方用六味地黄汤加味，方药：生地黄30g，山茱萸、茯苓、牡丹皮各9g，泽泻6g，山药15g，沙参、麦冬各18g，地骨皮24g。5剂，水煎服，日1剂，早、晚空腹服。此方服后，病家来人调方云："烦热尽退，诸恙悉除。"嘱原方再服5剂，以巩固之。

【赏析】

三物黄芩汤出自《备急千金要方·三卷》，习称《千金》三物黄芩汤，由黄芩、苦参、生地黄3味药物组成，主治产后血亏阴虚，风邪入里化热，四肢烦热、头不痛者，为滋阴清热的有效方剂。《金匮要略·妇人产后病脉证治》云："治妇人在草蓐，自发露得风，四肢苦烦热，头痛者，与小柴胡汤；头不痛，但烦者，此汤主之。"柴老不仅擅用三物黄芩汤治疗产后虚热，而且将其扩大运用于治疗五心烦热、夜半发热、午后低热、外阴灼热及两耳灼热等多种内伤的发热疑难杂症。

春、夏季患虚热者，平素即有邪热内伏，邪热久羁而造成阴津暗耗，阴虚血燥。每至春、夏二季，气候渐暖，干燥不润，致人体津血更加耗损，而出现一系列虚热之证，如手足心烦热难耐、心悸、心烦等症。故此证既有郁热内伏久而造成的烦热，又有因阴虚火旺引起的骨蒸发热，此为阴虚热盛、虚中夹实之证。在治疗上不论单纯的养阴，或是单纯的清热，都有其片面性，较难取得满意的疗效。《类聚方》辨曰："三物黄芩汤治血脱，郁热在里者，曰四肢苦烦热者。"郁热原为实热，烦热为虚热，可见此方既可清郁热，又能治烦热。三物黄芩汤先用苦寒之黄芩，取其清热解毒、泻火燥湿之功，《药性论》曰："能治热毒，骨蒸……去关节烦闷，解热渴。"现代研究表明，黄芩提取物具有解热作用，而黄芩苷是解热的主要药效物质；《神农本草经》论黄芩则首言"主诸热"，其清实热、湿热、血热，一药三用，故能直中病所，辅以另一苦寒药苦参，《本草正义》曰："苦参，大苦大寒，退热泄降。"苦参清热泻火，助黄芩通泄实热，现代医学研究表明，苦参同样具有显著的中枢镇静作用，与黄芩并行，对手足心热引起的烦躁不安具有良好的治疗作用。生地黄具有清热凉血、养阴生津的功效，既助黄芩、苦参清热泻火，又具滋阴生津的作用。本证之因，既有邪热内伏之实邪，又有阴津耗损之阴虚血燥，故在治疗时若单纯用苦寒清热之剂，则有伤阴的弊端，长期低热，阴津本已耗损，如再投以苦寒之品，必致阴津更伤，热必不除；若单纯滋阴，因无去实热之作用，故邪热不清而热仍不退。用三物黄芩汤治疗此证，既有苦寒之黄芩、苦参能清热，又配以生地黄凉血养阴，清热而不伤阴，邪热清而阴津复，烦热自愈。

三物黄芩汤原方用量记载"黄芩一两、苦参二两、干地黄四两"，通过分析柴老以三物黄芩汤治疗虚热的病案可发现，其所治病案均有药简力猛、根据阴虚与内热之偏盛决定黄芩与生地黄用量的特点，本例治疗辨证为水亏火盛、阴虚内热之五心烦热案，因病证内热偏盛，首诊处方重用黄芩30g，其用量较原方明显加大，意在突出清热之功；后用六味地黄汤加味滋阴壮水，首尾衔接，各有侧重而获佳效。后世医家对于本方的认识已超出仲景原文，产褥热、肺结核、灼热足综合征、神经官能症、自主神经功能失调、失眠、红斑性肢痛症、冻疮、荨麻疹、顽癣、阴痒、阴肿等出现手足烦热时均可用本方治之。

9. 朱进忠用柴胡加龙骨牡蛎汤治疗汗证

【原案】

康某，男，49岁。数年来左侧头面汗出，时发时止。

有时左侧大汗如珠，右侧头面部却微汗。近两年来，左侧头面汗出日渐加重，有时一天四五次，有时十几次，每次汗出以前先感心中烦热，继而烦热上冲而汗出，汗出较少时仅见微汗，汗出较多时即大汗淋漓。经某院神经科检查，诊断为自主神经失调引起的"原发性多汗症"。先用西药治疗一年多不见效果，后又改请中医以补气固表、养阴益气、敛汗止汗，治疗一年多仍不见效。细审其脉，弦紧而数，舌苔薄白，综合脉证及所用药物的疗效反复考虑：方以柴胡加龙骨牡蛎汤加减治疗。服药3剂，汗出大减，继服3剂而愈。方药：柴胡10g，半夏10g，黄芩10g，党参10g，甘草6g，桂枝15g，茯苓15g，龙骨15g，牡蛎15g，生姜3片，大枣5枚。

【赏析】

《素问·评热论》云："人所以汗出者，皆生于谷，谷生于精。"汗液本为阴阳调和状态下阳气蒸发阴液所形成的正常生理现象，是调节机体状态的一种方式，但若阴阳失和，则腠理开阖不利，津液外泄，可见自汗、盗汗或偏身汗出等汗出非得以时的症状。

自汗者有表里虚实之分，《医宗金鉴》提道："表虚濈濈自汗，玉屏风散主之，若恶寒冷，阳气虚也，桂枝汤加附子固之，阳明里实，蒸蒸自汗，用白虎汤清之，便秘者，以调胃承气汤攻之。"然与此病例中无一相符；盗汗之症可见寐中汗出，醒则自止，《医学正传·汗证》云："盗汗者，寝中而通身如浴，觉来方知，属阴虚，营血之所主也。"当以滋阴降火，调和阴阳，此病当中亦不具备阴虚火旺的特征；《中医临证备要》云："偏左或偏右半身汗出，多因气血不周。"此汗出不见于全身，仅为一侧头汗出者，有云其乃气滞血瘀所致也，血瘀必见血瘀之脉证，而此证又不具备。经朱老详审，汗虽为心液，而鼓舞津液出于外而成汗者乃肝之阳气也，肝胆气郁则一侧有疾，此证脉弦乃肝脉也，紧、数脉并见乃寒饮郁结于三焦，阳气不得舒达故也，弦、紧、数脉并见乃痰饮郁结三焦，肝气不得疏泄，若水饮稍减，肝木疏泄，则汗立出于面也。故治宜疏肝气，处方以柴胡加龙骨牡蛎汤加减。

此方出于《伤寒论》第107条："伤寒八九日，下之，胸满烦惊，小便不利，谵语，一身尽重，不可转侧者，柴胡加龙骨牡蛎汤主之。"

此患者虽并未以一身尽重为主要症状，但其左侧汗出与一身尽重，不可转侧极其相似，亦为少阳气机不利，柯韵伯亦云："妄下后热邪内攻，烦惊谵语者，君主不明，而神明内乱……一身尽重者，阳内而阴反外也；难以转侧者，少阳之枢机不利也。"朱老认为此方可治疗肝郁气滞，湿郁不化，三焦失其运化之职，胸满烦惊、卧起不安、脉弦紧者，用于神经官能症、癫痫、血管神经性头痛、三叉神经痛、小舞蹈病、脑血管意外后遗症、梅尼埃病、心律失常、冠心病、慢性盆腔炎、遗尿等属于肝郁气滞，湿郁不化，上热下寒证者。

朱老经过数十年的理论和临床研究，针对常见或少见病中的疑难问题，善于从肝论治疑难杂症。肝生化气血，在协调脏腑和抵御外邪方面起着重要作用，常常可以使经久不愈的病例迅速获得转机。肝脏是调节气机最重要的脏腑，而气机的升降出入是人体气化的基本形式，也是人体脏腑、经络功能、气血运动的基本过程。此病案中，患者经多方治疗仍迁延不愈，若遵循常法，跟随患者的思路纠结于单侧汗出，则气机仍处于郁滞状态，时间过长，可能更不利于减轻病证，汗液定然不能收敛。而柴胡加龙骨牡蛎汤条文中有胸满、烦、一身尽重、不可转侧的症状，皆能看成一种抑郁状态的表现，故此方可调节气机升降、调理肝气，针对少阳兼有表里、三焦病证的治疗，使得患者全身气机舒畅，汗液化生过程恢复，则汗出症状可除，身烦热的状态也能消散。以此看来，患者心中烦热的特征，必然不能看成是因火热之邪煎熬津液所成，若妄用寒凉清下之剂，气机更不得舒畅，反而会兼夹或寒或热、或上或下、或有或无的异常感觉，病情看起来更加复杂，若困惑于此，治疗的重点便更加难以把握，因此，在综合分析症状时一定要结合脉证，善于抓住疾病发展的总体趋势。

10. 朱进忠用十四味建中汤治疗再生障碍性贫血

【原案】

郭某，男，17岁。鼻衄时发时止，疲乏无力3年多。被诊断为"再生障碍性贫血"。先以西药治疗两年无效，后又配合中药清热凉血、滋阴补肾、补气养血等剂近1年亦无明显效果。审其除鼻衄、紫斑、疲乏无力外，并见面色萎黄、消瘦乏力，纳呆食减，舌质淡白，舌苔白润，脉沉细弦。综合脉证，思之：面色萎黄者，脾病也，血虚也；舌淡、苔白润者，气血俱虚，脾胃虚寒也；脉沉细弦者，气血俱虚，脾虚木乘也。综而论之，乃气血俱虚，脾胃虚寒，木邪犯土，脾虚不得生血、统血也。治拟益气养血，健脾温中，方药：黄芪7g，肉桂3g，生地黄6g，川芎3g，当归6g，生白芍6g，人参6g，白术6g，茯苓6g，炙甘草6g，麦冬6g，半夏6g，附子0.1g，肉苁蓉4g，生姜1片，大枣3枚。

服药6剂，食欲增加，精神好转。继服20剂后，鼻衄、紫斑均消失，血红蛋白亦由60g/L增至90g/L。再服120剂，诸症消失，血红蛋白恢复至150g/L，愈。

【赏析】

再生障碍性贫血属中医学"虚劳""血证"范畴，以出血为主要症状。中医学认为本病以外感六淫邪毒、饮酒过多、嗜食辛辣厚味、烦劳过度及情志过极为主要因素，伤及机体气血、脏腑，尤以脾肾为根本。出血者以热毒入于营血者居多，故临床医家多以清热凉血治之；肾阴亏损、气血俱虚者亦不少，故多以滋阴补肾、补气养血之法治之。然而血热妄行、肾阴亏损、气血俱虚者虽多，却并不是此患者所属类型，因此还需要认真地分辨疾病的性质。本案中出血、面色萎黄、舌苔白润、脉沉细弦等症状皆提示气血虚衰。气血作为构成和维持人体生命活动的物质基础，不可或缺，理当采用化生气血之法，然前医已用补益气血之法，但未取得效果，此之为何？细思之下，气血的生成需要依靠中焦脾胃运化，正如《灵枢·决气》所云："中焦受气取汁，变化而赤是谓血。"本案当中不但气血俱虚，而且出现纳呆食减的脾胃虚寒表现，此时若单予补气养血，必然壅脾害胃而血不生，脾不统血，亦不能在补益气血的基础上稍行健脾温中，采用单纯的药症对应关系，以无所不备，则无所不寡，脾胃运化能力本弱，仍用大剂量补益之剂，则脾胃之气既伤，而气血亦不能充，故采取补益之法时，首先需要提高脾胃运化功能。

在补益时，还需先考虑精血同源的因素，肾为先天之本，主骨生髓，化精生血；脾为后天之本，气血生化之源，运化的水谷精微可充养肾精。脾肾功能协调则可生精化血，若脾肾久疾，耗气伤阳，以致肾阳虚衰，不能温养脾阳，或脾阳久虚不能充养肾阳，则最终导致脾、肾阳气俱虚，可致水谷不化，气血和肾精化生不足、脾失统血致气血亡失，全身失养，虚损衰竭皆至而引发本病。正如《医宗必读》曰："夫人之虚，不属于气，即属于血，五脏六腑莫能外焉，而独举脾、肾者……两脏安合，一身皆活，百疾不生。"因此在治疗时朱老采用十四味建中汤，在健脾养胃的基础上予以补肾助阳。

十四味建中汤者，为十全大补汤加附子、肉苁蓉、麦冬、半夏，为宋代《太平惠民和剂局方》中的方剂，朱老以此方为治疗气血亏虚、脾肾久虚、久劳虚损的效方。此方以四君子汤和四物汤为基础健脾养胃、调补气血，配伍附子、肉桂补元阳、暖脾胃，助气血生化，又以麦冬益胃生津、半夏辛温沉降，入脾则使湿去脾健而无生痰之所，入胃则使气降而胃和，故有燥湿化痰、降逆止呕、散结消痞之功。喻嘉言《医门法律》亦曰："十四味建中汤治脏气素虚，以之两建其脾、肾之阴阳。盖虚劳病多本脾、肾，故引申建中之法以治之。"此病中亦有阴斑症状，与此相合，汪昂云其治阴斑劳损："亦有阴症发斑者，淡红隐隐，散见肌表，此寒伏于下，逼其无根之火，熏肺而然，若服寒药立毙。"可见朱老采用此种治法为依据前人诊治经验，以十四味建中汤温补脾肾，治荣卫不足、脏腑俱伤、积劳虚损、失血虚极、脾肾久虚，谨守病机，广泛用于胃脘痛、产后畏风、崩漏、奔豚等各种疾病。

11. 门九章用小儿异功散加减治疗真性红细胞增多症

【原案】

雒某，男，31岁。化验血常规，提示血红蛋白190g/L，平均红细胞体积119fL，均高于正常值；平时抽烟，面色暗，嘴唇紫，体形圆胖。舌中、舌根苔偏厚，脉沉。诊断：真性红细胞增多症。

方药：小儿异功散加减。炒白术9g，茯苓12g，炙甘草6g，陈皮6g，枳实9g，薤白9g，全瓜蒌12g，生姜9g。10剂，2日1剂，晚饭前空腹温服。

二诊　血红蛋白179g/L，较前略下降，检查肺通气功能正常，血氧饱和度97%，有憋气、气喘感，咳嗽不多，怕冷，二便正常，怕冷。现服西药羟基脲以抑制骨髓造血，疑肺动脉高压。嘴唇发绀，舌红苔白厚，脉较前不沉。方药：①小儿异功散去参合枳薤桂半汤。枳实9g，薤白9g，姜半夏

9g，桂枝6g，紫苏子9g，生姜9g，炒白术9g，茯苓12g，炙甘草6g，陈皮6g。上方10剂，晚服用，2日1剂，1日1次。

三诊　纳食可，排气多，大便黏，怕冷减轻，心慌，情绪可。舌暗，苔白厚腻，脉沉。

方药：①香砂六君汤加紫苏子。党参9g，炒白术9g，茯苓12g，炙甘草6g，陈皮6g，姜半夏6g，木香4g，砂仁4g，紫苏子9g。②枳薤桂半姜汤。枳实9g，薤白9g，姜半夏9g，桂枝6g，生姜9g。上两方各10剂，2日1剂，早、晚交替服用。

【赏析】

真性红细胞增多症为一种慢性血液病，因骨髓中造血细胞发生变异，以红细胞异常增多为主，甚至血小板也可增多。然红细胞数目虽多，其携氧功能是否达标，却未可知。过多红细胞瘀积在大血管内，造成大血管黏稠，处于瘀血态，是功能阻滞；而末端小血管却因血液过于黏稠而灌注减少，处于缺血状态，是功能不足。肺门为大血管走行处，肺内部全为毛细血管聚集，大血管瘀血易致肺门高压，肺毛细血管网换气功能减弱则全身缺氧，该患者面暗、唇紫，有憋气、气喘感，已经是瘀血伴缺氧态，故怀疑肺门高压。身体内有形之物质属阴，而无形之功能属阳，患者红细胞虽多而功能不足，属阴多阳少，根据患者表现，可将其归为胸痹，为心肺同病，正符合"阳微阴弦"。肺主一身之气，心主血脉，其病理因素主要为气滞、痰浊、血瘀。治疗时首先注重疏通心肺，用枳薤桂半汤，枳、薤宽胸理气，枳、夏降浊，桂、薤宣痹通阳，桂、姜通脉行瘀，故用此方可缓解胸闷、气喘之症。另一方面，患者体形较圆胖、便黏、苔厚，故治疗时用小儿异功散去党参或香砂六君汤理气去浊，帮助调理脾胃，从源头上减少痰浊的生成。此病虽无好的治愈方法，但能在生病基础上，中、西医同时治疗，达到一种稳态，患者无不良感觉，亦是良效。

12.马文辉用桂枝加龙骨牡蛎汤治疗盗汗

【原案】

闫某，男，33岁。患者10年前无明显诱因出现冬季夜间汗出不止，春、夏、秋季无夜间汗出，每年冬天均外出就医，诊断为"自主神经功能紊乱"。但治疗效果均不理想，经人介绍就诊于我科。现症见患者自觉半夜11点到1点之间汗孔开，汗出淋漓不止，疲乏，性功能下降，腰酸背困，纳可，大便稀，小便调，睡眠因汗出而受影响。舌淡红，苔白，脉聚。诊为盗汗，拟桂枝加龙骨牡蛎汤加减。方药：桂枝6g，白芍10g，牡蛎20g，龙骨20g，苍术10g，茯苓10g，鸡内金10g，茵陈15g，仙茅6g，淫羊藿10g，川续断10g，桑寄生15g，生姜3g，炙甘草3g，大枣10g。7剂，水冲服，日1

剂，早、午、晚饭前服。

二诊　患者服上方后汗出愈。20余日后汗出再度复发，梦后盗汗，潮热，肌肉酸困。方药：黄芪10g，麻黄根10g，羌活10g，生甘草3g，当归10g，黄芩10g，姜半夏9g，麦冬10g，生地黄10g，猪苓10g，苏木10g，红花5g，五味子6g。7剂，水冲服，日1剂，早、午、晚饭前服。

三诊　患者服药后汗出大减，近几日口臭、黄涕、鼻塞，上方加辛夷6g、苍耳子9g、鱼腥草9g，14剂。

【赏析】

曹颖甫云："盗汗者，卫气不与营气和谐故也。"本案之盗汗，因营卫失和而致汗出，汗出日久又伤及阳气，加重其营卫失和，使腠理失密，治宜和营气以收外浮之阳，和卫气以固不守之阴，故选用桂枝加龙骨牡蛎汤治之，同时根据患者的伴随症状配伍使用健脾消食、补肾阳、强筋骨之品，药后患者汗出愈。1月后患者汗出再度复发，又选用李东垣方升阳气、健脾胃、泻阴火，亦获效，说明所用两方虽组方原则与药物俱不同，但作用相似，可以辨证灵活使用。

盗汗一证，是以入睡后汗出异常，醒后汗出即止为特征的一种病证，既可以单独出现，也可以与诸多病证同时出现。对于盗汗的认识，历代医家观点不一，但通过对《伤寒论》和《金匮要略》原文的研究及对临床病案的分析，可以得出盗汗大体上是以"营卫不和"为主的结论，这与后世医家"阴虚盗汗"的观点并不相矛盾，阴虚、阳虚均可导致"营卫不和"。通过滋阴、补阳、清热、和解少阳、调和营卫等治法，可使营卫达到和谐的状态，则盗汗可止。这很符合仲景"阴阳自和者，必自愈"的学术观点。临证时，盗汗多从阴虚论治，但其病因复杂，非单单之阴虚可以概括之，明代张景岳在《景岳全书·汗症》中指出："自汗、盗汗亦各有阴阳之证，不得谓自汗必属阳虚，盗汗必属阴虚也。"营卫不和、肾阳虚衰、湿热内蕴等亦可引起盗汗，因此对于盗汗的施治要"观其脉证，知犯何逆，随证治之"。

营卫不和之盗汗者，症见盗汗、自汗、头痛、鼻塞、干呕等桂枝汤证，是由于体内阴阳的偏盛偏衰，或表虚之人微受风邪，导致营卫不和、卫外失司，不能与营气相协调，营不内守，入睡则更剧，故盗汗也，治宜滋阴和阳、调和营卫，通过调和脾胃以达到滋化源、调气血、和阴阳、调营卫，营卫和则汗自除矣。肾阳虚衰盗汗主症表现为盗冷汗，形寒肢冷，面色㿠白，腰膝酸软，舌淡胖嫩、苔白或黑润，脉沉缓或沉细。多见于素体阳虚，或久病、年老伤阳者，为脾肾阳虚，卫外失司，加之夜寐阳入于里，合舍于阴，则约束津液之力微弱而作汗，冷汗是辨证阳虚盗汗的重要依据，治宜温肾补肺，肾阳充足，则卫表充固，汗自解也。湿热内蕴盗汗则症见脘腹闷疼痛、恶心呕吐、呃逆、不思饮食、四肢不温、盗汗、舌红苔黄或腻、脉滑，是由于湿热内蕴中焦，脾胃之气受困，卫外之气乏胃气之资助，人入睡时，阳气内伏，卫气则尤显不足，故入睡即盗汗也。治宜清化湿热，解中焦脾胃之困，使脾胃之气得以升降出入，则汗自除矣。一般而言，盗汗患者无论虚证、实证，自身都有气血阴阳虚的基础，而且盗汗患者，其病因、病机都较为复杂，病程一般都较长，都为虚实夹杂或阴阳俱虚，不应针对单个因素治疗，需要在全面兼顾整体的基础上针对主症才能取得预期疗效。

13. 郭生明用桂枝汤加味治疗定时发热、自汗

【原案】

王某，男，45岁。主诉定时发热、自汗，发热多于上午9点至中午1点之间，发作时先身热、烦躁，继则汗出，汗后自觉怕风。日日如此。迁延反复两月余。患者多处求医，西医检查未见异常，考虑为"自主神经功能紊乱"，均嘱规律作息，戒烟酒，处谷维素及复合维生素等药；中医多辨为气虚发热、肝肾阴虚、湿热蕴蒸，治以甘温除热、滋阴清热、清热利湿，均无显效。其余脉症：脉缓，舌淡苔白，口略干，稍腻，饮食、二便正常，身稍感困重。患者发病2月

余，问诊过程声音浑厚、精神饱满，未见虚象，遂追问病史，经回忆，诸症皆出现于感冒轻症之后。辨为营卫不和，风湿困扰。处以桂枝汤加味，方药：桂枝10g，白芍10g，炙甘草6g，羌活10g，防风10g，生姜3片，大枣4枚。3剂，水煎服，并嘱上午病发之前加服一顿，温服汤药后服热粥，若实在不便则饮热水，设法稍发汗，汗落之前切莫见风，忌生冷、油腻及刺激性饮食。

服药2日后患者来电，喜出望外，诉服药一日，竟诸症未发，询问余药如何处置，嘱停药不服，再未有复。

【赏析】

在医圣张仲景的《伤寒论》中，桂枝汤是第一方，此方解读颇多，应用颇广，后世不吝赞美之词，称此方为"伤寒第一方"，甚至为"千古第一方""群方之冠"。

根据《伤寒论》原文，桂枝汤本治疗外感风寒表虚证，后人亦称"太阳中风证"。用治头痛发热，汗出恶风，鼻鸣干呕，苔白不渴，脉浮缓或浮弱者。然其之所以有如此高的美誉，恰恰因其主治远不限于此。临床初学者运用桂枝汤，容易陷入只敢将桂枝汤拿来作为外感表证阶段处方的思维误区。历代医家对桂枝汤均有见地。刘渡舟先生就认为：本方可贵之处，在于它有调和阴阳的作用，并有"治病求本，本于阴阳"这一涵义。方中五味药物，分阴阳两类，即桂枝、生姜为阳，白芍、大枣为阴，至于炙甘草则介于阴、阳之间而能兼顾。桂枝、生姜辛温为阳，能发散卫分风邪，白芍、大枣酸甘化阴，以滋荣分之阴，炙甘草温中补气，兼调荣卫而谐和阴阳。因此，桂枝汤在外能调和营卫，在内能够调和气血脾胃。

本案中，患者精神、精力俱佳，随诊学生自觉无证可辨，但医者详参四诊信息，即联想到多条伤寒条文。

如第13条："太阳病，头痛，发热，汗出，恶风，桂枝汤主之。"柯韵伯解读："此条是桂枝本证，辨证为主，合此证即用此汤，不必问其为伤寒、中风、杂病也。"

如第53条："病常自汗出者，此为荣气和。荣气和者，外不谐，以卫气不共荣气谐和故尔。以荣行脉中，卫行脉外。复发其汗，荣卫和则愈。宜桂枝汤。"徐灵胎解读本条："自汗与发汗迥别，自汗乃荣卫相离，发汗使荣卫相合。自汗伤正，发汗驱邪，复发者，因其自汗而更发之，则荣卫和而自汗反止矣。"

如第54条："患者脏无他病，时发热、自汗出而不愈者，此卫气不和也。先其时发汗而愈，宜桂枝汤。"

如第9条："太阳病欲解时，从巳至未上。"此处对"欲解"二字的理解确需临床体会。刘渡舟先生认为，这条说明人与自然阳气有相互统一的关系，对于预测疾病痊愈时机有帮助；而胡希恕先生则认为本条无太大意义。本案医者看来，"欲解"二字与《素问·脏气法时论》中"至其所生而愈，至其所不胜而甚，至于所生而持，自得其位而起"的"起"字实乃一脉相承，"起"在此处可解为"疾病有起色"，亦可解为"疾病复发"。究其原因，实不矛盾，乃是疾病在其相应时间，人体正气抗邪相对有力，正邪对抗相对激烈，当病邪较强时，表现为复发；而病邪已弱时，则表现为有起色。本案患者发病呈现明显的时间规律，前医辨证，不甚相符。知晓此理，亦是此案坚持处方桂枝汤的侧面证据。

本案另一亮点在于，患者一剂而愈，煎服方法功不可没。之所以自汗依然发汗，前文引徐灵胎所言已阐明其理。不服余药，则是严格按方后注："若一服汗出病瘥，停后服，不必尽剂。"源于营卫已和，实不须巩固疗效，以免更发其汗而伤正。

14. 彭涛用引火汤、越鞠丸合小柴胡汤治疗糖尿病

【原案】

秦某，女，61岁，体检发现血糖升高，空腹血糖18mmol/L，后经医院诊断为"2型糖尿病"。空腹血糖16.51mmol/L（参考区间：3.9～6.1mmol/L），尿糖

（++++），糖化血红蛋白12.2%（参考区间：4.0%~6.0%）。口服二甲双胍肠溶片1片，每天1次；拜糖平半片，每天3次。血糖控制不理想。刻下症见：体软乏力，后半夜口干，怕冷，潮热、多汗，近一年来体重下降5kg，腰部烘热感，双下肢憋胀，眠稍差，纳一般，二便调，舌淡苔薄白，脉弦细。方药：熟地黄30g，巴戟天15g，五味子10g，茯苓15g，麦冬15g，天冬15g，苍术15g，香附15g，川芎15g，炒栀子10g，焦神曲15g，太子参30g，鸡内金15g，陈皮15g，生姜3片，大枣3枚。

用药2周后潮热、出汗减，纳可，血糖降低，控制较为稳定，后因腹胀、纳差、胃不适，处以方药：熟地黄30g，巴戟天15g，五味子10g，茯苓15g，麦冬15g，天冬15g，柴胡15g，姜半夏10g，黄芩15g，党参30g，桂枝15g，生龙骨20g，生牡蛎20g，生姜3片，大枣3枚。继服两月后复查显示：空腹血糖7.5mmol/L、餐后血糖9.2mmol/L、尿糖阴性、糖化血红蛋白7.5%（参考区间：4.0%~6.5%）。余一般状况良好。

【赏析】

糖尿病属于中医"消渴病"范畴，消渴分为上消、中消、下消，《外台秘要·消中消渴肾消方》云："《古今录验》曰消渴病有三：一渴而饮水多，小便数，无脂似麸片甜者，皆是消渴病也；二吃食多，不甚渴，小便少，似有油而数者，此是中消病也；三渴饮水不能多，但腿肿脚先瘦小，阴痿弱，数小便者，此是肾消病也。"消渴主要病变部位在肺、胃、肾，基本病机为阴津亏耗，燥热偏盛。本例患者属于肾阴亏虚型，治当滋阴补肾、引火归元。

引火汤出自陈士铎《辨证录·卷三·咽喉痛门》，原方组成：熟地黄三两，巴戟天一两，茯苓五钱，麦冬一两，北五味二钱。书载："人有咽喉肿痛，日轻夜重，喉间亦长成蛾，宛如阳症……亦有勺水不能下咽者，盖此症为阴蛾也。阴蛾则日轻而夜重，若阳蛾则日重而夜轻矣。"陈士铎以为此："少阴肾火，下无可藏之地，直奔而上炎于咽喉也。治法宜大补肾水，而加入补火之味，以引火归藏。"故重用熟地黄为君，认为其有"大补肾水"之功；加麦冬、五味子重滋其肺金，以金水相生、旺水制火，佐以"引火而又能补水"之巴戟天之温，以令水火既济则"水趋下，而火有不得不随之势"。更增茯苓做前导，则"水火同趋，而共安于肾宫"。李可还常加天冬与麦冬，取其滋肾力胜。对虚阳浮越患者，加生龙骨、生牡蛎，取张锡纯来复汤之法，以固涩止汗、益气敛阴。加桂枝温阳散寒以助巴戟天引火归元。近年来引火汤常用于肾水不足、火不归元所致之鼻衄、倒经、舌衄、口疮、舌疮、乳衄、血崩、头痛、卒中前兆、三叉神经痛、红斑狼疮、白塞氏病和干燥综合征等。

越鞠丸所治六郁证因肝脾郁滞所致。肝郁气滞，气滞则血行不畅，或郁久化火，故气、血、火三郁责在肝；脾胃气滞，升降失常，运化失司，聚湿生痰，或食滞化，故湿、痰、食三郁责在脾胃。病虽言六郁，但皆由气郁所致，治当以行气解郁为主，使气行则血畅火清，气畅则湿化、食消、痰除。方中香附疏肝解郁，以治气郁，为君药。川芎辛香，为血中气药，既可活血祛瘀，以治血郁，又可助香附行气解郁之功，为臣药。栀子清热泻火，以治火郁；苍术燥湿运脾，以治湿郁；神曲消食导滞，以治食郁。现代药理学研究表明，越鞠丸常用于治疗慢性胃炎、功能性消化不良、消化性溃疡等消化系统疾病。

小柴胡汤证由邪在少阳，经气不利，郁而化热所致。治疗以和解少阳为主。少阳经病证表现为三焦经及胆经的病证。少阳病证，邪在半表半里，宜用和解法治之。合桂枝、龙骨、牡蛎为柴桂龙牡汤，本方中柴胡苦平，入肝、胆经，透解邪热，疏达经气；黄芩清泄邪热；法半夏和胃降逆；人参、炙甘草扶助正气，抵抗病邪；桂枝温阳通脉；龙骨、牡蛎同用可收摄潜纳，引阳入阴，收敛浮游之相火；生姜、大枣和胃气，生津。全方可平调寒热、燮理阴阳，使邪气得解、少阳得和、上焦得通、津液得下、胃气得和，有汗出而热解之功效。现代药理学研究表明，柴桂龙牡汤常用于烘热汗出、心烦急躁、焦虑不安、心神不宁等症的治疗。

15.彭涛用乌梅丸合补中益气汤加减治疗干燥综合征

【原案】

宫某，女，33岁。产后发现"干燥综合征"，类风湿因子高。体瘦，久站则足麻，口干，腮腺反复肿胀，肿时如鹌鹑蛋大小，怕风，胃怕冷，心烦，饮水尚可，大便易干燥，舌淡，苔薄白腻，脉弦细。辨证为厥阴寒热错杂，首诊予乌梅丸合补中益气汤。方药：制附子10g，桂枝15g，细辛3g，川椒10g，干姜15g，乌梅30g，当归15g，党参15g，黄连10g，黄柏10g，黄芪30g，生白术30g，柴胡10g，升麻10g。加蜜一勺，7剂，水煎服，日1剂，早、晚分服。

药后自诉口干缓解，仍有恶寒，余症亦缓解，予乌梅丸合《千金》黄芪小豆白蔹牡蛎汤，同上加蜜。方药：制附子10g，桂枝15g，细辛3g，川椒10g，干姜15g，乌梅30g，当归15g，党参15g，黄连10g，黄柏10g，黄芪30g，赤小豆30g，生牡蛎30g，白蔹15g。加蜜一勺，7剂，水煎服，日1剂，早、晚分服。药后口干继续缓解，腮腺肿胀已不明显，大便干燥也有所改善，后连续服药治疗，均以上方加减治疗，疗效显著。

【赏析】

干燥综合征属于自身免疫性疾病，免疫功能失调，身体"敌我"不分，产生抗体攻击自体，以外分泌腺为主，常表现为口干、眼干，部分患者病情呈加重与缓解交替，一般预后良好，基本不影响生活，但累及肺、血液者，多预后不良。诱因有病毒感染、自身免疫异常、免疫力低下等。常规思路或从阴虚治疗，或从温阳治疗，而本案寒热并用，补托与清泻并用，效果显著。可以从伏邪角度论治，一些慢性疾病及自身免疫病反复发作，急性期与缓解期交替出现，如智齿冠周炎、类风湿性关节炎、干燥综合征、系统性红斑狼疮等，伏邪急性发作类似"实则阳明"，正邪相争剧烈，常表现为"阳道实"，见有大便干、牙疼、咽痛、皮肤红肿等急性炎症反应，缓解期则类似虚则太阴，正邪相争不剧烈，表现为"阴道虚"，无急性炎症表现而虚象明显。治法方面，运用补益药则促进正邪相争，清泻药则抑制正邪相争。对于此类疾病的中医治疗，常需连续服药，寒热、补泻并用，根据正邪相争的程度调整药物配伍比例，调整体质之虚实偏颇，调节免疫功能，促进疾病向愈。

从发病来看，患者产后，体瘦，久站则足麻，为气血亏虚的表现。症状分析，既有口干、腮腺易肿胀、心烦、大便易干燥之一派热象，又有胃怕冷、怕风之一派寒象，辨证为寒热错杂，临床中常用乌梅丸加减治疗各种自身免疫病，如系统性红斑狼疮、干燥综合征等，独证为肝胆两经、寒热错杂，免疫相关。乌梅丸为《伤寒论》厥阴病方，太阴、少阴、厥阴的关系是三阴递进，太阴可单独致病，少阴病则在太阴病基础上发展而来，厥阴病必有太阴、少阴的病理基础，处方亦如此，例如太阴病的理中汤（干姜）、少阴病附子理中汤、桂附理中汤（干姜、附子、肉桂），厥阴病的乌梅丸（干姜、附子、肉桂、川椒），所以厥阴病是三阴皆病而以厥阴为主，方中细辛加强散寒之力，党参、当归扶正益气血，乌梅为厥阴经要药，具辛酸之性，有化甘之势，得木气"曲直"之性最全，《素问·脏气法时论》："肝苦急，急食甘以缓之……肝欲散，急食辛以散之，用辛补之、酸泻之。"黄连、黄柏苦寒清泻邪火。需要注意的是，《金匮要略》记载乌梅丸的煎服法："与蜜杵二千下。"蜂蜜味甘，解毒，优质蜂蜜有强烈的抗炎作用，日本汉方医家大冢敬节认为露蜂房有类似激素样作用，不仅可用于痈、疖，也可用于急性淋巴腺炎等，对青霉素等抗菌素无效的疾病有显著疗效。同时乌梅丸汤药口味独特，辛辣、酸、苦之味并具，患者常诉难以下咽，加蜜能缓解下咽之苦。

患者产后，体瘦，个子不高，气血亏虚，属太阴气血亏少之体，且又有正邪相争的表现，口干、腮腺肿胀、大便干、人怕冷，寒热错杂，《千金》黄芪小豆白蔹牡蛎汤补托与清泻并用，赤小豆、黄芪、白蔹、牡蛎各等分，为末，酒服方寸匕。以当归替酒养血合营，黄芪温卫固表、托毒外出，两药合用温补太阴气血，赤小豆清利湿热以消炎，白蔹、牡蛎除虚热，为太阴虚实相兼、温补与清热共用之方。

16.张英栋用麻桂剂合升降散及甘草泻心汤治疗脑瘤后遗症

【原案】--

患者，男，17岁。2岁时做了脑瘤手术，原先出汗正常，手术后出汗能力丧失，冬天易起冻疮，经常面部通红，近六七日"感冒"，口疮有三四日。刻下：怕冷，巅顶疼痛，面红，嗜睡，乏力，就诊时都无法抬头，昏昏欲睡，大便五六日未解，但自述平素解时不干。左脉细弦，右脉缓弱。以麻桂剂合升降散及甘草泻心汤为治，方药：生麻黄3g，桂枝9g，赤芍9g，杏仁9g，僵蚕9g，藿香6g，生大黄6g，生甘草24g，干姜18g，黄连6g，黄芩6g，大枣10g，姜半夏15g。2剂（免煎颗粒）。为保安全，嘱必要时查脑CT、甲状腺，请神经内科会诊。第二日下午患者母亲电话告知，服一次药后大便行，神清，又服1剂，已经如常，嘱停药，余半剂未服。

二诊 与前一诊判若两人，平素既怕冷又怕热，吃饭后会马上大便，嘴里发干，唾液少。刻下：手心热，左脉细弦，右脉细滑；舌淡红，苔黄厚腻。方药：生甘草24g，干姜18g，黄连6g，黄芩18g，大枣10g，姜半夏15g，藿香3g，生大黄3g。5剂。

【赏析】

脑瘤在中医可归属于"头痛""真头痛""痫证""眩晕""厥逆"等范畴。多数医家经过长期临床观察，认为脑瘤病位在脑，与肝、脾、肾密切相关，病机总属本虚标实、虚实夹杂，本虚以肝、脾、肾亏虚，脑髓失养为主，标实责之风、痰、瘀、毒诸邪上扰清窍。患者是2岁患得此病，可见其体质素虚，先天不足。手术后，患者出汗功能丧失，出汗本为人之本能，是排邪的途径之一，邪气不得外散，郁热积聚体内，致使患者面部时常通红，邪气久居体内，亦会消耗阳气，从而出现怕冷、冻疮、昏睡、头痛、无力等症状。六腑以通为顺，大便的通畅有赖于肺气、胃气的肃降，以及肺阴、脾阴的濡润，正气不足，自然阴阳俱虚，肠道动力不足，故数日未便。总而言之，患者属阴阳化生不足、气机升降异常的情况。面对这样的患者，张英栋教授并没有一味使用补益药，而是先调动患者向下、向外的排泄通道，如方中所示，麻黄、桂枝调理体表的营卫之气，以振汗出功能，并解风寒之邪；僵蚕、蝉蜕升阳中之清阳，姜黄、大黄降阴中之浊阴，一升一降，内外通和，以除杂气、流毒；另有黄连、黄芩消余热，半夏、干姜、大枣、甘草补胃气，张英栋教授将温病、伤寒经方杂糅为一方，治疗久病正气损伤且气机失常的患者，取得很好的疗效。二诊时，患者正气已复，故而"判若两人"，患者症状已解。平素饭后急须大便，且舌苔厚腻，此为湿邪过重，又患者口干、唾液少，身子不耐寒热，可见脾胃之气仍需培护，于是张师侧重使用甘草泻心汤以温中补气，加少许藿香、大黄清热祛湿，从而使疾病获得痊愈。在《本草经集注》中记载，甘草不仅可以治疗五脏六腑之寒热邪气，还可坚筋骨、长肌肉、通经脉、利血气等，功效之多，无愧于"国老"的称号，所以张仲景以它为君药来治疗久下胃虚引起的肠鸣下利。现实中，甘草的功效并未得到应有的重视，医生往往将其用于调和诸药，剂量亦多为6 g或9 g。张英栋教授此案为我们树立了经方使用的典范，用中等剂量的甘草、干姜和大枣等药物即可治疗因中气亏虚而导致的脾胃病证。

（赵雨薇）

第 二 章 骨外科

1. 柴浩然用当归四逆汤治疗冻疮

【原案】

李某，男，55岁。患者发生冻疮已20年，每年9～10月发生。曾用猪血洗手、茄树枝水煎洗手、辣椒树枝水煎洗手、雀脑外贴等均无效果。今10月13日冻疮又作，手足及两颊、两耳肿痛、色紫，有少数部位破溃结痂，舌苔淡白，脉象沉迟。此为冻疮，因素体阳虚，气血不足，以致遇暴寒后气血运行不畅、气滞血瘀而成。治宜和营祛寒，温经通脉。拟用当归四逆汤治之，方药：当归30g，桂枝9g，炒杭芍9g，细辛3g，木通9g，炙甘草6g，大枣5枚。5剂，水煎服。

二诊 服完上药，手指及足部肿消，耳部结痂亦见脱落，病瘥十之四五，仍宗上方加党参9g，继服5剂，之后肿消痂落而愈，入冬未再复发。

【赏析】

冻疮是冬季的一种常见皮肤病，具有季节性发作、易复发等特点，手、足等多部位均可发生，表现出局部皮肤红肿、发热时痒痛等症状，严重时甚至溃烂。西医治疗冻疮以冻疮膏外涂为主，发挥消肿、促进局部循环的作用，用药后疗效较好，但其对降低冻疮复发率影响不大，相对忽略复发问题。中医认为冻疮成因如下。一者暴寒直中，寒毒侵袭，致使气血凝滞而成；再者素体虚弱，不耐久冻，触冒风寒，血虚寒束而致。当归四逆汤具有温经活络、养血通脉的功效，是张仲景为血虚寒凝的厥证而设，冻疮符合此病的机理，经临床证实治疗冻疮确实有很好的疗效。

本文所论当归四逆汤出自《伤寒论》第351条："手足厥寒，脉细欲绝者，当归四逆汤主之。"本条所言证治当属厥阴病，脉细欲绝为血少，血少则手足厥寒，全书仅此处用"厥寒"形容，故可知当归四逆汤方既治血少，又治有寒，可内补血气、外和营卫，临床常用治冻疮、血栓闭塞性脉管炎、无脉症、雷诺病、痛经、小儿麻痹、肩周炎、风湿性关节炎等属血虚寒凝者。临床所治冻疮以儿童、女性和末梢血液循环不良者多见，好发于血液循环不良的耳、鼻、手指、足背、足跟、趾背等处。《素问·至真要大论》云："诸痛痒疮，皆属于心。"心主血脉，围绕从心论治，当归四逆汤始终贯彻"温通"二字，即温阳散寒、疏通血脉，本方以桂枝汤去生姜，倍枣，加当归、通草、细辛组成，方中当归甘温，养血和血，白芍养血和营，助当归补益营血，两者共用，润以滋之；桂枝辛温，温经散寒，温通血脉，细辛温经散寒，助桂枝温通血脉；通草通经脉，以畅血行；大枣、甘草益气健脾养血，重用大枣，既合归、芍以补营血，又防桂枝、细辛燥烈太过而伤及阴血，全方共奏温经散寒、养血通脉之效，临证凡见血虚寒滞、湿痹挛痛之证，皆可用此方治之，故此方在临床应用十分广泛，对各种冻疮均有良效。此例患者每年9~10月就发病，因素体阳虚，气血较弱，至秋末冬初，阳气渐衰，阴寒尤甚，以致气血运行不畅，气血凝滞而成冻疮，故选用当归四逆汤，以桂枝、细辛散表里之寒邪，温通血脉；通草，古时通草即现在的木通，可通利血脉；再加党参复阳益气，合方可有温经散寒、复阳养血通脉之功。该法着眼于本，与猪血、茄树枝外洗仅能改变局部血行、只治其标者不同。患者共服10剂，便阳气复、阴血生、寒邪散，脉行畅通，20年宿疾，半月而愈。

当归四逆汤是经典的厥阴病方，传统的温经散寒方，具有治厥寒、疗挛痛的功效，临床应用颇为广泛，只要对证，均可应用。临床上亦有以当归四逆汤外用治疗冻疮者，将熬煮后的药液与药渣一起倒入盆（桶）内泡手或足，每次20~30min，每天3~4次，内服结合外洗治疗冻疮能明显缩短疗程，效果更佳。此外，冬季来临之际，用此方浸泡手、足，也可起到预防冻疮发生之功效。寒冷季节应注意锻炼，增强机体抗寒能力；户外活动时还应注意防寒保暖，戴好手套、帽子，穿厚袜和棉鞋；受严寒侵袭后，不可立刻靠近火炉或暖气烘烤，也不可泡在热水中，否则容易加速组织坏死，应逐步加温，使血液循环缓慢地恢复正常。

2. 刘绍武用葛根汤合桃核承气汤治疗手足肿痛

【原案】

李某，男，40岁，工人。患者于4年前开始肩关节疼痛，3年前冬又出现手指各关节肿胀、疼痛，骨节逐渐变形，屈伸不灵便，在某医院诊为"类风湿性关节炎"，服西药、中药，2年余不仅无明显效果，反而渐重，今就诊于门诊：脉平，舌紫暗，处以葛根汤合桃核承气汤加王不留行60g，服上药4剂，关节肿痛消失，手指可以屈伸，关节变形无明显变化。

【赏析】

关节红肿疼痛属于中医"痹证"的范畴，痹证是以肢体筋骨、关节、肌肉等处发生疼痛、酸楚、重着、麻木，或关节屈伸不利、僵硬、肿大、变形及活动障碍为主要表现的病证。因其发病多与风、寒、湿、热之邪相关，故病情呈反复性，病程有黏滞性、渐进性等特点。西医学中的痛风、风湿性关节炎、类风湿性关节炎、强直性脊柱炎、骨性关节炎均属于本病范畴。张仲景《金匮要略·中风历节病脉证并治》中载有"历节"之名，将历节的特点概括为"历节疼痛，不可屈伸"，并采用桂枝芍药知母汤及乌头汤作为治疗方剂。叶天士对于痹证日久不愈则有"久病入络"之说，主张用活血化瘀法并重用虫类药物以活血通络；王清任在《医林改错·痹证有瘀血说》中认为痹证与瘀血关系密切，可用活血化瘀的身痛逐瘀汤治疗。

基于历代医家的论述及《伤寒论》中的思想，刘老在面对痹证时，一方面从外邪上入手，以祛风散寒解肌的药物进行治疗；另一方面又以活血化瘀的药物通经活络，并将身体肌表的痹证称作"表部部证"，确立表部部证的统一治法为和营解肌，其主要方剂是葛根汤，葛根汤中桂枝汤、麻黄汤的方性俱在。葛根、麻黄以治太阳，桂枝汤以治厥阴，葛根汤是表部合治之方。在表部难以辨清太阳、厥阴病时就用葛根汤治疗。如类风湿性关节炎，表现为头项强痛、发热畏寒、手足冷、关节痛，只能定位，难定病性。选用葛根汤治疗，就能收到较好的效果，这就是表部统一性治疗的例证。最后，针对特殊的疾病选择不同的方法。

对于该患者而言，手指各关节肿胀、疼痛，骨节逐渐变形，屈伸不灵便，且病程较长，已经有了明显的瘀血和痰饮，并不单单是感受外邪，因此在祛除外邪的过程中，还应用桃核承气汤。桃核承气汤是治疗里阳证的一个重要方剂，所谓里阳证，指的是以大便难、胃家实、自汗出、发潮热为主要症状的疾病，它来自"阳明病，胃家实"，其主要治法为苦寒泄热、软坚泄实。该患者虽然没有里实热的症状，但是关节红肿、疼痛，已经有了瘀血的症状，有诸内者，必形诸外，体内必定也有瘀血，因此刘绍武教授以桃核承气汤合葛根汤进行治疗。

最后，关于葛根汤，为辛温解表剂。具有发汗解表、升津舒筋之功效。是治疗风寒束表、太阳经输不利（或内迫大肠）证的常用方剂。主治外感风寒表实，项背强，无汗恶风，或自下利，或血衄者；痉病，气上冲胸，口噤不语，无汗，小便少，或卒倒僵仆者。刘绍武教授将其灵活地应用到身体各部，治疗多种关节病变。

3. 刘绍武用理心复脉汤治疗血栓闭塞性脉管炎

【原案】⋯⋯⋯⋯⋯⋯⋯⋯⋯⋯⋯⋯⋯⋯⋯⋯⋯⋯⋯⋯⋯⋯⋯⋯⋯⋯⋯

郭某，男，32岁。左足大趾、次趾疼痛，其色由赤而紫，且延伸至小腿内侧，经某医院诊断为"血栓闭塞性脉管炎"，病程两年余。症见患趾厥冷，足趾紫黑，其势欲溃，疼痛剧烈，以致彻夜不寐，步履艰楚，面容憔悴，寸口脉弦细，趺阳脉不应。投以理心复脉汤。初服本方后疼痛加剧，半小时后疼痛大减，再服则反应也减，以至消失。十数天后，溃破出脓。又过10余天，脓尽肉生，患趾可弯曲，且色转为淡红，厥冷转温，趺阳脉可按得，行走较为方便。共治疗3个月，完全恢复正常。续服20剂，以巩固疗效。随访3年，健康如常。

【赏析】

该患者为血栓闭塞性脉管炎，中医称为"脱疽"。青壮年男性多发，其病机为寒热错杂，虚实相兼。四末乃阴阳经脉交会之所，血凝络脉，阴、阳气不相顺接而为厥，瘀久则化热为腐，坏死脱落。刘老将其诊断为"厥阴病"，方选当归四逆汤温通血脉，由于是瘀毒日久，故合四妙勇安汤清热解毒。通则痛止，通则厥温，通则脉复。又合用桃核承气汤清理肠道黏液的积聚，黏液不随营养物质吸收入血，血液得清，则血管之阻塞也可得以纠正。用到临床，符合事实，使疗效增加，疗程缩短。

这就是刘老自创的"理心复脉汤"，其组成是：当归30g，桂枝10g，赤芍15g，通草10g，川椒10g，丹参30g，益母草30g，王不留行30g，川郁金15g，蒲公英30g，金银花15g，玄参30g，鸡血藤30g，黄芪30g，潞党参15g，川牛膝10g，桃仁30g，大黄10g。治则：温经活血、清热解毒、补气益血。

该方是依据当归四逆汤进行加减使用的，相关条文是："手足厥寒，脉细欲绝者，当归四逆汤主之。"血栓闭塞性脉管炎的发生多因素体阳虚，又有寒邪，血液不得运于四肢末端，特别是肾阳虚衰，温煦失司，血行不畅，瘀滞脉络而为病，加之感受寒湿之邪，客于血脉，脉络凝滞，壅遏不通，而成脉络寒凝证。本病以阳虚为本，寒湿邪入侵是最主要的外因，正如《素问·举痛论》所言："寒气入经而稽迟，泣而不行，客于脉外则血少，客于脉中则气不通，故卒然而痛。"寒邪阻滞经脉，致气血运行不畅而出现疼痛。《注解伤寒论·辨厥阴病脉证并治》进一步指出："手足厥寒者，阳气外虚，不温四末。脉细欲绝者，阴血内弱，脉行不利。"因此治以温阳散寒、活血通脉之法。

当归四逆汤方以桂枝汤去生姜，倍大枣，加当归、通草、细辛组成。血虚寒凝，故用甘温之当归，归经入肝，补血和血，为温补肝经之要药；桂枝辛温，温经通脉，以祛经脉中客留之寒邪而畅通血行，二味共用为君，是养血温通之法。以白芍、细辛为臣，白芍养血和营，与当归相合，补益营血，与桂枝相伍，内和气血；细辛辛温，外温经脉，内温脏腑，通达表里，以散寒邪，可助桂枝温经散寒。通草为佐，以通经脉。甘草、大枣味甘，益气健脾，调和诸药，重用大枣，既助归、芍补血，又防桂、辛之燥烈太过，免伤阴血，是以为使。诸药合用，温而不燥，补而不滞，共奏温经通脉之功效，使阴血充、客寒除、阳气振、经脉通，遂手足温而脉亦复。

历史上对其加减常常有以下几种：①若腰、股、腿、足疼痛属血虚寒凝者，加川续断、牛膝、鸡血藤等活血祛瘀止痛；②妇女痛经属血虚寒凝者，加香附、乌药等温经行气止痛；③男子寒疝，睾丸掣痛，牵引少腹冷痛，肢冷，脉弦者，加乌药、小茴香、高良姜、香附等理气止痛；④手足冻疮，不论初期未溃或已溃者，均可加羌活、独活、白芷等散寒止痛；⑤加吴茱萸、生姜，又可治本方证内有久寒，兼有水饮呕逆者；亦可用治女性血虚寒凝之经期腹痛，及男子寒疝，睾丸掣痛，牵引少腹冷痛。

4. 柴浩然用桂枝新加汤治疗痹证

【原案】

王某，女，30岁。患者素体较虚弱，身易汗出，近月余自觉肢体关节疼痛，游走不定，身体有拘急感，经某医院西医诊断，疑为"游走性关节炎"。患者巧遇柴老在黄河沿岸巡回医疗，前来就诊。查其舌苔薄白，脉微迟涩，诊为体虚营卫失和，久汗营血耗损而成痹痛。

治以调和营卫，通阳补虚。处以桂枝加芍药生姜各一两人参三两新加汤合芍甘汤，方药：桂枝9g，炒白芍30g，炙甘草9g，鲜生姜15g，大枣（去核）8枚，党参15g。2剂，水煎服。

二诊 服药后自汗止，身体拘急轻微，肢体关节疼痛亦减大半，脉象渐趋缓和，原方续服2剂。诸症皆平，一切情况良好，停药。

【赏析】

桂枝加芍药生姜各一两人参三两新加汤为仲景治太阳病发汗太过，致气营不足而立。此方因发汗过多，致身体疼痛、脉见沉迟等而设，实非治痹证之方。患者体虚自汗，营卫不调，汗出日久则伤耗营血，筋脉失其濡养，卫阳不得宣通而成痹痛，柴老以桂枝新加汤治疗。由此可见，柴老运用古方，既不拘泥于古方，又不失其原则。

在《素问·痹论》中："帝曰：'荣卫之气亦令人痹乎？'岐伯曰：'荣者……卫者……逆其气则病，从其气则愈，不与风寒湿气合，故不为痹。'"营卫之气可以濡养调节、卫外固表、抵抗外邪，风寒湿邪恰逢营卫之气逆乱，周身得不到濡养、护卫之时入侵，则发为痹，强调了营卫不和是病机关键。本例患者素体较虚弱，人体的正气不足，机体防御外邪的能力下降，容易招致风、寒、湿等外来邪气的侵袭而致病，所谓"邪之所凑，其气必虚"；患者身易汗出，腠理疏松，肌表不固，日常生活中忽视预防调摄，未防寒保暖，或触冒风寒之邪，或汗出当风，或贪凉食冷，都可致风、寒、湿之邪气乘虚而入，闭阻经脉，流注关节而发病，正所谓"两虚相感，乃客其形"。营以血为基础，卫以气为基础，气血之流行即是营卫，营卫失调，腠理不固，汗出无度，又感风、寒、湿三气，与之合而为痹；营卫协调，虽感风、寒、湿三气，亦不为痹。治疗上重视调和营卫、固表止汗，使肌腠致密，邪气不得入里。调和营卫法的临床应用以桂枝汤类方为代表，其中桂枝新加汤是桂枝汤倍白芍、生姜，加人参而成，桂枝汤酸甘养营血、辛甘益卫阳，可调理脾胃，调和营卫；重用白芍和甘草以和营养血，缓急止痛；加重生姜用量，外协桂枝宣通阳气，内合大枣、炙甘草畅中焦，利气血生化之源；人参益气生津养营，补汗后之虚；在配伍上，桂枝得人参，大气周流，气血足而百骸理；人参得桂枝，通行内外，补营阴而益卫阳，全方共奏调和营卫、益气养营、缓急止痛之功。

本例患者素体虚弱，身易汗出，营血耗损，经络失充，四肢百骸失养，"不荣则痛"，而致身体不同部位出现疼痛。虽无明确的太阳伤寒发汗太过的病史，但患者汗出较多，营卫气血已遭耗伤。另外，四肢疼痛与气候变化无明显关系，痛处不怕风畏寒，此显然与一般的风寒湿痹有所不同。此以营气阴血不足为主，寒湿阻滞为次，故以仲景桂枝新加汤加减进行治疗，以桂枝汤原方调和营卫，芍药甘草汤，白芍加为30g，以和营血、缓急止痛，新加汤加生姜，宣通卫阳，本案易人参为党参并加为15g以益气养营，共服4剂，营卫调和，营血渐复，卫阳宣通，病遂告愈。细辨该方，蕴含着桂枝甘草汤、芍药甘草汤，桂枝甘草汤有温心阳以扶正止汗之效；芍药甘草汤可起到养血柔筋、缓急止痛之功，方中有方，层层相扣，共同发挥着调和阴阳、扶正祛邪除痹之功。

张仲景所创桂枝汤，以"调和营卫"立法，既可治疗外感表虚证，又可治疗汗证、身痛等虚实夹杂的内伤杂病，所治病证广泛。只要辨证准确，抓住"营卫不和"的关键病机，则不必拘泥于原方的脉证完全相符，尽可大胆在临床上应用桂枝汤，这也为后世医家进一步研究桂枝汤的应用范围提供了宝贵的经验。

5.门九章用肾气汤加减治疗痹证

【原案】

车某，男，29岁。脉证：患者形体肥胖，面色淡黄，尿酸530μmol/L，无夜尿，纳可，饮食不规律，饭后腹胀，患有高血压病、高脂血症、甲亢，易烦躁，腰疼、腰困，脱发，眠差，舌体大，苔厚腻，尺脉沉甚。西医诊断：痛风；中医诊断：痹证（脾肾亏虚，湿浊阻滞）。处以肾气汤加减，方药：制附子6g，桂枝6g，熟地黄18g，炒山药15g，山茱萸10g，牡丹皮9g，茯苓12g，泽泻6g，车前子9g。14剂，水蒸服，2日1剂，晚饭前空腹温服。

二诊 偶有关节疼痛，眠差，有夜尿，怕冷，大便不成形，食欲一般，尺脉沉甚。方药：①附子汤。制附子9g，党参9g，茯苓12g，炒白术9g，生白芍9g，怀牛膝9g。②参苓白术散。党参9g，茯苓12g，炒白术9g，炙甘草6g，桔梗6g，炒山药15g，紫苏子9g。两方各7剂，水煎服，2日1剂，每晚空腹温服，交替服用。

三诊 尿酸降至300μmol/L，关节已不疼痛，已戒酒，夜尿一次，大便稍好但仍稀，舌淡，苔白，尺脉虽仍沉，但有好转。方药：参苓白术散。党参9g，茯苓12g，炒白术9g，炙甘草6g，山药15g，桔梗6g，芡实9g，黄芩9g，枳实6g，砂仁5g，木香4g。14剂，水煎服，2日1剂，晚饭前空腹温服。

【赏析】

痛风是一种由于嘌呤代谢紊乱，尿酸排泄减少，导致尿酸盐沉积在关节所引起的疾病，与中医学中的痹证相似。

腰为肾府，肾虚则腰府失养，见腰膝酸软，肾其华在发，肾精生血，血能生发，发的营养虽来源于血，但生机根于肾，肾虚则表现为脱发。肾主水，肾虚则气化失司，尿液清长，并可见夜尿。脾为后天之本，气血生化之源，脾主运化水谷，只有脾气强健，水谷精微才能得以正常消化、吸收，为化生精、气、血、津液提供足够的养料，使人体脏腑、经络、四肢百骸及皮毛、筋肉得到充分的营养以维持正常生理功能。若脾虚，则气血生化不足，不能上荣于面而见患者面色淡黄，不能养神充身而见神疲乏力，不能运化水液而见舌苔厚腻呈现痰湿之象。

初诊时患者主要表现为肾虚，使用肾气汤补肾温阳，把握痛见"浊瘀"的特点，加用怀牛膝补肝肾，引药下行，以利尿祛浊。二诊时患者里虚寒，仍怕冷，且痰湿扰动心神而见眠差、关节疼痛，脾虚而见便稀。门九章教授认为痛风责之于湿，伤于脾，病机为饮食不节，烟酒无节制，嗜食肥甘厚腻之品而导致身体脾、肾水液清浊代谢紊乱，用参苓白术散健脾益气，祛湿排毒。且《伤寒论》第305条："少阴病，身体痛，手足寒，骨节痛，脉沉者，附子汤主之。"故用附子汤温阳补肾，湿为阴邪，得温则化，得阳则宣，则可以补脾泄浊。门九章教授同时提醒患者要控制嘌呤、蛋白质、脂肪等的摄入，尽可能戒烟酒，饮食要吃精、吃好、吃少。三诊时患者尿酸降至正常水平，且遵医嘱进行饮食管理，便仍稀，继续给予参苓白术散补脾祛湿、通痹泄浊，提高机体代谢能力，加芡实补脾益肾，黄芩燥湿祛邪，枳实行气化湿；治痰先治气，气顺痰自消，故加木香、砂仁以理气健脾祛痰湿，方内香砂六君子汤（去姜半夏、陈皮）落脚到脾胃，巩固胃气，是门九章教授"大病以胃"思想的体现，从而使脾胃得健，正如《脾胃论·脾胃盛衰论》所言："百病皆由脾胃衰而生。"强健胃气，才能通过人体自身的修复功能而恢复正常的功能状态，达到"正气内存，邪不可干"的状态。

6. 马文辉用桂枝芍药知母汤治疗痹证

【原案】

患者，女，41岁。多关节肿痛半年余，加重1个月，已明确诊断为"类风湿性关节炎"（RA），现服用甲氨蝶呤、洛索洛芬钠等药物治疗。目前患者症见：多个近端指间关节梭形肿胀，红肿热痛，晨僵明显，足跟、膝关节、肩关节疼痛，怕冷，无汗，纳呆，面色㿠白，舌苔薄白，脉稍缓涩。红细胞沉降率53mm/h，超敏C-反应蛋白41.88mg/L。诊为痹证，辨证为营卫失和、风湿痹阻证。治则：调和营卫，温经通络，祛风除湿。方药：葛根、青风藤、老鹳草、透骨草各30g，鸡血藤20g，桂枝、白芍、知母、白术、防风各15g，麻黄、制附子（先煎）各10g。日1剂，水煎400ml，早、晚分服。同时继续服用甲氨蝶呤、洛索洛芬钠等药物治疗。

患者治疗两周后复诊，其关节肿痛已明显减轻，守上方再服用两周，各关节肿胀消失，复查：红细胞沉降率21mm/h，超敏C-反应蛋白3.57mg/L。

原按：患者因风、寒、湿之邪侵袭，客于肌表，痹阻经络而发病，马文辉教授以桂枝芍药知母汤为基础方加减，以调和营卫、温经通络、散寒除痹、扶正祛邪。白芍配桂枝是马教授治疗RA调和营卫法的核心药组，桂枝温通卫阳，散寒止痛；白芍益阴养营，合桂枝一阴一阳，共奏调和营卫、扶正祛邪之功。麻黄辛温祛邪，附子散寒止痛，知母清热利湿，白术补气健脾，防风祛风除湿。此外，患者有多关节肿痛，故加用葛根、鸡血藤、青风藤、老鹳草、透骨草。葛根透解阳明经邪，生津舒筋，濡养筋脉；鸡血藤补血行血，舒筋活络；青风藤、老鹳草、透骨草相互为用，共奏搜风通络、舒筋祛湿之功。二诊时患者症状好转，故继续服用原方治疗，疗效显著。

【赏析】

马教授在临床上治疗类风湿性关节炎（风湿免疫系统

疾病）多年，认为其属中医"痹证"范畴，并认为风湿免疫病起于表，病理改变重点在营卫，营卫倾移是导致类风湿性关节炎关节肿胀、疼痛的基本病机，营卫运化失常，卫外及濡养功能失和，三焦之气不能布达，从而导致肢体麻痹不仁，发生风湿痹证。马教授形象地把营卫倾移的病理状态归纳为"秤杆理论"，它的致病机制可划分为卫强营弱、卫弱营强、卫强营强、卫弱营弱四种情况。卫强营弱就是秤盘（外邪）稍微变化，秤砣（卫气）前移过度（反应过度）、秤杆（营气）低垂（相对不足），机体处于亢奋过度，正气不足的状态，仲景称为"中风"，方用桂枝汤类方；卫弱营强是秤盘（邪气）稍微有些变化，秤砣（卫）后移（反应不足），秤杆（营气）挑头（相对亢进），机体处于卫气无力抗争、营气郁闭于表的状态，方用麻黄细辛附子汤类方；卫强营强是邪气强、正气盛，正邪交争，机体处于一种亢奋状态，仲景称其为"伤寒"，方用麻黄汤类方；卫弱营弱是正气弱、邪气微，免疫低下的病理状态，仲景使用甘草附子汤。马教授运用中医药治疗风湿免疫病疗效显著，针对机体的病理状态，提出了调和营卫的治疗大法，并根据病程分期治疗。初期在表，分阴分阳，个体化治疗。可选用越婢汤、当归四逆汤、黄芪桂枝五物汤、葛根汤、桂枝芍药知母汤、麻黄汤、桂枝甘草汤、桂枝附子汤、乌头汤、桂枝汤等治之。中、后期病变涉及三部，以免疫调节贯穿始终，代谢（体液、营养）、内分泌兼备，可选用三部六病的解肌汤。

本案患者正如原按所说的，因风、寒、湿三邪侵袭，客于肌表，痹阻经络而发病，选用《金匮要略》之桂枝芍药知母汤。其中有一个药对作用突出，那就是白芍和桂枝，两味药是等量的，桂枝、白芍等量是调和营卫、调和阴阳的基本结构，一温一寒，一散一敛，相互制约。书中原文写道："诸肢节疼痛，身体魁羸，脚肿如脱，头眩短气，温温欲吐，桂枝芍药知母汤主之。"《金匮要略》教材中指出本方可用于感受风湿化热伤阴之痹证。其症见发热恶寒，遍身关节疼痛、肿大伴有灼热，或全身表现为虚寒之象而局部有热。若掣痛难以屈伸，得热痛减者，重用麻黄、附子；身体关节重着、肿胀，遇阴雨加剧者，重用白术；湿已化热，关节红肿热痛者，重用白芍、甘草、知母。目前常用本方治疗急慢性风湿性关节炎、类风湿性关节炎及神经痛等。本方治疗类风湿性关节炎发热者，加生石膏、薏苡仁；血虚肢节肥大者，加鸡血藤、鹿衔草；湿盛肢节肿大者，加泽泻、防己；气虚者，加黄芪。若服药后见胃脘不适，可与蜂蜜同服。

（赵雨薇）

第三章 ▶ **妇 科**

1. 李翰卿用归脾汤治疗产后麻木不仁

【原案】

王某，女，31岁。患者2个月前小产后手足麻木，乏力，少腹痛，食欲不振，夜寐多梦，苔薄，脉沉细。方药：党参7.5g，白术7.5g，炙黄芪6g，当归7.5g，茯神7.5g，远志6g，炒酸枣仁15g，广木香3g，龙眼肉6g，桂枝4.5g，生白芍7.5g，炙甘草3g。

二诊　服上方2剂后，饮食增加，夜寐改善，手足麻木、腹痛均减轻。上方继服5剂。

【赏析】

本案患者因产后出现手足麻木，伴乏力、纳差等症前来就诊。肢体麻木不仁作为一种常见的临床表现，中医自古至今有较为广泛的认识与讨论，其形成机理大致可归结为风、痰、虚、瘀四种情况，风、痰、虚、瘀四者之间常常又相互作用与影响。隋代巢元方《诸病源候论》载："风不仁者……风寒入于肌肉，使血气行不宣流。"《太平惠民和剂局方》曰："风寒湿邪，客留肌体，手足缓弱，麻痹不仁。"风为阳邪，从外受之，故皮肤腠理最易受到风邪侵扰。风为百病之长，若寒性收引凝滞，机体受风寒所伤，则气血宣通失常，营卫周流不利，出现肌肤麻木不仁，甚或颈项强直；若机体受风湿所伤，湿性缠绵重浊，则气血滞涩不行，筋脉失于濡养，出现肌肤麻木，甚或肌肉困重、疼痛。《灵枢·百病始生》言："风雨寒热，不得虚，邪不能独伤人。卒然逢疾风暴雨而不病者，盖无虚，故邪不能独伤人。"此正所谓"至虚之处，必是留邪之所"。痰饮与瘀血作为两类常见的病理产物，具有致病广泛的特点，因此痰饮、瘀血内阻，络脉闭塞，营卫气血不能畅达而发麻木。清代张璐《张氏医通》曰："盖气虚则麻，血虚则木。"清代李用粹《证治汇补》曰："麻木，荣血虚则不仁，卫气虚则不用，不用、不仁即麻木之类。"均明确指出麻木与气血不足有关。综上所述，麻木不仁是内外合邪，阻滞经络，营卫气血运行不畅产生的，其病机当为本虚标实，即气血亏虚为发病之本，邪滞血脉为发病之标。针对麻木不仁、本虚标实之病机，临床可在补益气血的基础上，根据邪气类型、多寡配伍祛风散寒、活血散瘀、化痰散结、升降气机等不同治法。

患者手足麻木发生于小产后，按照临床经验，小产类似产后，失血加汗出，机体极易出现津血丢失过多的情况。
另外，血以养气，津以生气，津血丢失的同时，一身之气也
随之散佚，从而使产后妇人多表现出气血两虚的证候特征。
中医治病贵在辨证论治，证治相符，方可应手而愈，那本案
患者的手足麻木是否属气血两虚证呢？医案记录虽然简短，
但是阳性症状与体征已完全展现出来。患者没有受风、寒、
湿等邪气侵袭后可能会出现的发热恶寒、头项强痛、肢体困
倦等病邪在表的常见症状，且脉象偏沉，可基本排除外感病
因。患者亦没有痰饮内停所常见的胸痞呕恶、头昏目眩、舌
苔厚腻等症，可排除痰饮所致的麻木。且患者没有瘀血内阻
常见的麻木伴有刺痛、舌质紫暗伴瘀点、瘀斑等症，可排除
瘀血所致的麻木。患者在手足麻木的同时，伴有乏力、纳
差、多梦等症。按照中医理论分析可知，脾胃气虚，运化机
能减退则乏力、纳差；气血生化乏源，心血不足，神无所
依，则夜间多梦，舌苔薄、脉沉细均为气血虚弱的主要舌脉
特征。综合而言，本案患者手足麻木的核心病机在于中焦运
化不足，造成心脾气血亏虚，可使用归脾汤加减治疗。

　　归脾汤出自南宋严用和《济生方》，主治各种原因所
导致的心脾气血耗损。方中黄芪甘温，益气补脾；龙眼肉甘
平，既补脾气，又养心血以安神，合为君药。人参、白术补
脾益气，助黄芪益气生血；当归补血养心，助龙眼肉养血安

神，共为臣药；茯神、酸枣仁、远志宁心安神；木香辛香而散，理气醒脾，与大量益气健脾药配伍，补而不滞，滋而不腻，同为佐药。炙甘草补气调中，为佐使药。用法中姜、枣调和脾胃，以资化源。全方共奏益气补血、健脾养心之功。李老是经方大家，在归脾汤中酌加桂枝、白芍，可看作归脾汤与桂枝汤合方，符合张仲景合方配伍的思路。那为何要合用桂枝汤呢？按照六经辨证思路，小产后亡血伤津，可造成肌表营卫失和，若此时有身痛、麻木之象，当责之于"虚"。《伤寒论》第62条："发汗后，身疼痛，脉沉迟者，桂枝加芍药生姜各一两人参三两新加汤主之。"本条所述情况是由于过汗后，营卫不荣，循行失畅，而出现周身疼痛。本案患者病机与新加汤证类似，存在气血不荣，造成了患者少腹疼痛。因此，李老加入桂枝、白芍，配合方吕之炙甘草，可辛甘化阳，酸甘化阴，共资气血阴阳之化源，同时又可调和营卫，恢复营卫在表的循行，营卫周行正常有序，则麻木、疼痛俱可消散。

2. 李翰卿用桂枝加附子汤治疗产后中风

【原案】--

武某，女，38岁。流产后3个月，时值夏季，但患者仍身穿棉衣，恶寒，少腹凉而不适，饮食无味，喜按，吃热饮食后舒服，苔薄白，脉紧。方药：桂枝7.5g，生白芍7.5g，生姜3g，附子3g，大枣4枚，炙甘草4.5g。

二诊　服上药后恶寒大减，将棉衣换成毛衣。上方改附子为4.5g，再服2剂。

三诊　恶寒已除，少腹冷痛亦减大半。上方再服2剂。

【赏析】--

《伤寒论》和《金匮要略》方证对应紧密，表现出十分明显的临床经验积累。《金匮要略·妇人产后病脉证治》曰："产后风，续之数十日不解，头微痛，恶寒，时时有热，心下闷，干呕汗出，虽久，阳旦证续在耳，可与阳旦汤（即桂枝汤）。"如依此所载，医者可以迅速锁定本案当属桂枝汤类方证，是否需要加减则当具体情况具体分析。本案患者，酷暑之季竟以棉衣裹身，人身至阴之所（腹部）畏冷而喜温喜按，均表现出阳气大虚、温煦失常之象。阳气虚衰，血脉失于温煦，则血脉绌急收引，又伴有脉象紧滞。因此，单用桂枝汤则温阳散寒之功有所欠缺，当以附子健运一身之阳。然而，中医以辨证论治为其理论精髓，医者不仅应当"知其然"，还应当深入分析以"知其所以然"。以方测证，条文互参，桂枝汤与桂枝加附子汤方证背后其实蕴含着疾病发展、变化的规律。

《伤寒论》第273条："太阴之为病，腹满而吐，食不下，自利益甚，时腹自痛。若下之，必胸下结硬。"太阴病里虚，水谷精微不得转化，气血不得化生。产后或流产后，由于气血津液的亡失，人体在里属于亏虚状态，即可产生太阴里虚的病机。《灵枢·营卫生会》指出"中焦如沤"，虽提及"营出于中焦，卫出于上焦"，然营卫生成实则均与中焦密切相关。当机体运化水谷精微的内在动力不足时，在表之营卫之气自然生成不足，因此相较于平人更易感受虚邪贼风，形成所谓太阴中风证，《伤寒论》第274条："太阴中风，四肢烦疼，脉阳微阴涩而长者，为欲愈。"张仲景认为，太阴病中焦气血亏虚，因腠理受邪又兼见脉浮者，可以使用桂枝汤发汗解肌。综上所述，在《金匮要略·妇人产后病脉证治》中张仲景以阳旦汤（桂枝汤）治"产后风"之理法与《伤寒论》中太阴中风证合拍，因此可认为"产后风"的病机当属太阴里虚兼表邪不解。在太阴中风证中，患者以肌表症状群为所急、所苦，如恶寒、头痛、胸闷、干呕、肢体困疼等，但是从病史与体质判断，又具有中焦气血不足之象。桂枝汤是"群方之祖"，由桂枝、白芍、生姜、大枣、炙甘草五味药物组成，其中桂枝、炙甘草辛甘化阳，白芍、炙甘草酸甘化阴，生姜、大枣发表散寒，和胃缓急，补益气血。可见，桂枝汤不仅具有发汗解表的功效，还可兼顾中焦气血，不仅是太阳中风的代表方，亦可用于治疗太阴中风之证。

根据六经传变的规律可知，太阴病虚寒加重，病情进一步发展可演变为少阴病。如《伤寒论》第277条曰："自利不渴者，属太阴，以其脏有寒故也。当温之，宜服四逆辈。"经后世医家临床实践认为，太阴病与少阴病在病机发展过程中是重叠递进的，而非截然区分，因此仲景在本条才提及"四逆辈"而并未指明具体方剂，其深刻内涵在于告诫医者临床上应根据患者病情灵活选用理中丸、四逆汤、甘草干姜汤等方剂。明代医家虞抟曰："附子禀雄壮之质，有斩关夺将之气，引补气药行十二经，以追复散失之元阳；引补血药入血分，以滋养不足之真阴；引发散药开腠理，以驱逐在表之风寒；引温暖药达下焦，以祛除在里之冷湿。"桂枝汤虽可补益中焦，然本案患者畏寒症状显著，已发展至下焦少阴病，在桂枝汤中加入附子，既能温养卫气，解表散寒，又可养血和营，针对卫阳虚馁，营阴外泄，且阳气失于温煦、固摄较为显著的病证类型尤为合拍。

3. 刘绍武用解郁攻坚汤治疗乳腺癌

【原案】

郭某，女，34岁，教师。患者于春季发现左乳房有一鸡蛋大的肿物，在北京某医院行病理检查，诊断为"乳腺癌"，后行根治术，并行45天放疗。4个月后右乳房又出现核桃大小的肿物，双侧腋下、颈部淋巴结肿大。二次进京求治，诊断为"乳腺癌广泛转移"。因医治无望，返回老家。患者于9月来门诊求治，见其极度消瘦，面色无华，四肢无力，脉细无力并上溢于鱼际，舌苔黄腻。处以解郁攻坚汤加石膏30g，水煎服，日1剂，早、中、晚饭前温服。服药至30剂，食量增加，精神好转，肿物开始缩小。服至120剂，肿物已完全消除，体重增加10余千克，服至180剂，体重增加20余千克，精神佳，舌脉正常。再去北京复查，未发现癌细胞。之后每半年在山西省肿瘤医院复查一次，也未发现异常，追访11年以上未复发。

【赏析】

刘老指出：肿瘤与机体整体有密切的联系。西医学研究表明，肿瘤因子是与生俱来的，为什么有人发病而有人不发病呢？这与机体的免疫功能有关。免疫功能的正常与否又与人的先天禀赋、精神因素、心理素质、生活习惯、社会环境及外邪侵袭等多种因素有关。因此，肿瘤的治疗，一是调，一是治。通过协调，使局部与整体达成有机的统一，维持动态平衡。欲达整体的协调，方选小柴胡汤。根据刘老几十年的观察，其认为肝郁不舒是肿瘤发病的一个因素，肝郁不舒，遏郁胸中，导致了T淋巴细胞和B淋巴细胞的生成减少，抗癌能力下降，这就是产生癌症的内在原因。必须用小柴胡汤解除胸满，协调整体，使T、B淋巴细胞增生旺盛，达到抗癌的目的。

肿瘤病具有顽固性，治疗上必须体现稳定性，处方用药要有肯定性。肿瘤病的发展过程中有一个代表本病的实质决定着病变的始终：非到病变完结之时，疾病是不会痊愈的。治病必求于本，本者，本质也。本质不变，方不可变，变则无效。这就是说，在诊断明确之后，有是证，用是方，证不变，方亦不变。更方是为了纠偏、改误，而绝不是随症施治。治病之本，一方到底的正确性无可非议。不能重复就没有指导意义。

"消除肿瘤，抑制增生，保留功能"是治疗肿瘤病的首要任务。西医目前主要采取手术、化疗、放疗三大疗法治之，后期患者耐受性较差。刘老根据多年的临床经验选用王不留行、夏枯草、紫苏子、牡蛎四药组成"攻坚汤"，收到较好效果。王不留行通经散结、祛瘀消肿，用量从30 g到120 g，无不良反应，效与量相应递增。夏枯草清火散结，主要用于痰火郁结所致的瘰疬、瘿瘤，量至90 g未见不良反应。紫苏子降气化痰，牡蛎软坚散结，两药各30 g。四药伍用，起到缩小肿瘤、消除病灶之功。顽固肿瘤还可配服"鸡甲散"，即鸡内金30g、炮甲珠30g、鳖甲30g，1日3次，每次3~5g，以增强攻坚散结之力。

清理血液，截断转移。癌细胞顺血液循环、淋巴播散而引起癌转移，中药在防止肿瘤扩散、杀灭癌细胞上有待进一步发掘和筛选。刘老临床体会，清热解毒药在癌症治疗的应用中，具有广阔前景。金银花用量60~120 g无明显不良反应，而凉血抗炎、抑制肿瘤作用随用量增加而加强。多种清热解毒凉血中药的联合使用，可增强清理血液、截断转移的功效。目前根据实际情况，刘老对败酱草、金银花、黄药子、连翘、山豆根、蒲公英、半枝莲、白花蛇舌草进行筛选，虽均感不称心，但其相信清理血液的满意药是有的，有待于后续实践寻找。

常见肿瘤病的加减用药如下。①乳腺癌：小柴胡汤合攻坚汤，加金银花、连翘、蒲公英。②甲状腺癌：调神汤合攻坚汤。③肺癌：调肺汤合攻坚汤。④消化道癌：调胃汤合攻坚汤。⑤泌尿系癌：调肾汤合攻坚汤。⑥其他癌肿：小柴胡汤合攻坚汤，随症灵活加减。

4.门纯德用桃核承气汤治疗闭经

【原案】

王某，女，22岁，学生。经水一年未行，时面赤、心烦、口唇干燥、头昏头痛、大便秘结，舌黄，边有紫斑，脉沉。方以桃核承气汤加怀牛膝12g、红花10g，2剂。5日后经水来潮。后每月如期服此方1剂，又三月，月经按期而至，诸症自除。

【赏析】

本例是门老活用桃核承气汤治疗闭经的案例。桃核承气汤是《伤寒论》中用于治疗太阳蓄血证的代表方剂。其所治之证的基本病机是太阳表邪不解，随经入腑化热，热与血互结于下焦少腹部位所形成的病证。如果按照经典的本意，太阳蓄血证主要适应证为"少腹急结，其人如狂"，但是临证使用并不应拘泥于此，只要证型属血热互结下焦，便可放胆使用。本例患者以闭经为主诉，伴见一派血热互结之象。面赤、心烦、口唇干燥、头昏头痛、舌黄皆属热象，大便秘结属热实之象，舌边有紫斑为血瘀之象，脉沉为邪实之象。故以桃核承气汤泻下瘀热，为了增强活血力量，门老还于方中加了红花10g，又加怀牛膝起到引血下行的作用。辨证无误，用药精当，自然疗效确切。因此，仅服两剂，五日后经水来潮。

门老的医案，简洁生动而富有实效，经方活用，名方广用，读后常给人很大的启发。门老还常以桃核承气汤，大黄减半，加怀牛膝15g治疗倒经（即代偿性月经），治疗效果满意。

门老还常以桃核承气汤原方加入萆薢、蝉蜕、金银花、麻黄、土茯苓治疗急性湿疹；原方硝、黄减半，加入金银花、连翘、蝉蜕、麻黄治疗痤疮、脂溢性皮炎、毛囊炎；以原方加入怀牛膝、红花、生石膏、麻黄治疗酒渣鼻；以原方加入薏苡仁、茜草、麻黄治疗风湿性结节性红斑；以原方加入苏木、土鳖虫、三七治疗跌打损伤、瘀血内积、身痛、不能转侧等，效果均较满意。另治如狂躁型精神病、头痛、龋齿牙痛、沥青中毒性皮炎等亦有确切疗效。

为何名方可以广用，异病可以同治，关键还在于识证。门老自诉，临证应用时，关键在于抓住"瘀""热"这两个辨证要点。对于治疗上部及皮肤等血热瘀阻经脉的病证，效果都比较满意，且易于掌握。人体不论哪一个器官和部位，凡因瘀热互结造成的气血运行受阻、脏腑机能失常，均可用此方活血化瘀、清热泻实以治之。针对高血压的肝火上炎型、结节性多动脉炎、系统性红斑狼疮等疾病，常以此方为前导，先用一剂，为下一步治疗扫除障碍，往往可缩短疗程。此种应用方法，未必尽合习惯，然而在临证中，却有出人意料的效果。以上都是熟读经典、灵活用方的典型示范。

同为蓄血证的方证，相较于峻猛的抵当汤，桃核承气汤更为临床医家所常用。据临床报道，根据桃核承气汤活血化瘀、清热导下的功用，现代运用此方还可治疗脑血管意外、脑外伤后遗症、慢性肾盂肾炎、肾功能不全、糖尿病、高脂血症、慢性前列腺炎、盆腔瘀血症，以及各种乳腺疾病、卵巢囊肿、痛经等疾病。虽然此方适应证广泛，但必须强调，桃核承气汤多用于体质壮实的患者，气血虚弱者应慎用，且本方不宜久服，有外感证者不可用，服药期间，忌食辛辣、油腻食物。

桃核承气汤可以治疗闭经，但并非所有的闭经都可以用桃核承气汤来治疗。临床应用一定要辨证，如果病性属虚属寒、气血不足、阳虚宫寒，是万万不可用此方的。此外，闭经是多种疾病导致的女性体内病理生理变化的外在表现，是一种临床症状，而并非某一疾病。生理性闭经是指妊娠期、哺乳期和绝经期后的无月经。病理性闭经是直接或间接由中枢神经–下丘脑–垂体–卵巢轴及靶器官——子宫的各个环节的功能性或器质性病变而引起的。同时，还要区分出闭经是原发性还是继发性的，必要时还需要结合妇科彩超与性激素水平的检测，按生殖轴病变和功能失调的部位区分下丘脑性闭经、垂体性闭经、卵巢性闭经、子宫性闭经及下生殖道发育异常性闭经。

5.柴浩然用苓桂术甘汤治疗带下病

【原案】

余某，女，43岁。白带如米泔状，且量多如崩，两年不愈。常觉中脘寒冷，肠鸣便溏，食少乏力，面色萎黄。且患有肺气肿10年，每届入冬或饮食生冷则加重，症见咳嗽、吐痰清稀、咳甚则气喘，舌质淡，苔薄白，脉沉弦细弱。此系脾虚湿盛，中阳不足，寒饮内停，下注为带。治宜健脾利水，温阳化饮，渗湿除带。方宗苓桂术甘汤，方药：白茯苓30g，桂枝10g，炒白术24g，炙甘草6g，砂仁（后下）5g。3剂，日1剂，水煎，温服。

二诊　服上方后，白带量减半，肠鸣消失，大便成形，脘寒稍减，咳嗽、清痰亦随之减轻。继以上方加乌贼骨15g、白果10g，服4剂。而后白带愈，中脘渐觉温暖，咳、痰亦除。续服六君子丸1月，健脾化痰以图根治。随访1年，未见复发。

【赏析】

带下病的病因主要与湿有关，并受任脉和带脉的影响，病位主要责之脾、肾、肝。柴老对带下病非常注重辨证论治与舌脉分析，整体调治冲、任、带脉，尤其强调从白带的质、量、色、状，以及气味进行分析，认为临床虚实相杂者多，全实者少，全虚者亦不多。治疗着眼于湿，调治注重以脾、肾、肝为主，必须兼顾冲、任、带脉。柴老临床常根据"辨证求因，审因论治"的原则，用经方治疗妇科疾病，疗效卓著。

苓桂术甘汤乃仲景为湿从寒化、阳不化水而设，以治疗中阳不足之痰饮病为主。带下病病因虽多，但与湿关系最密，湿又分为内湿与外湿，内湿由脏腑功能失调而产生，外湿多由湿邪入侵，流注下焦，任带失约而致。或因脾气受损，脾运失常，水谷精微及津液失于输布而反聚为湿，湿浊下注，任、带失约而成；或肾阳不足，下元亏损，带脉失约，任脉不固，精液滑脱，不能固摄而成；或肝气郁滞，失于条达，阻碍脾运，湿浊下注而成；或久居阴湿之地，或湿毒、秽浊内侵，损伤冲任之脉而成带下病。然病因之关键乃水湿之邪，病机之关键是最终必致冲任损伤、带脉失约。本案患者白带如米泔，量多如崩，两年不愈，且伴中脘寒冷、肠鸣便溏、食少乏力、面色萎黄，此乃脾阳虚弱，不能温运，水湿下注而成带下病。又宿患肺气肿10年，每届入冬或饮食生冷则咳、痰、喘作，此乃脾阳不足、水湿内停而致痰饮。"诸湿肿满，皆属于脾。"脾为阴土，乃运化水湿的主要脏器，无论何因导致脾气损伤、脾阳受困而致运化失职，均可使湿邪日积月累，侵袭阴位，下注成带。治湿则健脾，脾健则阳升湿化，湿化则带止。白带与痰饮之病名虽异，然同为脾阳虚弱所致，病机相同，故柴老用《金匮要略》之苓桂术甘汤健脾温阳，使水湿得运，则带下、痰饮均愈。湿源于脾，脾虚则生湿，故用白术健脾燥湿、助脾运化，待脾阳健旺，则水湿自除、带下自消；茯苓甘淡，健脾渗湿，化饮止带；带下日久可损伤正气，用人参甘温大补元气，健脾养胃，增强人体的抗病能力，可促使带下早愈；所妙之处在于桂枝，其可温阳化气，中助脾阳以化湿，下助肾阳以利水，使阴翳散而带下止；炙甘草以益气和中，调和诸药。四药合用，温阳健脾以治其本，祛痰化饮以治其标，使邪去脾和、湿不复聚，带下病愈而无复发也。

此外，临床医家辨证论治，将苓桂术甘汤用于治疗妇科慢性盆腔炎反复发作疗效显著。慢性盆腔炎长期使用抗生素可导致病程延长，耗伤人体阳气，加之很多女性一旦出现下腹痛，往往认为自己得了"炎症"而自行去药店买清热解毒中成药或抗生素以消炎，或临床医者多用"红藤、败酱草"等药治疗，而不论该患者是否辨证为"热证"，药不对证，加上这些清热解毒药苦寒伐胃，更伤人体阳气，往往导致病情缠绵反复，给患者带来痛苦。可见，临床不能单用清法治疗慢性盆腔炎，温法也是非常重要的手段之一，以苓桂术甘汤温运阳气，以消除"湿邪""瘀血"，达到标本兼治的目的。

6.门九章用香砂六君子汤合附子汤加减治疗产后痹证

【原案】

李某，女，37岁。患者生二胎后出现全身怕冷：关节疼痛，甚则不能忍受，腰部困重、疼痛，近来经期推迟、量少，精神较差，呈焦虑状态，平素饮食不节，喜食生冷，纳一般，眠差，多梦，二便调。舌暗、体胖大、边有齿痕，苔白，脉细弱。诊断：产后痹证。方药：①香砂六君子汤。木香4g，砂仁4g，陈皮6g，姜半夏6g，党参9g，茯苓12g，炒白术9g，炙甘草6g，生姜9g，大枣12g。②大附子汤加减。制附子9g，桂枝9g，茯苓12g，炒白术9g，白芍9g。两方各5剂，水煎服，2日1剂，晚饭前交替服用。

二诊 患者怕冷减轻，关节仍疼痛，腰部怕冷，小腹胀，月经量多，提前一周左右，有血块，纳可，喜食生冷，情绪控制差，仍焦虑，午睡后偶心悸，舌苔白，脉细、不弱。方药：①肾气汤。制附子6g，桂枝6g，熟地黄18g，山药15g，山茱萸10g，茯苓9g，泽泻6g，牡丹皮9g。②三物养荣汤。白芍12g，川芎9g，当归12g，怀牛膝9g，牡丹皮9g，桂枝9g。两方各10剂，水煎服，2日1剂，早、晚交替服用。

【赏析】

产后痹证，又称"产后风"，主要表现为肢体或关节酸楚、疼痛、麻木、重着，关节活动不利，甚至关节肿胀。产后痹证是妇科常见的一种产后疾病，多由血虚受寒、瘀血内停或肾精亏虚所致。《沈氏女科辑要笺正》云："此证多血虚，宜滋养，或有风、寒、湿三气杂至之痹，则养血为主，稍参宣络，不可峻投风药。"一诊时，此患者生二胎已有4年，病程较长，产后全身、关节疼痛日久，人体阳气已伤，脾肾阳虚，故门九章教授用附子汤温经助阳、散寒祛湿以消除患者疼痛、怕冷之表现，去参加用桂枝以加强温经散寒、助阳化气之力。《伤寒论》第305条曰："少阴病，身体痛，手足寒，骨节痛，脉沉者，附子汤主之。"患者平素饮食不节，嗜食生冷，食欲较差，舌暗、体胖大、边有齿痕，苔白，脉细弱，此为脾胃功能不足的表现，另用香砂六君子汤益气健脾以健运中焦，体现门九章教授"大病以胃"的治病思路，中焦得健，胃气得生，则可助气血生化。二诊时，患者背部怕冷、疼痛缓解，食欲好转，提示寒邪已解，胃气得充，自身营养系统功能逐渐恢复。患者外寒已去，仍有腰困、怕冷，此为阳虚不能温煦故也，故用肾气汤以补肾助阳，即王冰所言："益火之源，以消阴翳。"少火生气，用少量桂、附以助阳生，可帮助人体恢复免疫系统功能。患者月经提前、量多，小腹胀，间有血块，为气血亏虚夹杂瘀血，故门九章教授用门氏养荣汤以温经养血、活血调经。产后痹证的发生多虚实夹杂，故治疗时亦须从先天之本与后天之本两个方面加以考虑。

7. 高建忠用当归四逆加吴茱萸生姜汤合白虎汤治疗闭经

【原案】---

李某，女，34岁。平素月经后期，近5个多月月经未行。喜食冷，大便干。舌质暗红，舌苔白润，脉细弦。先后分别服用逍遥散合桃核承气汤加减、丹栀逍遥散加减均未见效，后经仔细询问，患者喜食冷，食冷后脘腹无不适，从不喜饮水，上身不畏寒，但双膝及双小腿畏寒喜捂。仔细思考，莫非证属厥阴寒凝，阳明郁热？试投当归四逆加吴茱萸生姜汤合白虎汤。方药：当归12g，桂枝12g，赤芍12g，细辛3g，川木通3g，吴茱萸3g，制附子（先煎）12g，生石膏（先煎）24g，益母草15g，枳实9g，炙甘草3g，生姜5片，大枣5枚。7剂，水煎服。服完4剂后月经来潮，经行较畅，周身也觉舒畅。舌质暗红，舌苔薄白，脉细弦。上方去石膏，继服7剂。

【赏析】---

以上患者属于西医病名中的"继发性闭经"。继发性闭经是月经来潮后停止 3 个周期或 6 个月以上，主要的继发性闭经的原因有垂体性闭经、下丘脑性闭经、卵巢性闭经，还有子宫本身因素造成的闭经。中医认为闭经产生的病因、病机首分虚、实两类。虚者多因精血匮乏，冲任不充，血海空虚，无血可下；实者多为邪气阻隔，冲任瘀滞，脉道不通，经不得下。故临床上闭经的治疗原则为，虚则补而通之，实证者泻而通之，虚实夹杂者当补中有通，攻中有养，皆以恢复月经周期为要。

高建忠教授从六经辨证角度出发，从病家喜食冷、食冷脘腹无不适，大便干，舌质暗红，舌苔白润，脉细弦，以及从不喜饮水，上身不畏寒，但双膝及双小腿畏寒喜捂，推测病家为阳明与厥阴合病，即医案中所言之阳明郁热兼厥阴寒凝。此处是辨证的关键，亦是容易让人迷惑的地方，患者既有热证的表现，临证见喜食冷、大便干、食冷后脘腹无不适；亦有寒证的表现，临证见不喜饮水、双膝及双小腿畏寒喜捂，其证何者为主、何者为标？热在哪经？寒在哪经？这需要医家对经方有相当深刻的认识，方能辨析准确。此处难点有四。其一，白虎汤证的确定，病家喜食冷、大便干、食冷后脘腹无不适，推测其胃家有热，《伤寒论》第180条曰："阳明之为病，胃家实是也。"此处难辨析之处在于此处症状较难区别出到底是属于白虎汤证还是承气汤证？二者皆不典型，但可从病家舌质暗红、舌苔白润、脉细弦、从不喜饮水而推测此处胃家之热并非实热，是寒积日久之郁热，因石膏味辛、气寒，善于散宣郁之热，故选用白虎汤之石膏来清其胃家之郁热。

其二，病家又有舌质暗红、舌苔白润、脉细弦、从不喜饮水、上身不畏寒，但双膝及双小腿畏寒喜捂之一派阴寒之征，由于主诉为闭经，且病家脉象弦细，可推测其为厥阴寒凝而导致的经闭不行，故须散厥阴之寒。当归四逆汤方见于《伤寒论》第351条："手足厥寒，脉细欲绝者，当归四逆汤主之。"《伤寒论》352条云："若其人内有久寒者，宜当归四逆加吴茱萸生姜汤。"当归四逆加吴茱萸生姜汤除能散厥阴经表之寒外，亦可散其滞留于厥阴经脏之陈寒。故高建忠教授在此处用当归四逆加吴茱萸生姜汤以解厥阴凝积之寒。其三，需要思考的另外一个细节问题就是，该病家除有厥阴经寒凝之外，是否兼有少阴证，此处需多加琢磨。病家闭经五月，且闭经之前就素月经后期，陈寒痼疾皆非短期所得，久必伤肾，附子主入肾经，温肾阳、驱肾寒。高建忠教授在其著作中也曾提过："邪入厥阴，可及太阴，可入少阴；血虚肝寒，也可涉及脾寒、肾寒。"故此处所加附子应是此意。其四，高建忠教授在方中加入了枳实、益母草，病家因寒凝导致经水不行，此处由枳实来破除积滞的瘀血，益母草为妇科圣药，此处主要用于活血调经。病家兼有大便干，此处用枳实亦有通大便之功效。

8. 胡兰贵用黄芪桂枝五物汤治疗产后缺乳

【原案】--------

杨某，女。产后出血较多，诊时为产后半月，乳汁稀少，患者乳房正常，无胀痛及其他病变，超声检查示两侧乳房无明显异常，伴随气短、心慌，面色淡白，没有光泽，浑身无力，饮食正常，大小便正常，舌淡红，苔薄白，脉细。方药：黄芪30g，当归15g，白芍20g，穿山甲10g，桂枝9g，王不留行15g，生姜3片，大枣5枚，甘草6g。7剂以后，患者乳汁增多，乳房有轻微胀痛，心慌、头晕症状减轻。后续又服用5剂，患者乳汁明显增多，其他症状均消失。电话随访，未出现不良反应。

【赏析】--------

产后缺乳是现代妇科的常见病和多发病，其主要病机是产时失血过多和产后情志抑郁，遂气血亏虚或不通而致。主要原因是气血不足、肝气郁滞、痰浊阻滞。其中以气血虚弱和肝气郁滞最为常见，气血虚弱，化源不足，乳汁减少，肝郁气滞，经脉不通，气血不行，同样也会导致妇人乳汁减少。在《傅青主女科》之中格外重视和强调气血，提出"虚则补之，实则疏之"的治疗法则。对于气血，傅青主认为："乳全赖气之力以行血而化之也。"所以在治疗气血虚弱的乳汁不通时采用补气以生血的方法，常用的药物是人参和黄芪。对于肝气郁结型的乳汁缺少，傅青主认为："乳汁之化，原属阳明……得肝木之气以相通。"治法常大疏肝木之气，以此来通阳明之气，而乳自通也，常用的药物是白芍、柴胡、通草之类。从傅青主的论述可以看出，该患者的治疗应当补气养血，因为患者产时失血过多，损伤脾脏，肝木不得滋养而致郁结。肝养血，血亏则肝木不得滋养，故成郁结，因此在治疗时应当补气与疏肝并用。尤当注意肝、脾之间的关系，以补养气血为主，佐以温经通络。对此，胡老选择黄芪桂枝五物汤治之。

黄芪桂枝五物汤出自《金匮要略》，其原文是"血痹阴阳俱微，寸口关上微，尺中小紧，外证身体不仁，如风痹状，黄芪桂枝五物汤主之。"所谓"阴阳俱微"者，即是人体阴阳、气血不足，气虚不得推动，气血不得上达，故见"关上微，尺中小紧"，血液不得濡养肌肤，故见肌肤不仁。这种阴阳、气血俱不足的情况在《黄帝内经》中有这样的治法，《灵枢·邪气脏腑病形篇》中说："阴阳形气俱不足，勿取以针，而调以甘药。"在黄芪桂枝五物汤中，即重用黄芪之甘补养气血，佐以生姜、大枣、甘草，同时又以桂枝、白芍调和营卫，温通经脉。《金匮要略方论本义》中说："黄芪桂枝五物汤，在风痹可治，在血痹亦可治也。以黄芪为主固表补中，佐以大枣；以桂枝治卫升阳，佐以生姜；以芍药入营理血，共成厥美。五物而营卫兼理，且表营卫里、胃肠亦兼理矣。推之中风于皮肤肌肉者，亦兼理矣。固不必多求他法也。"作为调养荣卫、祛风散邪、益气温经、和血通痹的方剂。胡老抓住病机，将其灵活地应用到了妇人产后缺乳的治疗思路上，虽然看似差距甚远，但是结合傅青主关于产后缺乳的相关论述，不难看出二者的思路相差并不大。在黄芪桂枝五物汤中，黄芪除了可以补气以外，还可以养血行气以通经络。另外，白芍养血柔筋，可以理血和肝。在傅青主的治疗过程中亦常使用黄芪、白芍。因此，二者思路看似不同，实则相同。

对于这种关注单个药物并以此来使用经方的思路，胡老亦格外重视。他强调，学习《伤寒论》，不仅要重视书中理、法、方、药的基本知识和内容，还应从中学习辨证论治的思路与方法，灵活用经方。其中辨识病机，据病机选方，则是扩大经方应用范围的又一重要思路和方法。《伤寒论》第338条云："伤寒脉微而厥……蛔厥者，乌梅丸主之，又主久利。"张仲景用乌梅丸治疗蛔厥，又治久利，正是因为两者寒热错杂、虚实兼见的病机相同。再如，小建中汤既可以治疗"伤寒，阳脉涩，阴脉弦，法当腹中急痛"，又可以治疗"伤寒二三日，心中悸而烦"，亦是因其气血两虚的病机一致。在《金匮要略》中，应用肾气丸治疗的病证有五，也正是由于其病机相同。可见在主症不同的情况下，只要病机一致，即可用同一首方剂治之，这就是中医学理论中"异病同治"的具体实践应用。如《伤寒论》中黄连汤证："伤寒，胸中有热，胃中有邪气，腹中痛，欲呕吐者，黄连汤主之。"临证之际，患者不会说他"胸中有热，胃中有邪气"。胡老指出，张仲景所指的"胸中有热"，可以理解为上焦有热，如牙痛、口苦、口疮等都属胸中有热；胃脘疼痛若是"胃中有邪气"，即可用黄连汤。

再如《伤寒论》："太阳中风，阳浮而阴弱，阳浮者热自发，阴弱者汗自出，啬啬恶寒，淅淅恶风，翕翕发热，鼻鸣干呕者，桂枝汤主之。"患者也不会描述自己"啬啬恶寒，淅淅恶风，翕翕发热，鼻鸣干呕"的症状，而临证之际，见到微恶风寒、汗出恶风的鼻炎、鼻窦炎属营卫不和者，均可用桂枝汤治之。又如《伤寒论》第40条："伤寒表不解，心下有水气，干呕，发热而咳，或渴，或利，或噎，或小便不利，少腹满，或喘者，小青龙汤主之。"小青龙汤是治疗咳喘的有名方剂，但不是一见咳喘就可用小青龙汤，患者也不会描述自己是"心下有水气"而表现出的咳喘，也不会说自己是表寒内饮的咳喘，胡老指出，"心下有水气"即胃脘痞满，再兼有咳喘者，即可应用小青龙汤治之。《伤寒论》所提示的辨证思路和灵活用方思路不仅仅如此，在这里只是举例说明。因此，学习中医经典不仅要学习其辨证常法，要从字里行间之中，学习其灵活的辨证思路和方法。

9. 郭生明用加味四逆汤治疗产后失眠

【原案】

杨某，女，34岁。首诊时主诉失眠半年之久，慕名就诊。患者于产后1月开始失眠，刚有症状，即开始求助中医，服药近半年，却毫无效果。问诊中得知，患者产后出血相对较多，脉沉微细，舌淡，苔薄，饮食、二便正常。因产后多虚，加之患者有失血病史，医者彼时自觉把握较大，初断为心血不足、心神不安，处归脾汤加味。方药：白术10g，当归10g，白茯苓10g，黄芪10g，龙眼肉10g，远志10g，炒酸枣仁30g，合欢皮10g，夜交藤10g，木香6g，炙甘草6g，人参6g，生姜3片，大枣4枚。7剂，水煎服，日1剂。

一周后，患者二诊，竟毫无效果，随诊带来近5个月来服用的所有药方，细审前医诸方，有归脾汤加减、酸枣仁汤加味、柏子养心汤加味、天王补心丹加味。诸方均无显效，引起医者重视与关注，详细问诊，四诊信息基本与一周前无异：脉沉细微，舌淡，苔薄白，口不渴。遂询问患者："失眠如此时长，精神状态怎样，白天会不会觉得瞌睡？"患者答："失眠近半年来，整天打瞌睡，但即使卧床，仍觉心中烦闷，难以入睡。"医者于辨证不得法时，突想起少阴病提纲：少阴之为病，脉微细，但欲寐。遂开四逆汤加味3剂，以观后效。方剂：制附子6g，干姜6g，炙甘草6g。水煎服，早、晚分服。

二诊之后竟再无音信，直至3个月后患者携幼子就诊，方知服四逆汤1剂后即有睡意，2剂后可安睡3小时，3剂后恢复如初。只因患者服中药太多，苦于再服，自觉睡眠已经恢复，即未有复诊，此三个月来失眠情况亦未有复。

【赏析】

失眠，是现代人普遍面临的一种症状或疾病，随着社会生活的丰富及社会压力的增大，越来越多的人饱受失眠困扰。失眠常导致焦虑、抑郁，严重影响人的身心健康。失眠的产生原因复杂、情况多样，现代医学对其的认识存在一定的局限性。失眠，中医又称"不寐""不得眠""目不瞑"，是以经常不能获得正常睡眠为特征的一类病证，主要表现为睡眠时间、深度的不足，轻者入睡困难，或寐而不酣，时寐时醒，或醒后不能再寐，重则彻夜不寐。《灵枢·邪客》认为："卫气行于阳，不得入于阴""阳气盛、阴气虚而目不瞑。"治当"补其不足，泻其有余，调其虚实，以通其道，而去其邪"。《景岳全书》将不寐概括为有邪、无邪两类。神安则寐，神不安则不寐。其所以不安者，一由邪气之扰，一由营气不足耳。有邪者多实证，无邪者多虚证。因而，失眠多由阴阳失调、阴阳不交所致，可分为正虚、邪实两类。虚证可涉及心、肝、脾、肾、胆、胃诸脏腑，实证则以痰浊、火热、瘀血、食滞为因。治疗上中医调阴阳、理气血、治脏腑、和营卫，旨在辨证论治，不用安眠类药物而取得长期稳定的疗效。

本案患者，失眠诸症出现于产后1个月，有产后出血量大的病史，脉微细，舌淡，苔白，然饮食、二便正常，精神状态亦未见明显异样，给医者很容易辨证治疗的感觉。无论辨为心血不足，又或是心脾两虚，总体方向上与前医基本一致。然服药后并无显效，确是症状典型而使医者竟有放松、轻视情绪，以致首诊问诊不够详细，既然患者已连服中药近半年，就应关注前医处方，才能审慎详诊，以更好地指导用药。

本案二诊效显，有赖于医者扎实的伤寒理论基础。对少阴病提纲证"脉微细，但欲寐"的理解，应把握此二症为少阴病的独有典型脉症。本案的亮点在于：其一，跳出历代医家对于失眠常用的脏腑经络辨证观念，转而求诸六经，随即可以想到，少阴寒化证本就有"心烦，但欲寐"的表现；其二，方证辨证的应用灵活，方证辨证讲究方证对应，对"证"的理解尤为重要，有医者指出，这里的"证"分为三个层次，可以是症状，也可以是证据，还可以是病机。事实上，仲景的《伤寒论》从来都是一部朴素的临床实践指导经典。医者由患者的典型脉症锁定少阴，巧用四逆汤，获得佳效，正是熟谙方证辨证之要的结果。同时，本案也启示广大中医人，对久病不效的患者，不要轻视前医"探病"的过程，这也是问诊的重要部分。本案中，中医辨证明了，前医已在滋阴养血一路做出颇多工作，患者就医时，没有明显的虚损迹象，今医仅针对少阴病虚阳不得入阴而处四逆汤，3剂即愈，不能说与前医之努力毫无关系。

10. 彭涛用鳖甲煎丸治疗乳腺癌肝转移

【原案】

张某，女，64岁。因超声检查发现肝脏多发结节就诊。患者一年前乳腺癌术后曾于彭教授处调理，有乙肝、肝硬化病史。复查彩超时发现肝内结节（大小分别约2.5cm×1.7cm、2.3cm×2.0cm）。生化检查示：HBs抗原（＋），HCV抗体（－），AFP15.6μg/L。西医院建议观察或进一步检查。刻下症：面色萎黄，口苦咽干，胸胁苦满，喜热食，口干不多饮，默默不欲饮食，体倦乏力，心悸、眠差，大便1～2日1行，略不成形，舌紫暗，苔白腻，脉弦涩。方药：鳖甲、天花粉、生牡蛎、猫爪草、党参各30g，柴胡、射干、凌霄花、黄芩各15g，桂枝、干姜、姜半夏、牡丹皮、赤芍、甘草各10g，醋商陆9g，土鳖虫6g。14剂，水煎服，日1剂，早、晚分服。

复诊时随症加减的药物有：壁虎、姜黄、土贝母、生白术、黄芪、白芍、当归等。处方以鳖甲煎丸加减。鳖甲、射干、凌霄花配伍，软坚散结，化痰祛瘀；小柴胡汤合柴胡桂枝干姜汤治疗少阳、太阴诸症；土瓜根散（天花粉代替土瓜根）配伍牡丹皮可下瘀血；猫爪草、商陆清热化痰利水，为肿瘤专病专药。患者用药两月，复查彩超，提示肝脏病灶减小（约2.1cm×1.9cm），超声造影提示可疑局灶性病变为良性病变，未见肿物。近日随访，患者无明显不适，建议定期复查。

【赏析】

鳖甲煎丸出自《金匮要略·疟病脉证并治》，原文为："病疟以月一日发，当以十五日愈，设不瘥，当月尽解。如其不瘥，当云何？师曰：'此结为癥瘕，名曰疟母。急治之，宜鳖甲煎丸。'"该方由以下23味药物组成：鳖甲、射干、黄芩、柴胡、鼠妇、干姜、大黄、芍药、桂枝、葶苈子、石韦、厚朴、牡丹皮、瞿麦、凌霄花、半夏、人参、䗪虫、阿胶、蜂房、朴硝、蜣螂、桃仁。

鳖甲煎丸在经方中药物组成居多，有其一定的用药规律。将其分为四部分：①气化三方；②瘀血二方；③专病专药；④辅助用药。其中，气化三方用于调整机体功能，瘀血二方和专病专药主要用于治疗肝癌的病理改变，辅助用药用于治疗肝癌患者的并发症。

气化三方包括柴胡桂枝汤、柴胡桂枝干姜汤、厚朴生姜半夏甘草人参汤。鳖甲煎丸23味药中调整气化的8味药（柴胡、黄芩、干姜、芍药、桂枝、半夏、人参、厚朴）出自以上三方。其中，柴胡疏理三焦气机，黄芩清热，芍药理血，调整少阳；人参补中益气，桂枝、干姜温中散寒，半夏、厚朴降气消胀，调整太阴。瘀血二方包括桂枝茯苓丸和下瘀血汤。此两方组成了鳖甲煎丸 23 味药中祛瘀血的 6 味药（大黄、土鳖虫、桃仁、芍药、桂枝、牡丹皮），用于活血祛瘀，缓消癥瘕。5 味专病专药：鳖甲、凌霄花、射干、鼠妇、蜣螂。鳖甲，作为鳖甲煎丸的君药，具有软坚散结、缓消癥瘕的功效。现代药理学研究发现，鳖甲具有促进免疫功能、抗纤维化、抗肿瘤、预防辐射损伤和抗突变效应等多种药理学作用。凌霄花，又名堕胎花，味酸，入肝经，活血化瘀消癥。乌扇，又名射干，入肝经清热，化痰散结，与凌霄花相配，治疗伏邪成巢之痰瘀互结。鼠妇，性味酸温，入肝，经活血止痛之要药，善治癌性疼痛。有文献报道大剂量单味鼠妇治疗肝癌剧痛有类似杜冷丁的疗效。蜣螂，性味咸寒，破瘀攻毒，与鼠妇相配，可活血定痛，攻毒抗癌。

现代研究发现，针对肝癌常见的并发症，鳖甲煎丸中有相应的治疗药物。对于肝硬化引起的腹水，葶苈子通过关闭水通道蛋白，配伍瞿麦、石韦、芒硝利尿而起作用。芒硝的通便逐水功效可以治疗肝硬化引起的腹压升高。对于肝硬化、脾功能亢进引起的贫血和白细胞、血小板的减少，阿胶升高红细胞、血小板，石韦升高白细胞，能够起到相应治疗作用。瞿麦可以对抗肝硬化不能灭活的雌激素。蜂房除了攻毒抗癌的功效外，还可以升高雄激素水平。

鳖甲煎丸具有软坚散结、活血化瘀、养血利水、攻毒抗癌的功效，在肝癌的原发病和并发症中可以起到一定的治疗作用。上述病案中，患者服中药两月后复查彩超示：肝内结节变小，鳖甲煎丸延缓了其肝内结节的进展。同时，患者病程较久，表现出一派气血虚弱之象，在随后加减用药中当注重扶助正气，正安则邪去也。

11.彭涛用洞天救苦丹、身痛逐瘀汤、紫金锭、竹皮大丸加减合方治疗乳腺癌术后

【原案】

闫某，女，63岁。乳腺癌术后，右肺上叶结节。患者术后肢节疼痛，眠差，易醒，入睡困难，夜间口干，易感冒，时心悸腹胀，胃不怕凉，人不怕冷，汗少，纳可，大便尚可，日1~2行，不成形，观其舌脉：舌淡、苔薄白略腻，脉弦细，尺脉沉。辨证阴虚夹痰湿瘀证，先后处以洞天救苦丹、身痛逐瘀汤、紫金锭、竹皮大丸加减合方，《小品》黄芪汤、《千金》乌梅苓甘五味大枣汤，随症加减"五虎下西川"药物之一二，在彭教授处坚持服用中药半年余，现肢节疼痛、夜间口干、易感冒等症状均明显缓解或治愈。后复查CT检查显示：左乳切除术后改变，较半年前胸部CT旧片，右肺上叶结节缩小，余未见明显变化。

患者先后使用基本处方为：①川楝子10g，两头尖10g，青皮10g，蜂房10g，山慈菇10g，五倍子6g，柏子仁30g，怀牛膝30g，桂枝15g，蒲公英30g，地龙12g，羌活15g，秦艽15g，鸡血藤30g，威灵仙30g，川芎15g，黄芪30g，苍术15g，黄柏15g，甘草10g，竹茹10g，生龙骨20g，生牡蛎20g，生姜6片，大枣6枚。7剂，水煎服。②黄芪30g，麦

冬15g，生地黄15g，紫苏叶10g，乌梅30g，黄芩15g，当归15g，桂枝15g，生白芍15g，五味子15g，茯苓15g，全蝎3g，蜈蚣2条，桔梗15g，防风15g，白芷15g，甘草10g，生姜6片，大枣6枚。7剂，水煎服。

【赏析】

乳腺癌术后会产生一系列并发症，如术后疼痛、虚劳，或因乳腺癌根治术使女性患者因失去健康的第二女性特征而产生焦虑、失眠等。中医药辨证治疗该类并发症，效果十分显著。

本案理解的难点就在于既要主其证，又要兼顾其病。乳癌术后常大伤气血，影响脏腑功能，术后多表现为阳虚证。从本案来看，患者术后肢节疼痛、眠差易醒、入睡困难、夜间口干、且胃不怕凉，人亦不怕冷，为营血亏虚而致阴虚的表现。因阴血虚少，血不能濡养筋脉关节，而致肢节疼痛；阳不入阴，阴虚生热，而眠差易醒、入睡困难，且夜间口干；胃不怕凉，人不怕冷，亦是阴虚生热的表现。而其大便虽尚可，但不成形，且舌淡、苔薄白略腻，为痰湿证的表现。那么为何说本案为阴虚夹痰湿瘀证呢？瘀又从何而来呢？《素问·痹论》云："病久入深，营卫之行涩，经络时疏，故不通。"乳癌疾患并非一朝一夕所形成的，其病程之久，可想而知；患者术后，必大伤气血，致脏腑功能失调，使气血运行不利，凝滞成瘀，结为干血，日久瘀甚；因乳癌根除术对女性患者形体破坏比较大，会对其精神、情志产生很大影响，情志抑郁或过激，使气机失调，气血逆乱，则可致瘀。正如《灵枢·百病始生》云："若内伤于忧怒，则气上逆，气上逆则六输不通，温气不行，凝血蕴里而不散，津液涩渗，着而不去，而积皆成矣。"虽瘀证并不是本案的主要病机，但也是必不可缺少的病机之一。

针对该患，以《外科全生集》的洞天救苦丹（川楝子、两头尖、青皮、蜂房）为基础方，主治瘰疬延烂至肩、胸胁下，不堪之极者；以及乳痈、乳癌及瘰疬破溃。将原方中的鼠矢变为两头尖，其用于风寒湿痹、痈肿金创、四肢拘挛、骨节疼痛。其证夹瘀，合以《医林改错》之身痛逐瘀汤药物，如川芎、怀牛膝、地龙、秦艽、羌活、威灵仙、鸡血藤、甘草，取其活血祛瘀、通痹止痛之意。本方用川芎活血祛瘀；怀牛膝、地龙行血舒络，通痹止痛；秦艽、羌活祛风除湿；甘草调和诸药。共奏活血祛瘀、祛风除湿、蠲痹止痛之功。方中去香附、当归，加威灵仙，通经络止痹痛，《雷公炮制药性解》中云："灵仙可升可降，为阴中之阳，故于经络无所不入。"加鸡血藤以行血补血，舒筋活络。鸡血藤苦甘，性温，归肝、肾二经，既能活血，又能补血，且有舒筋活络之功，对于无论血瘀、血虚或血虚而兼有瘀滞之证者，皆可适用。因该患阴虚生热，故加苍术、黄柏清虚热；术后体虚，加黄芪补气固表。加之山慈菇以化痰散结、五倍子以涩肠止泻，取紫金锭之意。合用《金匮要略》之竹皮大丸，竹茹、蒲公英、桂枝，《金匮要略·妇人产后病脉证治第》云："妇人乳中虚，烦乱呕逆，安中益气，竹皮大丸主之。"何用该方呢？原文该方用于妇人产后，因妇人产程中出血，多为营血受损，加之哺育幼儿，气血虚甚。阴虚生内热，上扰心神，虚热扰胃，胃气上逆则烦乱、呕逆、心悸不宁、睡眠不安、嗳气。本案患者为乳癌术后，术后亦耗气伤血，其病机与妇人产后病机一致，故用竹皮大丸安中益气，方中去石膏，加蒲公英以清有形之热。

治疗后期，该患者主以口干、易感冒就诊，随证先后处以《小品》黄芪汤、《千金》乌梅苓甘五味大枣汤二方或合方用之。《小品方》之黄芪汤在桂枝加黄芪汤的基础上加生地黄、麦冬、当归、黄芩而化裁。桂枝加黄芪汤出自《金匮要略·水气病脉证治》："黄汗之病……此属历节；食已出……此劳气也……此为黄汗，桂枝加黄芪汤主之。"方主治黄汗证，宜宣达阳气，排除水湿，故主以桂枝汤调和营卫，另加黄芪以走表祛湿。小品黄芪汤中加生地黄、麦冬以滋养津液、清虚热，加黄芩兼顾清实热，加当归和血养营。该方对于太阴病津亏液少血弱之患可谓效果甚佳。

《千金》乌梅苓甘五味大枣汤，又名含消丸，出自《千金翼方》，主胸中热、口干。患者术后口干、肢节疼痛、眠差，属太阴气血亏虚之体，且亦复感，又兼有痰湿之象。予以《千金》乌梅苓甘五味大枣汤在治疗太阴气血亏少时，兼顾到表寒之不解和淡饮之冲逆。方中五味子、乌梅皆可酸甘化阴，除此之外，无论是辛甘酸温之五味子，亦或是酸温升散的乌梅，均可酸温以解表。古籍言："乌梅，味酸，平。主下气，除热烦满，安心，肢体痛，偏枯不仁，死肌，去青黑痣，恶疾。"可酸温解表，主肢节疼痛。《雷公炮制药性解》言："五味子，味皮肉甘酸，核中苦辛，且都有咸味，五味俱备，故名。性温无毒，入肺、肾二经。滋肾中不足之水，收肺气耗散之金……"五味子味辛，故可解表，其解表之意在《伤寒论》小青龙汤方中亦可体现，小青龙汤方中，五味子温散表寒，助麻、桂升散而解表。

另外，在处方用药过程中，参考《外科十三方考》中"五虎下西川"的药物，如蜈蚣、僵蚕、全蝎等，用于消除肺部的结节和预防乳腺癌的复发。"五虎下西川"是道家的一张秘验方，主治为："便毒。此症在胯眼下有结核，初如弹子大，渐扩张大至鸡卵状，不甚痛，经治不消者。"此处，有肿物而不痛，还不断长大，多是现代医学上的恶性肿瘤。"五虎下西川"的药物配伍很有特点，在肿瘤治疗中值得我们研究和应用。

12. 柴浩然用当归芍药散治疗产后鼓胀

【原案】--

王某，女，22岁。患者自诉于停经50天时出现妊娠恶阻，但很快好转。怀妊三四月后因心情不舒畅，逐渐又觉纳食差、厌油腻，消瘦倦怠，右胁下隐痛，自认为是妊娠所致，未予治疗。至12月10日足月顺产双胎（生一男一女），产时恶露较多，产后第四天即觉不思饮食，腹部膨大，肝区疼痛，小便短少。次日腹胀愈甚，至第六天腹胀膨大更甚，小便点滴不通。因病势急骤，于12月16日入院。经西医检查，诊为"肝硬化腹水"。住院后给予静脉滴注葡萄糖、维生素等，并3次输血900ml，同时服双氢氯噻嗪利尿，利尿后腹胀稍觉轻松，旋即腹胀更剧。12月19日用汞撒利1ml，虽小便畅利数次，但病情继续增剧。12月20日转请柴老会诊，症见面色苍白，精神萎靡，腹部膨大，胀急难忍，较产前未生时腹还大一倍，不时呻吟，右胁下疼痛，不欲饮食，小便不通，但恶露已净，舌质淡，苔白滑，脉象沉弦而弱。此属产前肝脾失调，产后气血暴虚，以致三焦决渎失职，水液积聚，发为膨胀。治宜养血疏肝，健脾利水，宽中消胀，祛瘀破积。方宗《金匮要略》当归芍药散加味。方药：当归30g，白芍30g，川芎15g，白术30g，茯苓30g，泽泻15g，五爪龙（高粱根）15g，香雪酒制葫芦皮（香雪酒即浙绍名酒，或用黄酒亦可，取甜葫芦一枚，以陈者为佳，劈作两半，去净瓢内瓤膜及籽，用酒涂葫芦瓢内外，在慢火上烤之，边烤边涂，如此涂烤9次，便可使用）30g。2剂，水煎，空腹服。

12月22日二诊 服药后胀急渐减，小便续渐通利，渐有食欲，舌脉同前，仍以原方4剂。

12月26日三诊 腹胀大减，仍微有胀意，小便通畅，精神稍振，饮食转佳，面色较前好转，舌淡、苔白，脉象弦弱。病势大见好转，继予上方，去五爪龙、酒制葫芦皮。再进3剂。

12月29日四诊 膨胀尽消，已能平卧安睡，精神好转，唇面颜色红润，饮食、二便正常，舌质正常，苔薄白，脉象缓弱微弦。再以当归芍药散减其量续服。方药：当归15g，白芍15g，川芎9g，土炒白术15g，茯苓15g，泽泻6g。5剂。

服完药后，膨胀消失，余症均平，观察两日，一切正常，痊愈出院。

【赏析】

产后鼓胀，虚中夹实，选方颇为严谨，若单用攻水之剂，因产后正虚，则犯虚虚之弊，势必导致病情迅速恶化，若纯用补虚之品，则胀急、溲闭又一时难解。根据"虚则补之实则泻之"的原则，此病属虚中夹实，但以虚为本，治法宜补虚为主，兼以祛邪，方用《金匮要略》当归芍药散以养血疏肝、健脾利水、宽中消胀、祛瘀破积。

本案西医确诊为"肝硬化腹水"，属中医学"鼓胀"范畴。经住院4天用西药利尿剂，以及静脉滴注葡萄糖、维生素和输血等支持疗法未获效果，故改为中医治疗。祖国医学认为鼓胀基本病理变化总属肝、脾、肾受损，气滞、血瘀、水停腹中而发为鼓胀。通过辨证求因，患者初系妊娠期脾气虚弱，情志抑郁，肝失条达，气机不畅，导致脉络瘀阻；肝郁乘脾，脾失健运，引起水湿内停，遂成此病。续因产后气血暴虚，致使脏器衰退，三焦决渎失职，水液积聚而发为鼓胀。《金匮要略》云："血不利，则为水。"系指脉中血液凝滞或离经之血而导致水液输布、代谢异常。血亏，脉中之血不足，水液相对增多而为病态，则成水肿；血行不利，形成瘀血，瘀血日久，则形成水饮，如《血证论》所云："失血家往往水肿，瘀血化水，亦发水肿，是血病而兼水也。"故血、水在生理上互相协同，在病理上亦互相影响。当归芍药散以当归、白芍、川芎养血疏肝，当归补中有活，专能补血，又能行血，白芍养血调经，缓急敛阴，利尿去水，川芎行气活血，可防止产后瘀血乘虚停积之虑；白术健脾燥湿，伍以茯苓、泽泻淡渗利水、再加葫芦皮除湿利水，宽中消胀，且有祛瘀破积之功。葫芦皮以酒制后，更能发挥药力；五爪龙为当地民间验方，性味平和，无毒，确有利水消肿除胀之力，产后加入最宜。全方养血疏肝、健脾利水、宽中消胀、祛瘀破积，以纠正其衰退之脏气，恢复运行转输之能，使病在三诊时大见好转。本方忌用大队破血祛瘀类药重剂攻伐，因之不但欲速而不达，反致藏血、统血之脏受害，脉络易破裂，迫血妄行，而见出血之危害。

当归芍药散在仲景《金匮要略》中被用以治疗妇人腹痛，方证核心为肝脾两调、血水同治，临床使用时需谨守病机，应用于以腹痛、浮肿、头眩、心悸、口渴而小便不利为特征的疾病和女性血虚体质的调理，同时也被广泛用于外科、皮肤科、泌尿科等疾病的治疗。

（赵雨薇）

▶ 第四章 | **儿 科**

1. 李翰卿用大承气汤治疗小儿五更作咳

【原案】

靳某，男，8岁。近1周来，每于后半夜咳嗽频作，咳有定时，多在五更时分，同时兼有气短、汗出、脐腹硬满拒按、大便干结、舌苔黄燥、脉弦滑而微数。诊为食滞肠胃，化火上冲于肺的大承气汤证。治宜通里攻下，兼以清理肺气。方药：枳实3g，厚朴3g，大黄2.5g，玄明粉（冲服）1.5g，陈皮4.5g，柴胡2.5g，杏仁3g。1剂，水煎服。嘱咐患者，服第一煎后，会出现肚子拧痛、大便稀、日行1~2次，此为正常反应，应以流食调养。

第二煎后，腑气大通，自觉上下通气、身轻气爽，次日五更及之后咳嗽未再发作。

【赏析】

后半夜至黎明前，在凌晨三点至五点之间，按照时辰划分，属于寅时至卯时或五更，因此，这个时间段的咳嗽发作或咳嗽显著加重，中医常称为"五更咳""五更嗽"。按照中医子午流注理论，寅时肺经当令，卯时大肠经当令。《素问·六节脏象论》曰："脾、胃、大肠、小肠、三焦、膀胱者，仓廪之本，营之居也，名曰'器'，能化糟粕，转味而入出者也……"可见，大肠生理功能主要体现为水谷的转运，是脾胃生理功能的延伸。故"五更咳"当与肺、脾胃关系最密切。咳嗽与肺、脾胃之间的关系，早在《黄帝内经》中就有较为深刻的认识。《素问·咳论》曰："五脏六腑皆令人咳，非独肺也……皮毛者肺之合也。皮毛先受邪气，邪气以从其合也。其寒饮食入胃，从肺脉上至于肺，则肺寒，肺寒则外内合，邪因而客之，则为肺咳。"又曰："此皆聚于胃，关于肺，使人多涕唾而面浮肿气逆也。"以上论述充分表明，脾胃在经络上与肺相连，功能上相互影响，若脾胃受邪，功能失调，可引起咳嗽。

从临床来讲，"五更咳"常见病因在于饮食失宜，如过食生冷、肥甘损伤脾胃，因此又常常被称做"食积咳嗽"或"脾胃咳嗽"。本病病机在于脾胃受损，纳运失序，化痰生积，上犯于肺，肺失宣肃。如明代李梴《医学入门》曰："食咳，因食积生痰，痰气冲胸、腹满者，二陈汤加厚朴……"元代朱震亨《丹溪治法心要·咳嗽》曰："五更嗽多者，此胃中有食积，至此时火气流入肺。"对于"五更咳"的治疗，古代医家有许多具有临床指导价值的观点。

《医学入门》提出用二陈汤加厚朴、山楂、麦芽治疗食咳而致痰气冲胸或为腹胀者，吴谦《医宗金鉴》云："积嗽者，因小儿食积生痰……便溏者，以曲麦二陈汤消导之。"

李老经验，"五更咳"多发生于小儿。小儿脾胃娇弱，容易因饮食失节或脾虚而造成脾胃升降失调，火气上逆冲肺。治疗宜用消食去积，兼宣肃肺气之法。代表方剂有大承气汤、小柴胡汤、保和丸、平胃散等。本案为大承气汤治验，李老认为，大承气汤是涤荡肠胃积热的效方，该方主症为脐腹部胀满硬痛拒按，尤其以脐周部位症状最重，是使用大承气汤的辨证要点。患儿8岁，除了典型的五更咳外，尚有气短、汗出、脐腹硬满拒按、大便干结、舌苔黄燥、脉弦滑而微数等症。有明显的脐腹硬满，加之大便干结、舌苔黄而干燥，符合大承气汤证"痞、满、燥、实、坚"的辨证要素。可见，本案定时咳嗽、气短是食积日久化热，随经脉上冲于肺，造成肺气宣发肃降功能受阻而出现的。汗出是由于里热内结，迫津外泄。脉弦滑而数是阳明腑实病机的佐证。综上而言，李老谨守病机，从通泻阳明论治肺系疾病，是反映中医"治病求本"理论精髓的经典案例！

2.高建忠用小青龙汤治疗小儿发热

【原案】

刘某，男，2岁。发热、咳嗽、纳差3周，中、西药物治疗未效。诊见：面色黄白，精神不振，时有咳嗽，有痰，不思饮食，大便偏少，腹无不适，体温波动于37℃～38℃之间。舌质淡，舌苔薄白，指纹略紫。前服方药不外小柴胡汤、麻杏石甘汤、清气化痰丸等方加减。证属肺寒邪恋。治以温肺散邪为法，方用小青龙汤。方药：生麻黄1g，桂枝1g，细辛1g，干姜1g，生白芍1g，五味子1g，姜半夏3g，炙甘草1g。2剂,水煎热服，日1剂，2～3次分服。药后热退咳止，胃开纳增。

【赏析】

咳嗽是因外感或内伤等因素，导致肺失宣肃，肺气上逆，冲击气道，发出咳声或伴咳痰为临床特征的一种病证。历代将有声无痰称为"咳"，有痰无声称为"嗽"，有痰有声合谓之"咳嗽"。临床上多为痰、声并见，很难截然分开，故以"咳嗽"并称。《黄帝内经》对咳嗽的成因、症状及证候分类、证候转归及治疗等问题已做了较系统的论述，阐述了气候变化、六气影响及肺可以致咳嗽，如《素问·宣明五气》说："五气所病……肺为咳。"《素问·咳论》更是一篇论述咳嗽的专篇，指出"五脏六腑皆令人咳，非独肺也"，强调了肺脏受邪及脏腑功能失调均能导致咳嗽的发生。按脏腑进行分类，将咳嗽分为肺咳、心咳、胃咳、膀胱咳等，并指出了证候转归和治疗原则。张仲景所著《伤寒论》《金匮要略》不仅拟出了不少治疗咳嗽行之有效的方剂，还体现了对咳嗽进行辨证论治的思想。

此处主诉为发热、咳嗽、纳差，按《中医内科学》的要求，需要对患者的叙述进行分析后方可确定最终的主诉。为此高建忠教授曾多次强调，在患者叙述的问题当中，一定要抓主要矛盾。此处患儿家属叙述小儿症状为发热、咳嗽、纳差，需医者进行系统分析，辨明主要矛盾在哪儿，此案引起咳嗽的原因是主要矛盾，故解决了咳嗽的问题，别的问题也就迎刃而解了。

高建忠教授按语：《伤寒论》第40条云："伤寒，表不解，心下有水气，干呕、发热而咳，或渴，或利，或噎，或小便不利、少腹满，或喘者，小青龙汤主之。"临床上，小青龙汤治咳喘人多熟知，小青龙汤治发热则多易被忽视。且多数医者被"外寒内饮"之说印定耳目，于是临证罕见小青龙汤证，致使千古名方常遭冷落。

小儿为纯阳之体人多熟知，但小儿为稚阳之质又多被忽视。寒凉杂进（包括中、西药物及民间习用之梨水等），阳气极易受损，常使邪伏不易解，舍温通甚至温补外，别无他法。

人多知小青龙汤方外解表寒、内化水饮，而不知其功在温通。大剂大方治患者多习用，小剂小方治病则人多不信。中医处方中剂量大小和用药多少与疗效的关系，与大众通常认为的并不一样。上方1剂药仅10g，相当于大方中1味药的剂量，药也仅用8味，2剂即愈，这是大方大剂无法做到的。家长说："这是我煎过的药中最少的药，也是最有效果的药。"

高建忠教授治疗小儿发热、咳嗽，常半剂即见效，随诊之人每每叹其神效。高建忠教授熟读李东垣之著作，曾多次跟随诊之人说在临床上一定要注意患者气机的升降出入，此患儿症见发热、咳嗽、纳差，皆因气机升降出入障碍而致，故此处小剂量小青龙起的更多是通畅气机之作用。

3. 李孝波用二陈通利汤治疗小儿咳嗽

【原案】

古某，女，6岁。常因咳嗽伴便秘来诊。患儿家属诉患儿平素经常咳嗽，咳声重且夜间重，晚上睡眠不踏实。平素胃口好，食量大，大便干结，呈羊粪状。刻诊见手心热，双侧扁桃体无明显红肿。脉数，舌可。方以二陈通利汤，方药：紫苏子6g，莱菔子9g，陈皮6g，半夏3g，茯苓9g，炙甘草6g，大黄3g，芒硝3g，枳实9g，紫苏叶6g，款冬花6g，生姜两片。7剂，水煎服，日1剂，早、晚分服。

二诊　患儿咳嗽已愈，晚上睡觉安稳，手心亦不热，脉不数，舌苔不腻。方药：党参6g，白术9g，茯苓12g，陈皮6g，炙甘草6g，半夏3g，紫苏子6g，款冬花6g，生姜1片。7剂，水煎服，日1剂，早、晚分服。

后患儿爷爷就诊时说，患儿现在一切都好，既不咳嗽了，大便也不干了。

【赏析】

二陈通利汤为山西已故名医门纯德先生之经验方，主治内食外感证，常用于小儿。若辨证准确，投之常有立竿见影之效。原方组成为：茯苓12g，陈皮6g，半夏9g，炙甘草3g，枳实9g，紫苏子6g，紫苏叶9g，川大黄6g，生姜9g。本方主治痰湿食滞，外感风寒所致的诸症。多由饮食不节，脾失健运，食积内停，痰湿凝聚，上贮于肺，气机阻滞而致。若遇风寒，内外合邪，使肺气不能宣、腑气不得通，故出现恶寒发热、咳喘、胸满、便秘等症。治宜解表通里，理气化痰。紫苏叶解表散寒、开宣肺气，紫苏子降气消痰、止咳平喘，二药合用，一宣一降，通利肺气。配以二陈汤（半夏、茯苓、陈皮、甘草、生姜）燥湿化痰、理气和中。并以枳实、大黄消痞行滞，通便泻实。腑气通则肺气利，故以二陈通利汤名之。

本案中患儿虽以咳嗽来诊，但是细察其因，实由内食所致。患儿平素胃口好，食量大，饮食不节而导致痰湿内生。加之运化不利，腑气不通则便秘。患儿大便干结，呈羊粪状，说明其内实之盛。肺与大肠相表里，腑实导致肺气不利，故见频繁咳嗽，这种咳嗽多属实咳，因此咳声重浊，且多夜间加重。脾胃积滞，产生郁热，故见手心发烫、脉数等症。患儿晚上睡眠不踏实，一方面是由于咳嗽影响，另一方面也是内有食积的表现，所谓"胃不和则卧不安"是也。

故首诊投以二陈通利汤消痞行滞、通腑泻实，腑气通则肺气利，故疗效显著。二诊时，实邪去其大半，故酌去攻实之品，继续以二陈汤为基础方，健脾化痰理气，肺脾两调以善后。

小儿咳嗽，治法宜轻，用药要灵，要充分考虑肺脏功能，重点结合脾与大肠的生理特点，综合调理。脾为根，肠为口，脾虚则易生痰，肠实则肺气不宣。临床凡内有痰湿、食积，外感风寒者，皆可使用本方治之。门纯德先生常以此方用于小儿食积咳嗽。因小儿脏腑娇嫩，形气未充，寒温不能自调，饮食不能自节，最易外为六淫所侵，内为饮食所伤，造成内外合邪、气血怫郁、表里俱实之证。若初病，二陈通利汤最宜，原方酌量即可，用之多效。

咳嗽本为小儿临床常见病证，粗略统计，属内食外感者十居其七。小儿发热、咳嗽，屡治屡犯，久久不愈，原因何在？

疾病的发生从来不是单一因素的结果，疾病的治疗也不是单一因素的干预所能解决的。如果问题提出的角度不对，就永远找不到解决的方法。这种病表面上看是孩子的问题，但问题的根源却在家长。考察病因，不是因为小儿体质有多差，关键在于家长的喂养不当导致积食。名曰爱之，其实害之。很多家长片面追求多饮多食，能吃是福，生怕孩子饿着，却忘了小孩的生理特点。片面的理念必然导致片面的行为，没有健康的理念，就很难有健康的身体。此病治法简单，关键在于医者是否能辨证准确，能否证因同治。要想辨证明确，就必须了解病史。既看病情，也要看发病的环境；既要看患儿的症状，更要看家长的状态。所谓"病从口入"，治疗食积的根本方法不是药物，而是教育。药物解决的是当下的问题，健康教育解决的才是根本与长远的问题。若要小儿少病，就要让其少吃，需要家长"狠狠心"，不能鼓励其多吃，要吃得适度，尤其晚饭，更应少吃。吃得那么多，然后再去寻求药物以消食，何必多此一举！"若要小儿安，三分饥和寒"。在既往物质匮乏的年代，尚能有此认识，如今人民群众的生活水平得到了极大的改善，积食也更为多见。这个病的病根就在于对健康的认识片面，内食不消，咳嗽不已！治病易，使人更改观念难！

4.门纯德用黄芩加半夏生姜汤治疗高热伴吐利

【原案】

付某，男，6个月。患儿发热10余日，体温39.5℃，咳嗽、喘。医院诊断为"支气管肺炎，菌群失调综合征"。连续九天出现绿色稀水样便，进乳即吐，腹部胀满，昏睡不醒，呼吸浅促，经用多种抗生素、输液、给氧等治疗，病势日进，邀余会诊。

诊见：患儿高热，意识朦胧，面色苍白，唇青指绀，鼻翼扇动，额头冷汗，脘腹胀满如鼓，水便自流，肛门发红，四肢厥逆，指纹淡紫，直透三关，此证为热毒内陷，正气欲脱。急当扶正，兼以清解。方药：红参3g，黄芩3g，生白芍3g，半夏2g，茯苓6g，甘草2g，生姜3g，大枣1枚。2剂，日1剂，日服3次。

二诊　神清热解，能少量进乳，下利稍歇，病势已安，但腹胀如故。治以健脾、祛湿、解毒，药用黄芩3g、生姜3g、大枣1枚，煎汤冲服参苓白术散1.5克，3剂，日二服，夜一服。

三诊 体温恢复正常，利止胀消，乳食渐增，神色倦怠，宗前方减黄芩，调治数日，痊愈出院。

【赏析】

此案症状危急，病情演变复杂，其中值得讨论与借鉴的地方很多。本例辨证的重点是辨病之缓急与邪正对比。此例患者病情是非常急重的，有几个突出的问题必须解决。第一是持续高热伴咳喘达10余日，患儿外感，邪热壅肺，故兼高热、咳喘；邪热上扰，则神昏嗜睡；热邪燔炎日久，阴精阳气欲脱。持续高热会导致人体精神不振与津液的极速流失，必须及时遏止。第二，患儿幼小，年仅6个月，正气本弱，加之上吐下利，已经出现阳虚阴损的现象，"意识朦胧，面色苍白，唇青指绀，鼻翼扇动，额头冷汗，脘腹胀满如鼓，水便自流，肛门发红，四肢厥逆，指纹淡紫，直透三关。"种种迹象已经表明，阳气温煦，推动、气化的功能都受到严重干扰。面对如此危急重症，必医患俱为忧心。病例治疗的难点在于，如何处理扶正与祛邪的矛盾。高热持续不退，说明邪气不衰，理应祛邪为治。但是患儿已现正虚之象，如果无视正气与体质，径直用祛邪之法，纯用苦寒除热之剂，则邪未去而正先亡，犯虚虚之弊。可如果直接补虚，致邪气入里，治疗将更为复杂。补泻掣肘，治疗颇为棘手。唯有补泻兼施，在茯苓健脾淡渗利水、小红参大补气血的基础上，以黄芩加半夏生姜汤清其邪热，降逆止呕，恢复脾胃气机的升降。这一治法被实践证明是有效的，二诊时，患儿神清热解，下利缓解，且能少量进乳，说明邪去大半，胃气有所恢复。至此，病情终于有了根本转机，后续治疗也就迎刃而解了。

此案中还有一个问题要引起重视，那便是关于吐、利的问题。因为患儿在发病初期是没有吐、利的，为何却病情演变至此？这就涉及抗生素应用的问题。细察病史，本案中患儿吐、利的原因有很大一部分是抗生素的使用不当导致的。根据门老在《门纯德临证要录》中的记述得知，患儿母亲为医院传染科护士长。因此，应该是属于医疗条件相对便利之人，所以多种抗生素诸如青霉素、氯霉素、链霉素，甚至包括当时较新生产出的抗生素统统都被用到一个仅仅6个月大的婴儿身上。高热不仅没退，还带来了严重的不良反应，那就是菌群失调，具体表现就是严重的吐、利，而吐、利造成的正气损伤是本案治疗棘手的根本原因。无论中、西医，均需重视人体功能状态，呵护人体自然的平衡状态。在用药的同时，也当谨记"药毒"之误。观门老此例医案，笔者心中还有一个体会，那便是中医药的纯天然性也是中医药的先天独特优势，取之于自然，用之于自然，无违天道，方证相应，故可绵延日久，生生不息。

临床上黄芩汤治疗下利是有效的方证经验，临证只要辨证准确，用之得当，则起效颇为迅捷，故后世多视其为治利祖方。黄芩汤一般多用于急证，但如果病程较久，病势见缓，则应注意顾护正气，加用山药、茯苓、炒白术等健脾祛湿药物，则疗效更为稳定。

5. 刘绍武用生姜泻心汤治疗泄泻

【原案】

陈某，男，14岁。3年来，食纳少进，日食150～200g，更兼泄泻，日二三行，稀烂而夹完谷，常恶心，时呕吐，面色萎黄，毛发焦燥，形体瘦削，懒言少动，口疮时发，舌尖红赤，脉象弦细。与生姜泻心汤，方药：生姜10g，干姜10g，黄芩15g，黄连10g，半夏10g，党参20g，甘草6g，大枣6枚。药10剂，纳稍知味而口疮不除，又加入大黄5g，大便次数略加，日三四行。继服20剂后食纳大增，口疮停发，便日二行，10余日未呕吐，学习已能耐劳。继服30剂，泄泻亦止。面色转润，肌已较丰，学习、玩耍已不异于常童。

【赏析】

就三部六病而言，该患者属于里部部证，治法当以和中消痞，用药为生姜泻心汤。柯韵伯说："寒热并举，攻补兼施，以和胃气。"刘老认为生姜泻心汤是治疗慢性胃肠炎的总方，效果很好。

生姜泻心汤出自《伤寒论》第157条："伤寒，汗出解之后，胃中不和，心下痞硬，干噫食臭，胁下有水气，腹中雷鸣，下利者，生姜泻心汤主之。"诸家对其有如下注解。①《伤寒大白》："泻心汤五方，三方皆用干姜、半夏、黄连、黄芩，两热两寒，豁痰清热。此方因汗出表解，胃阳虚，不能敷布水饮，腹中雷鸣而下利，故用生姜佐干姜和胃阳，此以痰热方中化出逐寒饮之法。"②《伤寒论本义》："雷鸣下利，亦是中气运行不健之故，鸣则为虚，利则为实；痞硬少气为虚，干噫食臭为热。'虚热'二字，合成此证。此生姜泻心以苦治热，以甘补虚，以辛散痞，为对证之剂也。"③《古方选注》："泻心汤有五，总不离乎开结、导热、益胃，然其或虚或实、有邪无邪，处方之变，则各有微妙。先就是方胃阳虚不能行津液而致痞者，唯生姜辛而气薄，能升胃之津液，故以名汤。干姜、半夏破阴以导阳，黄芩、黄连泻阳以交阴，人参、甘草益胃安中，培植水谷化生之主宰，仍以大枣佐生姜发生津液，不使其再化阴邪。通方破滞宣阳，是亦泻心之义也。"④《医宗金鉴》："名生姜泻心汤者，其义重在散水气之痞也。生姜、半夏散胁下之水气，人参、大枣补中州之土虚，干姜、甘草以温里寒，黄芩、黄连以泻痞热。备乎虚、水、寒、热之治，胃中不和、下利之痞，未有不愈者也。"常常用其治疗多种肠胃疾病，现代也用来治疗多种胃肠疾病。

该患者年幼，尚不知饮食节律，故饮食过度，损伤脾胃，脾胃为升降之枢，清升浊降，则肠胃自安，若升降失常，清气下行则成泄泻，浊气上行则为呕吐、恶心。脾胃又为气血生化之源，脾胃虚则气血生化无源，不得资养皮肤、肌肉、毛发，故该患者见面色萎黄、毛发焦燥、形体瘦削、懒言少动。又脾胃虚弱，阴火上升，则口疮时发、舌尖红赤，气血虚弱，经脉不得滋养，故脉象弦细。治疗时以和脾胃为主，所谓和脾胃，即是恢复脾胃升降之力，刘老选择生姜泻心汤，以生姜大和脾胃，降上逆之浊气，以辛温之半夏复脾之升清之力，佐以黄芩、黄连，共奏辛开苦降之功。该案之中，刘老复加大黄，此为泻肠道秽浊之物，使药力奏效。

6. 彭涛用胃疸汤合二至丸加减治疗早期肝功能衰竭

【原案】

李某，男，11岁。患者于2019年1月"感冒"发热后出现血尿，肝功能异常就诊于河北省某医院，经增强免疫治疗后尿液正常，肝功能好转遂出院，5天后肝功能异常较前加重，再次入住某医院，经治疗后肝功能未见明显好转，于2月22日就诊于河北医科大学某附属医院以"胆汁淤积性肝病，肝功能衰竭（早期）"收入院，经保肝、预防出血等治疗后肝功能较前好转，但仍未正常，遂出院。之后3月23日又入院保肝治疗一次。患者家属意向中药治疗，于2019年3月29日就诊于彭教授处，肝功能：TBIL 71.05μmol/L，DBIL 34.7μmol/L，ALT 705U/L，AST 738U/L。患儿乏力、纳少，舌淡苔薄白，脉弦滑，辨证为少阳湿郁化热，厥阴入络实证，处以胃疸汤合二至丸加乌梅14剂。

2019年3月29日方：茵陈30g，苍术15g，生白术15g，茯苓15g，泽泻15g，猪苓15g，陈皮15g，秦艽15g，葛根30g，黄连10g，炒栀子15g，汉防己15g，女贞子30g，墨旱莲30g，乌梅30g。14剂，水冲服，日1剂，早、晚分服。

2019年4月11日方：上方加连翘15g。14剂，水冲服，日1剂，早、晚分服。之后半年内坚持口服中药治疗，处方以胃疸汤、二至丸、升麻鳖甲汤加减治疗，同时口服中成药大黄䗪虫丸，以及维生素C片、葡醛内酯片、复方甘草酸苷片。其中，4月9日复查肝功已正常，乏力等症亦明显改善，效果显著。

经中医治疗后，肝功能变化如下。

2019年4月9日：ALT 210U/L，AST 236U/L；

2019年5月21日：ALT 194U/L，AST 186U/L；

2019年7月18日：ALT 23U/L，AST 36U/L；

2019年9月7日：ALT 17U/L，AST 31U/L。

【赏析】

胆汁淤积性肝病是一类由免疫、遗传、环境等因素导致的胆汁形成、分泌和排泄障碍的肝胆疾病。其发生、发展机制尚不明确，具有进展为肝纤维化、肝硬化的风险。熊去氧胆酸、激素、免疫抑制剂等疗法均具有一定局限性。中医药辨病、辨证治疗具有一定优势，有调气化（改善症状）与复形质（改善患者的实验室指标和影像学指标）之分。

患儿以"胆汁淤积性肝病，肝功能衰竭（早期）"就诊，对于肝脏恶性疾病的辨证，多从足厥阴肝经、足少阳胆经两经考虑，兼足太阴脾经、足阳明胃经，实则阳明，虚则太阴。肝病即邪入厥阴，急性肝病与慢性肝病选方有虚实之分，急性肝炎、肝衰竭多从实证论治，以黄芩汤调气化、大黄䗪虫丸（包含黄芩汤）复形质；慢性肝炎多从虚证论治，以小柴胡汤、柴胡桂枝干姜汤调气化，以鳖甲煎丸复形质，其中调气化方并不固定。临证选方复形质方面，本案急性肝衰竭（早期），故选用大黄䗪虫丸。大黄䗪虫丸出自《金匮要略》，其中黄芩、芍药、甘草合为黄芩汤，为少阳气化方，余药化瘀以复形质。炎症导致的高凝状态——瘀血，瘀热在里，热伏血瘀，大黄䗪虫丸化瘀清热，可改善肝脏急性炎症瘀血状态。

调气化方面，足厥阴肝病常合并少阳、太阴病，湿热证多见，太阴湿化为生湿之源，少阳火气为热化之源，湿热证选方有甘露消毒丹、蒿芩清胆汤、胃疸汤等，而本案选用胃疸汤清少阳、太阴湿热，调气化，从气分截断疾病传变。《医宗金鉴·杂病心法要诀》胃疸汤，由茵陈、苍术、陈皮、白术、茯苓、猪苓、泽泻、黄连、栀子、防己、葛根、秦艽组成，主治"谷疸热实宜乎下，不实宜用胃疸汤，茵陈胃苓减草朴，连栀防己秦葛方。"如已食如饥，食难用饱，饱则心烦头眩，此欲作胃疸，胃疸即谷疸，若已见黄色，疸已成矣，得之于胃有湿热，大饥过食也。其中防己可补虚利水，秦艽清肝，为免疫抑制剂，亦是退黄佳品，性味平和，阴黄、阳黄皆可用。

药物加减方面，对于免疫性疾病，常选太子参益气，而不用党参，因其助热促进正邪相争，而太子参较平和益气养阴。赤小豆、连翘清湿热而不伤正，抗炎，且保肝效果极佳。乌梅具辛酸之性，有化甘之势，为厥阴肝经要药，"肝苦急，急食甘以缓之，辛补之，酸泻之"。郁金、牡丹皮、黄芩、赤芍属少阳截断法，郁金芳香化湿、活血疏肝，用于肝胆郁热，热伏血瘀，如遇湿在肝胆，则常用茵陈、郁金。牡丹皮、郁金、赤芍凉血，从少阳血分截断传变，黄芩从少阳气分截断传变。升麻鳖甲汤出自《金匮要略》："阳毒之为病，面赤斑斑如锦纹，咽喉痛，唾脓血……升麻鳖甲汤主之""阴毒之为病，面目青，身痛如被杖，咽喉痛……升麻鳖甲汤去雄黄蜀椒主之。"临床中常用其治疗免疫失调性疾病，托邪外出，待邪托出后，又从少阳清化治之，以调节免疫失调状态。

（张萌）

第 五 章 ▎**五官科**

1. 门纯德用半夏汤治疗喑哑

【原案】

赵某，女，56岁。自述两年前的隆冬开始，嗓子肿痛，口干，咽燥，身微热，喜冷饮。食一冰凉罐头泻火后疼痛减轻，却喑哑至今，时轻时重，诸药不效。诊其脉沉弱，故以半夏汤，3剂，令其缓缓咽之。服3剂后已能发音，后以苦酒汤3剂而愈。

【赏析】

门老此案形象地揭示了半夏汤的起因，对于理解半夏汤的病机有非常重要的临床指导意义。半夏散（汤）原见于少阴咽痛篇，但其实半夏汤证并非少阴病。因为少阴病的基本病机为阴阳俱虚，功能衰微。一般认为，半夏汤证的病机被解读为客寒咽痛。但是笔者认为这一病机解释过于平面化，并未能将半夏汤真正的病机解释清楚，单纯按照这一病机解释去临床上应用半夏汤将很难找到适应证。既然说是客寒，说明寒是从外而来的，病邪当属表邪。可是按照经典理论的论述，如果表证初起，见到以咽喉不适为主诉的病证，一般是要直接认定为"温病"范畴的，病邪属热，已经不属于"伤寒"的范畴。如《伤寒论》原文第83条明确提示说："咽喉干燥者，不可发汗。"病性既然属热，理应去热，所以选用甘草、桔梗等清热解毒药物是对症的。《伤寒论》中的甘草汤、桔梗汤便是为此证而设。后世温病学中的银翘散、桑菊饮等疏散风热、辛凉之剂也是治疗此类证型的代表。因此，将半夏汤证简单认定为客寒，显然不能揭示半夏汤的真正病机。

试问，寒从何来？门老本例医案则形象地回答了这一问题。寒从失于调摄而来，寒从误治而来。时值隆冬，患者症见嗓子肿痛、口干、咽燥、身微热、喜冷饮。病属风热的可能性最大，理应辛凉轻剂与之，结果患者却自食一冰凉罐头泻火，虽然当下疼痛减轻，却导致喑哑迁延。此类喑哑症，初多系急性咽炎，咽部不适，或干燥，或疼痛，病性本属燥热。但是如果治不得法，过用寒凉药，或过量饮冷，使咽喉表皮为寒邪所束，气血凝滞，内热固结而不得出，使声门开阖不利，故猝然声音不扬，出现喑哑。治不得法的原因，应该是由于过于侧重寒热的辨证，而忽视了表里辨证。在表邪未去的情况下，无论寒热与否，必须首先辛散表邪。不可只看到病性属热，就过用寒凉之剂，或者只图一时之快，便恣食生冷以缓解局部燥热的不适。这都会造成"寒邪"的形成。这种病有一个俗称，称为"寒包火"，辨证本易，奈何成见太深。临床上，很多医家一见咽部不适，不是单纯清热解毒，便是大剂滋阴，忽视了首要走表的原则，这便是半夏汤证的根本原因。

半夏汤中药物仅三味，半夏、桂枝、炙甘草。其中半夏涤痰开结，桂枝、甘草通阳散寒、缓急止痛，三药合用，共奏通阳散寒、涤痰开结之功。半夏、桂枝原非咽喉常用药，尤其是阳热体质更需慎用。但中医治疗重在对证，半夏、桂枝于此处正可解咽喉在表之寒凝，因而效果显著。门老还以此法治愈一例靳性女生，患者因咽喉疼痛三日，被诊断为急性咽炎，消炎药治疗过程中吃冰棍三个而导致嘶哑、失音，门老亦径与半夏汤一煎，服后半小时即可发音。

半夏汤的使用有两个地方尤须注意。第一，一定要重视咽部的局部望诊。如果是实热咽痛，咽部红肿及疼痛较甚，可伴见舌红苔黄等热象；如果是虚火咽痛，咽部红肿较轻，伴见咽干或呛咳等阴虚内热之象。而本证病性属寒，咽部一般不红肿，或者虽红而较为局限，颜色亦暗淡。第二，服药方法要很讲究。按照仲景的记述，这个汤剂不可一饮而尽，而应"少少咽之"，令其少少含咽，或频频含咽、徐徐咽下等，其旨在于使药力持久作用于患处，加强局部用药。

门老必是熟读《伤寒论》，因此才会嘱咐患者"令其缓缓咽之"。很多时候，经方疗效不佳，也要考虑服药方法是否需要完善。

2. 朱进忠用清暑益气汤治疗过敏性鼻炎

【原案】

王某，男，35岁。鼻塞、流涕、喷嚏及眼、耳发痒十几年。被诊断为"过敏性鼻炎"。先以西药治疗不效，继以中药益气聪明及疏风散寒、养血祛风之剂加减配合治疗数年亦无明显效果。细审其证，每至夏季天热之时即反复感冒，鼻塞流涕，喷嚏连连，眼、耳俱痒，头晕乏力，舌苔白，脉虚大弦紧。综合脉证，思之，以清暑益气汤加减治疗。方药：人参10g，甘草6g，黄芪15g，当归6g，麦冬10g，五味子10g，青皮10g，陈皮10g，神曲10g，黄柏10g，葛根15g，苍术10g，白术10g，升麻10g，泽泻10g，生姜3片，大枣5枚。服药2剂，诸症消失。继服15剂，追访4年，未见复发。

【赏析】

过敏性鼻炎属中医"鼻鼽"范畴，近年来发病呈上升趋势，其病机繁杂，发病与人体自身内环境的平衡，以及人体与外环境之间的平衡状况息息相关，天气变化，则脏气应之、腑气不衡。若寒气太过，则阳气内藏，闭郁化热，伺机而发，上扰清窍，鼻息不利，有中焦燥火偏胜，实邪逆上者；亦有阳长不及，虚不收降，火浮于上者，可见鼻衄发病与阳气密切相关。历代医家也多从风、寒、虚着手，以桂枝汤及类方、小青龙汤、麻黄细辛附子汤、小柴胡汤、真武汤治疗，此先调其中，以御其身，则阳气调和，鼻衄可愈。详审之，此法往往过责于阳虚，而忽略了同病异治、疾病千变万化的道理，故有所缺损；亦有讲究过于细致，欲得百密而不疏者，将所有证型——列出，临证之时斟酌许久。

朱老认为治疗此种疑难复杂疾病时，常需结合天人相应的观点去进行，这一学说是在中医相似论的指导下形成的气象、医学相关的学说，客观存在的繁多自然现象，可以引起人体生理、病理、病机、症状在系统、局部、运动、静止等规律的改变。此病例中，患者在夏季天热时症状反复，自然不得单以风寒论治，朱老谨天地之变、夏季气候之化，合之于脉，予补气养阴、燥湿清热、升清降浊之法。夏令者，暑热也，暑令热邪，伤气伤阴，故气阴两虚之体质尤易感受暑令之邪也，今脉弦大紧，亦气阴两虚之脉也，弦主肝脉，说明本病不仅为气阴两虚，肝之升阳亦受阻。治以清暑益气汤补气养阴、除湿清热、升清降浊。

清暑益气汤出自李东垣《内外伤辨惑论》，其方"以黄芪、人参、甘草补中益气为君；甘草、橘皮、当归身甘辛微温，养胃气、和血脉为臣；苍术、白术、泽泻渗利除湿；升麻、葛根苦甘平，善解肌热，又以风胜湿也。湿胜则食不消而作痞满，故炒曲甘辛，青皮辛温，消食快气。肾恶燥，急食辛以润之，故以黄柏苦辛寒，借甘味以泻热补水。虚者，滋其化源。以五味子、麦门冬酸甘微寒，救天暑之伤庚金为佐也"，用此方者，"皆因饮食失节，劳倦所伤，日渐因循，损其脾胃，乘暑天而作病也"。朱老分析该方立法方义认为，不论何种疾病，只要紧扣气阴两虚、痰浊内阻、升清降浊失常病机而用之，则效如桴鼓。

清暑益气汤以补中益气汤去柴胡，易葛根，合生脉散，两补气阴；复用二妙散加泽泻、青皮、神曲治其湿热，为气阴两虚，感受暑湿之邪而设。此患者有典型的季节性变化，会因为夏季暑湿之邪的过盛而加重病情，并不耐受外界刺激，这实属正气虚弱的范畴，而且曾以益气聪明及疏风散寒、养血祛风之剂治疗无效，更需要及时地摒弃风寒邪气的病因，考虑当时的气候条件，按部就班地改善人体正气。脾胃虚弱之人，正气虚弱，邪气易于侵犯人体，暑为阳邪，阳性升发，故暑邪侵犯人体，多直入气分可致腠理开泄而多汗。汗出过多，则耗气伤津，身乏、重着更为严重，往往产生如梦如醒，朦朦胧胧如同处于烟雾之间的感觉，以及鼻塞流涕、喷嚏连连、眼耳俱痒、头晕乏力等症状更为严重。故此类患者，虽表现为过敏性鼻炎，依旧符合清暑益气汤的运用范畴，依此治法，天人相应，则病证可愈、顽疾可除。

3.胡兰贵用柴胡加龙骨牡蛎汤治疗耳鸣

【原案】--

田某，女，74岁。眩晕伴左侧耳鸣1年余。一年多来，初起时耳鸣时断时续，两个月后逐渐出现持续不断的耳鸣，并间断出现头晕，如坐舟船，景物与自身一同旋转，恶心呕吐。近一个月来，眩晕一直持续不止，不敢睁眼，不敢坐立，反复的恶心、呕吐，且伴有双手麻木，左腿麻木，失眠，口干，二便正常。舌苔白，脉弦紧。辨证为肝郁气滞，痰饮内郁，上火下寒之眩晕。治法宜疏肝化饮，清上温下。方拟柴胡加龙骨牡蛎汤加减，方药：柴胡12g，黄芩10g，人参10g，半夏10g，茯苓15g，桂枝12g，熟大黄3g，龙骨15g，牡蛎15g，甘草6g，生姜3片，大枣5枚。服药1剂后头晕大减，睡眠改善，7剂药进，头晕、耳鸣、肢体麻木明显减轻。继服上方14剂，诸症消失而愈。

【赏析】--

《黄帝内经》曰："诸风掉眩，皆属于肝。"同时，头为诸阳之汇，为六阳经汇合的至高之处，眼、耳、口、鼻、目均是清空之窍，所以眩晕为病，不是外来的风、寒、暑、湿、燥、热、火，即是内伤的饮食、情志、房劳，亦或者是二者均有。在外感所见的眩晕里面，最常见的病因是风，所谓清邪在上，风中于前，雾伤于上。内伤病，多是由于肝胆火上逆，同时夹痰，伴有中焦脾胃虚、下焦肝肾虚，其治疗分治外邪，治肝、胆、胃、脾、肾。

在本案中，患者眩晕伴有左侧耳鸣一年余，发作时，眩晕持续不断，不敢睁眼，不敢坐立，妇人反复恶心、呕吐，并且伴有双手麻木、失眠和口干。在《伤寒论》和《金匮要略》有关描述该患者的病名是"癫眩""冒眩""眩"或者"冒"。《伤寒论》第67条云："伤寒若吐若下后，心下逆满，气上冲胸，起则头眩，脉沉紧……茯苓桂枝白术甘草汤主之。"本条文有"起则头眩"原因是脾胃阳虚饮停，水气上冲清窍，以致眩晕，同时《金匮要略》中亦有条文描述相似的症状："心下有痰饮，胸胁支满，目眩，苓桂术甘汤主之。"同本案患者"不得坐立""不得睁眼"的症状较为相似，但是该患者还伴有口苦及肢体麻木，且有频繁的呕吐，较苓桂术甘汤的症状更为严重。除此以外，《伤寒论》第82条："……其人仍发热，心下悸，头眩，身𥆧动，振振欲擗地者，真武汤主之。"此条亦有关于眩晕的症状，描述的是肾阳虚、痰饮上逆、走窜经络的，同该患者的区别在于，本条文不涉及肝胆症状，而患者并没有出现肾阳虚的症状。因此，胡老虽然诊断为痰饮内停，但并未使用该方。同时还有饮停下焦的癫眩，"假令瘦人，脐下有悸，吐涎沫而癫眩，此水也，五苓散主之"。该病的症状特点是眩晕发于脐下，脐下为气海，悸是脐下动脉肉眼可见的搏动。与患者亦不符合。另外，饮停心下的泽泻汤"心下有支饮，其人若冒眩，泽泻汤主"和小半夏加茯苓汤"卒呕吐，心下痞，膈间有水，眩悸者，小半夏加茯苓汤主之"，这两个条文都含有呕吐的症状，与患者的症状较为相似，可以提示患者中焦有停饮，但是胡老并未使用泽泻汤或者小半夏汤，而是选择柴胡加龙骨牡蛎汤，因为其中含有小半夏汤的影子。柴胡加龙骨牡蛎汤在《伤寒论》第107条："伤寒八九日，下之，胸满烦惊，小便不利，谵语，一身尽重不可转侧，柴胡加龙骨牡蛎汤主之。"其药物组成是柴胡四两，龙骨、黄芩、生姜、铅丹、人参、桂枝、茯苓各一两半，半夏二合，大黄二两，牡蛎一两半，大枣六枚。方中柴胡、桂枝、黄芩和里解外，以治寒热往来，身重；龙骨、牡蛎、铅丹重镇安神，以治烦躁惊狂；半夏和胃降逆；大黄泻里热，和胃气；茯苓安心神，利小便；人参、大枣益气养营，扶正祛邪。共成和解清热、镇静安神之功。

对于该患者而言，其眩晕呕吐、不得坐立、持续时间长，胡老并未简单地从肝阳上亢入手对其进行治疗，而是紧扣舌脉，从其弦紧脉和白苔辨出中焦停饮伴有肝郁气滞，这是胡老诊断病情的一大特色。而且，胡老强调四诊合参，在选方的时候并未单纯地从治疗水饮的方子里面寻找，而是紧扣病机，果断地选择柴胡加龙骨牡蛎汤，虽然在柴胡加龙骨牡蛎汤的原文之中并未出现眩晕、呕吐的症状，但是在其病机上均是肝郁气滞、水饮内停，因此便可做到"一剂知，二剂已，三剂愈"。

谨守病机是胡老应用经方的一个主要心法，在这则医案里面体现得淋漓尽致，其没有死扣条文和方证，而是对经方的病机深刻把握和灵活应用，根据患者的呕吐和脉象，果断判断为肝郁气滞和水饮内阻，同样的应用经方的思路还体现在四逆香佛二花汤、加减小柴胡汤的使用上。通过对经方病机的把握，在其原方的基础上进行简单的加减，可以使经方的作用更为精准。

4.胡兰贵用清暑益气汤治疗鼻渊

【原案】

某，男，14岁。鼻塞、流浊涕、头痛4余年，反复发作，口服罗红霉素治疗一周，不效。现症见：头痛，鼻塞，流浊涕，咳嗽，舌苔白，脉沉弦滑。鼻腔检查：来源于中鼻道黏脓性分泌物，中鼻道充血、水肿，无息肉。VAS（视觉模拟评分法）测试为7。西医诊断：慢性单纯性鼻炎、鼻窦炎急性发作。中医诊断：痰热郁结之鼻渊。治则：清热化痰。处以柴胡枳桔汤，方药：柴胡10g，枳壳10g，白芍10g，甘草6g，桔梗10g，杏仁10g，青皮10g，陈皮10g，瓜蒌10g，薄荷10g，紫苏叶10g，黄芩10g。7剂，煎汤，早、晚饭后服用。

1周以后，患者复诊，已无咳嗽，鼻塞、头痛也已减轻，但仍流浊涕，兼见汗多、乏力，舌苔白，脉虚大。中医诊断为气阴两虚、湿热郁滞之鼻渊。治以补气养阴、清热除湿。方用清暑益气膏，方药：党参、甘草、当归、麦冬、五味子、青皮、陈皮、神曲、黄柏、苍术、泽泻、白术各15g，葛根、黄芪各30g，升麻20g。30剂，制膏。早、晚饭后服用。经调理1个疗程后，鼻塞已明显好转，无浊涕流出，其他症状消失，鼻腔检查：来源于中鼻道少量黏脓性分泌物，中鼻道充血、水肿减轻，VAS测试为3。

【赏析】

慢性鼻炎在中医属于"鼻渊"的范畴，是以鼻流脓涕、鼻塞及嗅觉减退为主症的病证，俗称"脑漏"。《素问》说："胆移热于脑，则辛頞鼻渊。鼻渊者，浊涕下而不止也。"明确说明了"热"是鼻渊发病的一个重要原因。《素问》中说："清阳出上窍，浊阴出下窍。"因此胡老在治疗慢性鼻炎的时候也多从热的方面考虑，认为气阴损伤不能顾护人体，故而反复感邪，再由于久病入脏，导致脾胃运化水湿失职，使得湿阻中焦，清阳不得以升，浊阴不得以降而发病。应以补气养阴、化痰除湿为治则。经过多年的临床研究，他发现清暑益气膏治疗慢性单纯性鼻—鼻窦炎具有很好的临床疗效。

清暑益气汤是李东垣的著名方剂，其立方之初是用来治疗"气虚身热，得之伤暑"的病证，长夏湿热过盛，蒸蒸而热，人们常常感觉四肢困倦、精神短少、懒于动作，或者气高而喘，身热而烦，心下不适，小便黄而数，大便溏而频。原因是饮食劳倦，损伤脾胃，乘天暑而病作也。对于这种湿热内盛、脾胃不足的病证，李东垣用泽泻、茯苓、猪苓、灯心草、木通淡渗利小便，以泄脾胃之客邪而补金水之不足。"地者，人之脾也"。心火伏于地下亦见火邪，因此用当归和血，少用黄柏以益真阴，使心火不得下伏。另外，脾胃不足须少用升麻、柴胡，使阴阳之气左右上迁，升降调和。脾气已虚，肺气受邪，用黄芪之甘温益脾，闭其腠理，不令自汗而损伤其元气，且益多用。肺气虚损，上喘气短，须用人参以补肺气。心火乘脾，用炙甘草泄心火，但不得多用，多用则容易生胀满。长夏湿土大旺，可加重苍术、泽泻以上下分消其湿热之气。湿气大盛，谷不得消化，加炒神曲以消之。复加麦冬、人参、五味子养阴、益肺气，以助秋损。张璐玉如此评价李东垣的清暑益气汤："《金匮》中太阳中暍，'发热恶寒，身重疼痛'条，本无方治，李东垣特立清暑益气汤，足补仲景之未逮。"对于其治疗暑湿病证的功效给予了一定程度的赞赏。临床上它也常常用于元气不足、感受暑湿或者肺脾气虚、湿盛之人兼感微暑（王孟英），或者体虚者因避暑而喜凉饮冷，内伤脾胃而酿生湿热（王晋三）。

胡老紧扣清暑益气汤的病机，从气阴两伤，湿热阻滞中焦，清阳不升入手，常常用其治疗一些疑难杂症。在本案之中，患者就诊时间为七月，正值夏暑炎热，就季节而言，患者已有暑热内盛的病机。同时患者鼻炎已久，所谓"久病必虚"，气阴必定有所损伤。但是初诊之时，胡老并未直接使用清暑益气汤，而是选用柴胡枳桔汤。柴胡枳桔汤是胡老的经验用方，其功效是行气化痰清热。因鼻炎就诊的患者，除了气阴两伤、湿热内阻外，病久则湿热酿生痰热，阻滞气机。临床对于此种情况亦不可不辨，患者的病情很多时候并不是单一的病因，往往夹杂诸多因素，因此在处方用药的过程中需要抽丝剥茧，一步一步地去除病因。这便是"标本缓急"的问题。

对待这个患者时，胡老首先以行气清热化痰法去其标之痰热，散淤堵之气机，待患者出现津液宣通以后的汗出，湿热显露的神疲、乏力，以及清阳上升后头痛、鼻塞的减轻，再以清暑益气汤救其根本，从而使患者痊愈。

这种方与方的衔接使用，是中医临证过程中极其重要的一种方式和思维，它能够最大化地控制和治疗疾病。由于患者在不同的阶段出现的病证不一样，病因、病机也会发生相应的变化，因此一个单独的方子并不能够长期使用，虽然有"效不更方"一说，但是依旧要谨守病机，时刻以患者的病情作为方向，以此来指导方药的使用。对于这种更方的方式，最常见的还有早、中、晚的用方不一样，以求更为精准地治疗疾病。同时还有方与方隔天服用、餐前及餐后服用、睡前或睡后服用等，其目的都是在与同人体的阴阳气血对应上，从而增强疗效。

除此以外，胡老在治疗该患者时采用的是清暑益气膏方。原方是汤方，所谓"汤者，荡也"，汤方取效较为迅速，其补益之力不太持久。对于这种疾病时间跨度长，以虚损作为主要病因的病因，胡老都会采用膏方，意图缓功，祛邪的同时以疗其虚损。对于膏方，胡老也颇有研究，特别擅长将其应用于慢性疾病的治疗中，例如在治疗顽固性失眠的问题上，遵从"冬至之日，进补膏方"进补的原则，以此来调理心脾之血，卓有疗效。

5. 高建忠用桂枝甘草汤治疗突聋

【原案】--

刘某，女，26岁。患者无明显诱因于3个月前突发左耳听力减弱，伴左耳耳鸣，经多家医院诊断为"突聋"，住院及门诊治疗，效果不显。诊见：左耳耳鸣、耳聋，耳鸣如"蝉鸣声"，安静时较甚。伴见头昏，睡眠、精神欠佳，有时气短、胸闷，纳食一般，大便尚调，手足冷。体瘦、面白，舌质淡暗，舌苔薄白，脉虚细弦。纯音听阈测定提示左耳重度感音神经性聋。曾于1年前诊断有"风湿性心脏病"，有痛经史，证属心阳、心气不足。治以温补、温通心阳为法。方用桂枝甘草汤加减，方药：桂枝9g，炙甘草18g，茯苓15g。14剂，水煎服。

二诊　患者自觉头昏明显减轻，耳鸣有所减轻，精神、睡眠好转，舌脉同前，上方加炮姜9g，14剂，水煎服。

三诊　诸症继续好转，耳鸣偶发，左耳听力明显好转，经行腹痛减轻，手足冷减轻。舌质淡暗，舌苔薄白，脉细弦。上方加制附子（先煎）9g，14剂，水煎服。

四诊　耳鸣已止，耳聋基本痊愈，纯音听阈测定提示左耳轻度感音神经性聋。精神、睡眠俱好，纳食增加，气短、胸闷不明显。每年冬天双手出现冻疮，今冬未发。上方继服14剂，2日1剂，停药。

【赏析】

突发性聋或称"特发性突发性聋"，简称"突聋"，是指突然发生的、原因不明的感音神经性听力损伤。主要临床表现为单侧听力下降，可伴有耳鸣、耳堵塞感、眩晕、恶心、呕吐等。突发性聋的病因不明，很多致病因素都可能导致突发性聋，目前获得广泛认可的主要有病毒感染学说、循环障碍学说、自身免疫学说及膜迷路破裂学说等。多为单侧耳聋，发病前多无先兆，少数患者可先有轻度感冒、疲劳或情绪激动史。耳聋发生突然，患者的听力一般在数分钟或数小时内下降至最低点，少数患者可在3天内听力损失方达到最低点。耳鸣可为始发症状，大多数患者可于耳聋时出现耳鸣，但耳鸣也可发生于耳聋之后。经治疗后，多数患者听力可以提高，但耳鸣可长期存在。一部分患者可伴有不同程度的眩晕，多为旋转性眩晕，伴恶心、呕吐。可与耳聋同时出现，或于耳聋发生前后出现。少数患者可有耳闷堵感、压迫感或麻木感。

高建忠教授按语：耳为人体清窍之一，耳窍功能正常，有赖于清阳上升、浊阴下降，有赖于阳气的温养和阴血的滋养。同时，肾开窍于耳，心寄窍于耳，肝胆之络循行于耳。基于此，耳鸣、耳聋在临床的辨治中显得较为复杂，五脏六腑、气血津液的病变都可能引起耳鸣、耳聋。

心属火，主神明，主血脉，由心的病变引起耳鸣、耳聋者在临床上并不少见，但方书中往往提到的是用归脾汤治疗心血虚证，用天王补心丹治疗心阴虚证，用黄连温胆汤治疗心经痰火证，用血府逐瘀汤治疗心血痹阻证，而很少提到心阳虚证。本案患者体质虚弱，阳虚无疑，心、脾、肾阳气俱显不足。从伴随症状头昏、眠差、气短、胸闷分析，当以心阳虚为主。从"痛经""冻疮"考虑，在阳虚基础上当有寒凝。治疗上，首选桂枝甘草汤温通、温振心阳，二诊合用甘草干姜汤温振脾阳，三诊合用附子甘草汤温振肾阳。阳气渐复，寒凝渐散，体质得以改善，病证得以痊愈。

对于阳虚证的治疗，后世医家多用"补阳"之法，而张仲景在经方中惯用手法为"辛甘化阳"，补为给予，化为促化，化的境界明显要高于补的境界，这一点往往被明清温补学派所忽视，在当代也没有受到临床医家应有的重视。张仲景没有明言心阳虚、脾阳虚，但桂枝甘草汤可以治疗心阳虚，甘草干姜汤可以治疗脾阳虚，这是无疑的，附子甘草汤治疗肾阳虚被清代医家郑钦安所推崇。郑钦安在方书中说炙甘草可以补心气。实际上，炙甘草只是一味补气药，与桂枝合用才可补心气，与干姜合用便可补脾气，与附子合用便可补肾气。

读此医案，让人不得不拍手称奇，面对该患者，多数医家会心里打鼓，常常见耳聋便治耳聋，这样很容易忽视患者的整体状态。该患者一派阳虚之证，高建忠教授想到了耳聋等症皆由阳气不足而起，并用简单的三方逐步恢复患者阳气，实为现代经方家之典范，亦是吾辈学习之榜样。这则医案让我们对《黄帝内经》中"阳气者，若天与日，失其所，则折寿而不彰。故天运当以日光明"有了更深刻的认识，我们在临床中一定要注意患者的阳气，切勿妄用伤阳之药。

（赵雨薇）

第 六 章　皮肤科、男科

1.门九章用四逆散合小儿异功散治疗斑秃

【原案】

褚某，男，28岁。主诉：斑秃7年。脉证：头发大片脱落，自觉眼皮及面部肿胀、干涩，手脚冰凉，情绪差，眠差多梦，食欲一般，小便正常，大便黏腻，脉细紧。诊断：斑秃。方药：四逆散合小儿异功散。柴胡9g，生白芍9g，麸炒枳实6g，陈皮6g，党参9g，茯苓12g，炒白术9g，炙甘草6g。14剂，2日1剂，晚饭前空腹温服。

二诊　大部分头发已长出，自述服药半月，全身舒适，眼皮及面目之肿胀、干涩好转，情绪好。现症见：眠差，梦少，手脚凉，脉弦细。方药：逍遥散加减。当归12g，生白芍12g，柴胡6g，茯苓12g，炒白术9g，怀牛膝9g，远志6g，麸炒枳实6g，钩藤15g，桂枝6g，炙甘草6g。14剂，2日1剂，晚饭前空腹温服。

【赏析】

斑秃，俗称"鬼剃头"，是一种较为常见的局限性斑片状的脱发，起病急骤，病程缠绵，在中医学上属于"油风"的范畴，其致病与精神刺激、内分泌紊乱等有着重大关系，尤其是现代生活压力越来越大，导致斑秃在青壮年中十分常见。患者较为年轻，情绪状况较差，四肢厥逆，食欲一般，门九章教授从证入手，从脾胃论治，体现了"大病以胃"的思想，重病、大病、疑难杂病都可以从脾论治。四逆散出自《伤寒论》第318条："少阴病，四逆，其人或咳，或悸，或小便不利，或腹中痛，或泄利下重者，四逆散主之。"小儿异功散出自《小儿药证直诀》："温中和气，治吐泻，不思乳食。凡小儿虚冷病，先与数服，以助其气。"患者初诊症见四肢厥逆，此为阳气内郁，不能达于四末，用四逆散以透邪解郁、调畅气机；而患者食欲一般，脉细紧，脾胃虚故也，且"发为血之余""脾为气血生化之源"，故予以小儿异功散益气健脾、行气化滞，使得气血生化有源，气足血充而病自愈。患者二诊时大部分头发已长出，心情愉悦，可见四逆散合小儿异功散效如桴鼓。二诊时患者仍有手脚冰凉、眠差，予逍遥散加减疏肝解郁，养血健脾，以巩固疗效，加远志宁心安神，牛膝滋补肝肾，桂枝温通经脉，钩藤疏肝风、调肝气，增强逍遥散疏肝解郁之功效，调整患者功能状态，达到治愈疾病的目的。

2.门九章用桂枝芍药知母汤合逍遥散加减治疗白疕

【原案】

杨某，女，32岁。银屑病复发，胸、背、上肢发作多。月经血块多，梦多，出汗少，脉弦。诊断：白疕。方药：①桂枝芍药知母汤。桂枝9g，生白芍9g，知母5g，炙麻黄6g，制附子6g，防风9g，炒白术9g，炙甘草6g。②逍遥散加减。怀牛膝9g，白鲜皮9g，炒白术9g，茯苓12g，当归9g，生白芍9g，柴胡6g，炙甘草6g。两方各7剂，2日1剂，晚饭前交替服用。

二诊 病情好转，无新起，皮损处变薄，月经时加重。月经血块已无，眠仍多梦，纳可，乏力好转，脉弦。方药：①桂枝芍药知母汤。桂枝9g，生白芍9g，知母5g，炙麻黄6g，制附子6g，防风9g，炒白术9g，炙甘草6g，生姜9g。②逍遥散加减。怀牛膝9g，白鲜皮9g，炒白术9g，茯苓12g，当归9g，生白芍9g，柴胡6g，炙甘草6g。两方各10剂，2日1剂，晚饭前交替服用。

三诊 已不痒，零星疹点。月经血块，时痛经，纳可，脉细。方药：①桂枝芍药知母汤。桂枝6g，生白芍9g，知母6g，炙麻黄5g，制附子6g，防风9g，炒白术9g，炙甘草6g，白鲜皮6g。嘱药后啜热粥。②门氏养荣膏。两方各10

剂，2日1剂，早晚交替服用。嘱忌食生冷，水果加热后方可食用。选择婴儿用沐浴液。

【赏析】

银屑病是一种慢性、难治且极易复发的皮肤病，属于免疫性疾病。目前已知的免疫功能作用于两点，一则为外来异物，二则是自身变异、损坏的细胞，免疫功能出现异常则此两方面均受到影响。用中医病机简单概括，不能清除外来异物则阳气不足，抵御外邪能力下降；不能清除变异损坏的细胞则产生过多的废物，即是痰饮、水湿、瘀血此类病理产物。门九章教授常常将此类疾病归入功能失常态，试将其作为功能不足态与功能阻滞态联合分析。

桂枝芍药知母汤在《金匮要略》中主治"诸肢节疼痛，身体尪羸，脚肿如脱，头眩短气，温温欲吐。"身体尪羸是久病阳气不足，温温欲吐、头眩、脚肿如脱是阳气不足，水液代谢异常，阻滞不通之症，疼痛是该病主症，亦是不通畅的表现。该方是桂枝汤的加减方，桂枝汤是功能不足态的代表方剂，其病位多在于表，是振兴阳气、御邪于外的良方，附子温通，麻黄去表之寒邪凝滞，知母去邪气凝滞之热，防风通在表之风湿不畅，白术则去阳气不足、水液代谢之异常，俱是消除阻滞状态的良药，只是作用方式不同。患者症状不多，纳与便无特殊记述可见中焦并无明显异常，结合该病"冬重夏轻"的特点，一诊出汗少是使用该方的主要依据，汗少可以从两方面分析，表虚不固或皮肤中有阻滞不通畅、用此方都可兼顾；二诊、三诊症状好转，仍用此方，效不更方是常理，消除色素沉着则是经验。

此案有一明显特点，即病情加重与月经有关，兼一诊、二诊脉弦，可见有阻滞且于血分流连，阻滞在血分是逍遥散正对之证。及三诊，弦脉已变化为细脉，病情与月经亦无甚关系，则纯是血分不足，则用养荣汤即可。

3.郭生明用滋燥养荣汤、麻黄汤、定风丹合方加味治疗老年性皮肤瘙痒

【原案】

陈某，男，71岁。全身皮肤瘙痒，奇痒难耐，不禁抓挠，以至皮肤各处挠痕满布。瘙痒遇风、冷加重。阴囊亦发痒、潮湿。问及病史，患者竟自20岁起即多发面部痤疮并伴瘙痒，后逐渐发展至后背、臀部，近两年来，全身泛发。其余脉症：脉偏滑，舌质嫩红，舌苔薄，舌下静脉粗紫，素汗少，饮食常，精神状态正常，大便偏干。辨为血虚血瘀，风寒束表。方药：麻黄10g，桂枝6g，杏仁15g，当归15g，生地黄15g，熟地黄15g，何首乌15g，白蒺藜15g，白芍15g，防风10g，秦艽10g，黄芩10g，甘草6g，桃仁10g，

红花10g。7剂，水煎服，早、晚分服。

一周后，患者准时二诊，喜形于色，称几十年来从未有如此明显的效果，瘙痒基本改善，于原方基础加乌梢蛇15g、白鲜皮15g。又处7剂，近随访瘙痒止、皮损复常，基本痊愈。

【赏析】

患者首诊于2021年3月，初次就诊时，其几乎不抱治愈的希望，发病几十年来，痛苦自不必说，寻医问药，一次次点燃希望又浇灭，可以说已经失望甚至绝望。其人甫一坐定，就用略带挑衅的语气直问："我这病你懂不懂？"此类病患很能考验医家的修养与定力。医者一边不卑不亢地回答："不是很懂。"一边双手伸出搭于其腕，云淡风轻间已将患者表现出怀疑实则是焦虑的情绪消减大半。

本案见全身皮肤瘙痒难忍而无原发性皮肤损害，归属于中医的"风瘙痒"等范畴，历代中医文献根据不同皮损及发病部位有不同名称，如"痒风""阴痒"等。《黄帝内经》对"痒"有过简单的论述，如《素问·至真要大论》："诸痛痒疮，皆属于心。"《灵枢·刺节真邪》："虚邪之中人也，洒淅动形，起毫毛而发腠理……其气外发，腠理开，毫毛摇，气往来行，则为痒。"《冯氏锦囊秘录》中专门有《论痛痒》，对身痒的辨证论治有精彩论述。现代中医临床研究大多将此病的病位归之于肺，病邪则责之于风、湿、热、瘀等。临床辨证准确可收佳效，且其疗效较为巩固。

本案处方，为滋燥养荣汤、麻黄汤、定风丹与桃仁、红花药对的合方。精妙之处，在于注意细节，辨证准确。患者发病数十年，四处求医而不得愈，仅此一条，足以令医者生出畏难情绪，影响诊疗效果。而中医论治的一个特点是，纵使病程迁延，发展转归令人困惑，但着眼刻下诸症，准确辨证，按证处方，往往收效。

本案之辨证与处方，颇有个人特点。其一，医者临床很注重舌下静脉与血瘀的联系，有时疾病复杂，或患者未表现出血瘀的典型症状，亦可适当处以活血药物，常见奇效；其二，注重临床经验方的使用，本案所用滋燥养荣汤出自《赤水玄珠》，乃是医者在多年治疗血虚皮肤瘙痒的临床实践中反复验证的效方，而定风丹实为李可先生临床常用的小方，何首乌、白蒺藜可以作为药对，专治瘙痒诸症；其三，灵活使用经方，本案亮点就在于麻黄汤的合用，患者表现出明显的无汗而遇风、冷加重，就是风邪束表、肌腠闭塞的表现，果断合用麻黄汤，而不局限于表证初起，才达到如此佳效。

本案标本兼顾、表里同治，既有活用经方，又有实用验方，体现的是医者广博的中医知识储备与朴素的中医辨证思想。中医辨证从来不是单纯的、孤立的，以辨证施治为核心，结合方证、药证，充分吸收前人经验，往往需要深厚的临床积累与不懈的个人总结。

4.郭生明用加味桂枝茯苓丸治疗带状疱疹后遗症

【原案】

韩某，男，48岁。主诉：全身泛发湿疹样病变10年。患者于10年前无明显诱因出现周身泛发红色皮疹，出疹后疼痛、瘙痒，瘙痒难耐且不禁抓挠，挠破后流红色血水，进食辛辣刺激性食物后易诱发、加重，曾服用中药数剂及应用多种外用药物，疗效不显，症状反复发作，迁延不愈。于北京某医院诊断为"带状疱疹后遗症"并被告知无法治愈，患者身心负担极大，终日苦恼，甚至出现轻生念头，慕名前来就诊。刻下周身皮疹瘙痒尤甚，左耳廓肿胖，呈暗紫色，心烦，口干多饮，纳、眠可，大便时干时稀，小便可。舌暗胖，苔少，舌下静脉粗紫，脉缓。辨为热入血分，瘀热互结。方药：①瓜蒌皮50g，瓜蒌仁20g，红花10g，甘草10g，水牛角30g，生地黄30g，赤芍15g，牡丹皮10g，沙参30g，白蒺藜15g。②土茯苓60g，莪术10g，川芎10g，黄连6g，金银花

30g，白鲜皮30g，苦参10g。各7剂，水煎轮服，日1剂，分早、晚两次饭后温服。

二诊 服用上方1月余，周身皮疹较前改善，疼痛、瘙痒症状缓解，欣喜之情溢于言表，视其病灶变小、变薄，病灶处皮肤色暗且质地粗糙，纳、眠可，二便调。舌暗红，苔少，脉缓。方药：桂枝10g，茯苓10g，牡丹皮10g，赤芍10g，桃仁10g，土茯苓30g，萆薢20g，白鲜皮15g，苦参10g，怀牛膝12g，远志6g。7剂，水煎服，日1剂，分早、晚两次饭后温服。

【赏析】

本案患者就诊时为慢性病住院病患，皮肤因疼痛、瘙痒抓挠而溃烂，彼时正值盛夏，皮损渗液散发异味并浸染病床白色床单，护士不得不每半日一换，同病房病友亦略有微词，这都给患者身心带来极大负担。

首诊时患者皮疹瘙痒尤甚，口干多饮，结合舌脉，辨证为热入血分证。此时，解决患者的痛苦症状是当务之急。方①：选用瓜蒌散合犀角地黄汤清热解毒、凉血散瘀，加沙参滋阴生津，白蒺藜祛风止痒，诸药合用以治血热之本。方②：应用土茯苓、白鲜皮、苦参祛湿止痒，金银花清热解毒，川芎、莪术活血祛瘀，黄连清热燥湿，诸药合用以治湿毒之标。联合方组的使用，是面对慢性疑难杂症时，基于对疾病病机的分析，在整体观念指导下的方法，可以更好地发挥每个单方的作用，往往能有很好的效果。

二诊时患者瘙痒、疼痛症状缓解，病灶变小、变薄，病灶处皮肤色暗且质地粗糙，结合舌象，瘀血征象明显，方选桂枝茯苓丸活血化瘀消癥，加土茯苓、萆薢利湿去浊，白鲜皮、苦参祛风止痒，怀牛膝补益肝肾，远志解毒消肿。诸药合用共奏活血化瘀、解毒消癥之功。嘱患者忌食生冷、辛辣、刺激性食物，保持心情舒畅。桂枝茯苓丸是医者在临床使用频率颇高的经方。该方药物平和，不寒不热，是屡用屡效的活血化瘀基础方，对于很多疑难杂症，一方面考虑怪病多从痰论治，另一方面血瘀明显时，合用此方，屡见奇效。

本案患者二诊时，因喜出望外，情绪激动，冲进诊室跪抱医者小腿。因皮损大为改善，加之精神状态好转，竟与首诊时判若两人，口中连连直呼："你还记得我不？"医者当下起立，迅速将患者双手扶起，耐心询问，在场学生、病患无不如沐春风，深深感受到医者体察患者，一心为患者解决疾苦的仁心仁德。

5. 郭生明用桂枝加龙骨牡蛎汤与附子理中汤合方治疗遗精

【原案】

张某，男，32岁。频繁遗精，一日可达2~3次。刻下血压正常，望诊面色萎黄，触及指尖较常人偏凉，述其常年手足不温，平素饮水少，易疲劳，胃脘怕冷，食生冷则易发腹泻，未婚。舌淡红，苔薄略滑，脉寸关弦、双尺滑。辨为脾阳虚衰、肾不固摄、心肾不固、阴阳失和。处以桂枝加龙骨牡蛎汤与附子理中汤合方，方药：桂枝10g，白芍10g，龙骨15g，牡蛎15g，党参10g，白术10g，干姜10g，附子10g，炙甘草10g，生姜3片，大枣4枚。7剂，水煎服，日2次。

一周后，患者准时复诊，服药后，诸症皆有改善，手足变温，食量增大，精神改善，遗精未作，但增汗多。舌淡红，苔薄，脉寸关弦、双尺滑。于原方基础略做加味，方药：桂枝10g，白芍10g，龙骨15g，牡蛎15g，党参10g，白术10g，干姜10g，附子10g，炙甘草6g，黄柏10g，生姜3片，大枣4枚。7剂，水煎服，日2次。

【赏析】

遗精是指以不因性活动而精液自行频繁泄出为主要特点的病证，常伴有头昏、精神萎靡、腰腿酸软、失眠等症状。因梦而遗精的称为"梦遗";无梦而遗精,甚至清醒时无性刺激情况之下精液流出的称为"滑精"。现代医学目前不认为遗精为疾病,往往认为遗精是由各种刺激因素综合作用或由其他原发疾病继发而生,针对刺激性因素或原发疾病治疗是解决遗精的主要方法。中医在《黄帝内经》就首次记载了本病,称遗精为"精时自下";张仲景在《金匮要略·血痹虚劳病脉证并治》称为"失精";隋唐时期,多数医家认为遗精多由肾虚而致;宋代以后,遗精从虚劳肾虚门类分离而成独立的病证,各家对遗精的认识日臻全面,进一步完善了遗精的病机证治理论。王肯堂《证治准绳·遗精》说:"盖梦与鬼交为梦遗,不因梦感而自遗者为精滑,然总之为遗精也""独肾泄者,治其肾。由他脏而致肾之泄者,则两治之。在他脏自泄者治其本脏,必察四属以求其治。"已经对遗精的病机有较为全面、客观的看法。就中医脏腑角度看,遗精主要在肾,与心、肝、脾三脏密切相关。肾为封藏之本,受五脏六腑之精而藏之。肾脏自病,或其他因素影响肾之封藏功能,则精关不固,精液外泄,遂发生遗精。精之主宰在心,心为君主之官,主神明,性欲之萌动,精液之蓄泄,无不听命于心,神安才可精固。脾主运化,为气血生化之源,水谷入胃,脾气散精,下归于肾,则为肾中所藏之精髓。脾之生化无力,脾胃湿热内生,下扰精室,则迫精外泄，或劳倦思虑，脾气下陷，气不摄精，亦可造成遗精。

临床中见到的病理性遗精，因现代医学尚无规范疗法，患者往往转投中医。但受民间思想的影响，患者和医生遇到此类问题后都习惯性责之于肾，忘记四诊合参，辨证选方。本案患者初入诊室时，医者即觉其人面色偏黄，精神欠佳，结合余下诸症，有明显的脾阳虚衰表现。又立马想到《金匮要略》中条文："夫失精家，少腹弦急，阴头寒，目眩，发落，脉极虚芤迟，为清谷亡血、失精。脉得诸芤微紧，男子失精，女子梦交，桂枝龙骨牡蛎汤主之。"桂枝汤调和营卫，加龙骨、牡蛎潜镇摄纳，使阳能固摄、阴能内守，而达阴平阳秘、精不外泄之功。黄煌教授认为，体质因素是选用本方的一大要点，尤其适合虚性体质患者。而决定本方能否应用的关键，是脉象与舌象，其脉必见浮露、大而无力。舌质嫩红、湿润、舌苔薄白者可用，这表示正气虚而内无邪。舌质暗红坚老者，为里有郁热；舌质淡白胖大，为里有寒湿水饮；舌苔黄腻、焦干、厚腻分别代表里有痰热、积热、湿浊等，都妨碍本方发挥作用，故慎用。本案患者寸关脉弦而血压正常，实际就是一种浮露而大的状态。本案用附子理中汤温中散寒，补脾阳之虚损，桂枝龙骨牡蛎汤调和阴阳、潜镇摄纳，二诊时汗多，仍合桂枝汤方证，略加黄柏稍清下焦湿热，不影响前方功效。合用经方，标本兼治，是本案显效的关键。

6.张英栋用真武汤治疗银屑病

【原案】

陈某，男，9岁。银屑病史一年，初起发病局限于头部，现遍布全身，遂前来就诊。经诊察，患者皮肤属斑块型银屑病，白色鳞屑较多，基底几乎不红，四肢无汗，舌苔白腻，舌下淡，双手脉细缓。张英栋教授建议患者母亲为孩子一周做三次羊肉饺子或羊汤，也可适当饮用温酒，令其出汗，并书方如下：附子15g，生白术15g，茯苓18g，赤芍18g，生姜18g，桂枝50g，石斛50g，牛膝18g，降香12g，玄明粉4g，生大黄3g。7剂，水煎服。

二诊 患者头部、面部、胳膊的皮损基本消失，精神佳，饮食好，出汗逐渐变好。方药：炒白术15g，附子15g，茯苓18g，生姜18g，乌药9g，桂枝80g，香附6g，降香12g，小茴香12g，牡丹皮12g，玄明粉1g，生大黄1g，桃仁12g，焦神曲12g，川牛膝12g，炮山甲3g。6剂，水煎服。

一周后回访，患者皮损变薄、变润，精神、睡觉、吃饭均好。

【赏析】

该病例是以"真武汤"与"桂枝汤"合方为主进行加

减以治疗斑块型银屑病。真武汤在《伤寒论》中出现了两次，分别如下："太阳病，发汗，汗出不解，其人仍发热，心下悸，头眩，身瞤动，振振欲擗地者，真武汤主之""少阴病，二三日不已，至四五日，腹痛，小便不利，四肢沉重疼痛，自下利者，此为有水气。其人或咳，或小便利，或下利，或呕者，真武汤主之。"真武汤原方用于过度发汗后的补救。汗出不止为表阳受损的表现；振振动摇，难以自已，为阳气大亏，津液内竭，筋脉失养；阳虚通常会有寒象，然若是肾阳大亏，则会产生格阳于外或戴阳于上的假热之象。在《皇汉医学》中，汤本求真汇总了很多使用真武汤卓有成效的病案，细查后发现此类患者大多寒象、热象并见，如"烦躁""虚烦""壮热""时时发热""身热""胸中烦闷"，笔者想用周学海的"阳气离根，而上结于此"来进行解释。肾阳不足，水液不化，停蓄腹中则自觉疼痛、触之板硬；居于四肢蓄则痛重；蓄在膀胱，则不利；在肠道，则自下利；在头为眩，在胃为呕。肾阳为相火，心阳为君火，一者居天，为神明之主；一者居地，为发生之根。相火衰微，君火亦致不足，进而出现心中悸、但欲寐的症状。方中附子为阳中之阳（李中梓），既可入肾扶阳，又可入经散寒；既可举真阳之陷下，又可降浊阴之逆上；茯苓、白术为《伤寒论》中利水的经典组合，生姜走皮，三者并用，可通过毛孔、二阴驱散水邪。芍药既有利小便、除血痹（本经）之功，又可止痛。

总结：该方侧重于治疗因心、肾之阳俱损，又以肾阳为主而导致的水邪泛溢之证。

银屑病在中医传统经验中多为血热内蕴，化燥生风，肌肤失养，故将其分为血热、血燥、血瘀等证。然张英栋教授在临床中发现此类患者很少汗出，倘若能恢复其发汗功能，那么银屑病亦会不治而愈，于是张英栋教授首创广汗法。所谓广汗法，并非一味使用辛温、辛凉解表药物，而是究其汗出不畅的原因，找到内在症结。若因气结，则散其结；若因血闭，则开其闭；若因水停，则化其水；若因热壅，则清其热；总之，依然不离随证治之。此病例的证是什么呢？从患者鳞屑基底不红、脉缓、舌白等微少的信息中，我们大致可排除热证的可能性；从真武与桂枝的组合使用中，可再次确定患儿为阳虚体质。小儿本为稚阴稚阳之体，阳虚的小儿该如何助汗？张英栋教授的思路如下：儿童多易积食，虽病例中未明示，但这属于普遍现象。腹中堆积过多，则会妨碍正气的生成，体现为虚弱，家长不知其理，继续喂食，食滞加重，张英栋教授用芒硝、大黄通便，降香、牛膝行气，用附子、桂枝扶阳气，石斛滋汗源，如此邪气除、正气立，机体方能阴阳和合，即为汗出。二方沿用一方思路，减少泻浊力量，增大桂枝等温阳药的用量，一鼓作气，让汗出更畅，从而病情得到进一步改善。

7.张英栋用桂枝茯苓丸合柴胡桂枝汤治疗银屑病

【原案】

廖某，女，12岁。银屑病史半年，初起发病后，曾服用羚羊角、露蜂房等药，并先后尝试涂抹多种外用药物，皮损不减，反日渐加重，停药后，皮损越来越厚，小腿最为严重。遂前来就诊。

经诊查，患者面红，小腿满布皮损，厚度超过5mm，舌尖红，舌下淡暗，略瘀，左关细弦滑，右关细缓。张英栋教授处以桂枝茯苓丸合柴胡桂枝汤。

二诊 患者出汗改善，面部减轻明显，舌尖红，苔薄白腻，舌下淡，右关缓滑，左关细弦。小腿仍有皮疹，大便偏干。方药：黄芪240g，附子30g，姜半夏15g，干姜30g，桂枝90g，茯苓12g，桃仁12g，牡丹皮12g，赤芍12g，柴胡48g，黄芩18g，党参18g，石斛120g，远志90g，川牛膝90g，生甘草18g，生姜18g，大枣20g。3剂，水煎服。

一周后回访，患者面部皮疹已经完全消失，小腿上有一多半的面积恢复正常的出汗状态，大便不干，张英栋教授嘱咐患者平日可适当饮用温酒，多做下肢有氧运动，并书方如下：鳖甲12g，生姜12g，黄芪240g，石斛120g，远志90g，川牛膝90g，4剂，水煎服。

【赏析】

该病例在桂枝茯苓丸与柴胡桂枝汤的合方基础上进行加减以治疗银屑病，故先将两个经方的来龙去脉做个回顾。桂枝茯苓丸源自《金匮要略》，其条文如下："妇人宿有癥病，经断未及三月，而得漏下不止，胎动在脐上者，为癥痼害。妊娠六月动者，前三月经水利时，胎也。下血者，后断三月，衃也。所以血不止者，其癥不去故也，当下其癥，桂枝茯苓丸主之。"以症测证：此类患者通常见于女性腹中或有死胎，或有瘀血，又称"癥块"，阻碍经血的流动，故下血不止；阻碍经气的畅行，故脐上悸动不安。患者腹部表现是左侧下部腹直肌较右侧挛急，且有微痛。以药测证：桂枝、茯苓可温阳利水；牡丹皮可泻血中浮火，还可除癥坚、瘀血。桃仁既可入肝、入经直接泻血滞、生新血，又可入肠借助通便之能来排除瘀血。芍药可利小便、通血痹。五药合用，利水与活血并举，且桂枝温里阳，牡丹皮泻郁热，寒温并用。总结：该方多适用于妇女，症见月经经常不畅或不调，但未做及时治疗，致使瘀血与水饮之邪互结于小腹，成为癥块者。该方亦可用于产前催生或下死胎、产后清除恶露等。

柴胡桂枝汤在《伤寒论》可双解太、少二阳之邪，原文为："伤寒六七日，发热，微恶寒，肢节烦疼，微呕，心下支结，外证未去者，柴胡桂枝汤主之。"柴胡桂枝汤可和营卫、通津液，使病痊愈。在本案例中，张英栋教授继续秉承"以汗为凭、给邪出路"的组方思路，将桂枝茯苓丸与柴胡桂枝汤合方，用大剂量黄芪和附子扶正，同样用大剂量桂枝和柴胡助汗，另有桃仁、牡丹皮、赤芍、牛膝散瘀，干姜、半夏、远志可温化痰饮，又患者面红、舌尖红，黄芩可泻热，石斛可强阴，全方合用，使患者久治不愈的皮肤病得以很快痊愈。

8. 胡兰贵用桂枝附子汤治疗手痛

【原案】

赵某，女，41岁。自述手部疼痛遇冷加重。舌苔白，脉弦细。诊断：痹证。辨证为风湿阻滞。立法：祛风温经，助阳化湿。方药：桂枝附子汤、金天格胶囊、葛酮通络胶囊。

二诊 疼痛较前好转，现症见双手晨起肿胀，舌苔白，脉沉弦。方药：上方、上药继服。

【赏析】

在《黄帝内经》中设"痹"证专篇对其有详细的描述，对痹证的病因及证候分类有明确的认识，强调："风、寒、湿三气杂至，合而为痹。"又《素问·痹论》云："所谓痹者，各以其时，重感于风、寒、湿之气也。"明确强调了痹证的病因，同时将痹证分为行痹、痛痹、着痹三类，如《素问·痹论》云："其风气胜者为行痹，寒气胜者为痛痹，湿气胜者为着痹也。"又根据病变部位、发病时间的不同而分为皮、脉、肉、筋、骨痹，《素问·痹论》云："以冬遇此者为骨痹，以春遇此者为筋痹，以夏遇此者为脉痹，以至阴遇此者为肌痹，以秋遇此者为皮痹。"本案中，患者手臂疼痛，遇寒加重，是典型的寒痹。对于寒痹，在《金匮要略》中有明确的方药证治，其中以三附子汤最为典型，关于三附子汤，它们均可治疗风湿相搏兼阳虚证，均有温阳止痛之效，但在主治病证上又略有不同，原文如下："伤寒八九日，风湿相搏，身体疼烦，不能自转侧，不呕，不渴，脉浮虚而涩者，桂枝附子汤主之。若其人大便硬，小便自利者，去桂加白术汤主之。"

用桂枝附子汤时，因证属表阳虚，风邪偏盛，风湿之邪相持在表，治宜速决，故用附子三枚，佐甘草二两以缓其烈性，重用桂枝达四两，以温经通阳，使风、湿之邪得阳气蒸发而从外散发。

用白术附子汤时，因表阳气虚，湿邪偏盛，故用附子一枚半，并减甘草之量为一两，去前方辛散之桂枝，加苦温燥湿之白术，共逐皮间水气，此为因势利导之法。用甘草附子汤时，因表里阳气皆虚，风湿俱盛，但以风邪为主，故治宜标本兼顾，风湿同治，方中用附子二枚、炙甘草二两，此为缓兵之计，而用桂枝达四两，以祛在表之风邪，合白术以除在里之湿邪，使风湿之邪从内外分解。方中没有用生姜、大枣，表明该方不考虑中焦脾胃的生化，而是集中力量发散表郁。

除此以外，胡老还擅长用桂枝芍药知母汤、乌头汤治疗寒湿性痹证。在痹证病因、病机上，胡老遵从经典，认为本病以风、寒、湿三气为基础，以气机失调为桥梁，最终形成气滞血瘀伴有元气虚损之证。治疗时以顾护脾胃、补益肝肾为主，治疗时强调以脉诊为主，长期用药，改变环境，保护元气。在对待该患者时，其脉弦细，舌苔白，为阳气虚弱，寒气较重，因此在三附子汤之中，选用桂枝附子汤，以重补其阳，扶助正气。

关于痹证的辨证论治，胡老还认为在临床中脉弦细者，为肝郁血虚，予以逍狗归芪汤；脉沉滑者，为肝气郁结，予以四逆香佛二花汤；脉弦紧者，为寒湿内侵，予以乌头汤；脉沉细者，为寒湿化热，予以桂枝芍药知母汤；脉虚大而数者，为气阴两虚，湿热不化，予以类风灵验方；脉弦滑者，为湿热内蕴，予以上中下通风汤；脉细涩者，为气血两虚，瘀血阻络，予以身痛逐瘀汤。

但是由于痹证是一个长期的病变，很多患者都需要长期用药，因此胡老亦常常使用膏方去治疗此病，最常见的是逍狗归芪膏，它是由逍遥散、当归补血汤、小建中汤、肾着汤加狗脊、续断、阿胶、生地黄而成。既有逍遥散以疏肝理气，当归补血汤加阿胶补气补血，小建中以缓急止痛，还有肾着汤温脾以散寒湿，再加入狗脊、续断温肾燥湿，生地黄以滋阴润燥，全方养血而不壅塞，祛邪而不伤正，活血而不耗血。

总之，痹证的治疗是一个困难而又漫长的过程，因此除了辨证准确外，还要有足够好的耐心，才可以产生好的疗效。

9. 胡兰贵用四逆散治疗浑身疼痛

【原案】

患者，女，21岁。全身窜痛10月余。患者自诉于10个月前汗出受风，后出现突然全身疼痛，痛无定处，游走不定，就诊于某医院，血沉30mm/h，抗链"O"阴性，类风湿因子阴性，给予口服西药治疗3个月，无明显效果，而后求诊于中医以祛风除湿之剂治疗6个多月，但始终未能痊愈。刻下症见：全身窜痛，痛无定处，游走不定，纳呆食减，头晕心烦，胸胁满闷，神情抑郁，喜悲伤，夜寐差，二便调，舌苔白，脉沉弦滑。细询其证，平素性格内向，心情常觉郁闷不舒，10个多月前又遇汗出受风，而成此病，自诉其疼痛有时全身窜痛，有时关节疼痛，有时肌肉疼痛，有时头痛，有时双手指节疼痛，有时足趾疼痛。辨证为肝郁气滞，痰阻经络；治以疏肝理气，通络化痰。方拟四逆香佛二花汤加减，方药：柴胡10g，枳壳10g，白芍10g，甘草10g，香橼10g，佛手10g，黄芩6g，玫瑰花10g，代代花10g，合欢花15g。上方先用开水浸泡30min，再煎至水沸后10min左右，去滓服。服药7剂，身痛、头痛、关节疼痛俱减，后继服40剂，诸症消失而愈。

【赏析】

四逆散出自《伤寒论》第318条："少阴病，四逆，其人或咳，或悸，或小便不利，或腹中痛，或泄利下重者，四逆散主之。"临床上均是用来治疗阳郁厥逆的证候，但是在胡老的医案中，却是用来治疗身痛的，所谓痛者，"痛则不通"。本案之中，患者身体疼痛，当属于中医的痹证，《黄帝内经》中说："风、寒、湿三气杂至，合而为痹；其风气胜者为行痹，寒气胜者为痛痹，湿气胜者为着痹。"而在患者身上看到的是全身窜痛、痛无定处、游走不定之汗出以后感受风邪的症状，同时伴有纳呆食减、头晕心烦、胸胁满闷、神情抑郁、喜悲伤、夜寐差的内伤症状。在患者感受风邪以后，前面的医家均采用治疗风湿的方子，但是疗效并不显著，究其根本就是忽略了患者平素性格低落、情志抑郁的情况，但是胡老紧守病机，侧重于脉象的真实性，最终用四逆散加减治好了患者的身痛，这不仅仅体现了经方活学活用之后疗效的奇特，同时也是胡老辨证治疗疑难杂症的真实医案的反馈。

另外，在本案之中如何去鉴别风湿伴有内伤的病情，也是极其大的一个亮点，在《金匮要略》里有痉、湿、黄汗等章节，有很多典型的治疗风湿（这里的风湿不以生化指标作为参考，既包含了现代风湿，又大于现代风湿的范畴）的方子，以三附子汤为例，甘草附子汤治疗表里两虚兼有风湿证的，主要症状即如门纯德老先生说的"近之则痛剧"；白术附子汤主治水饮内停兼有阳虚之证，即脾肾阳虚较为严重的风湿病；还有桂枝附子汤主治表虚兼有风湿之证，即治疗寒痹痛，以扶阳散寒为主。同样是治疗风湿的方子，三附子汤有明显的区别，但是三附子汤病不能尽治所有的风湿病引起的关节疼痛，所谓"邪之所凑，其气必虚"，患者感受风、寒、湿三气，除了《金匮要略》中描述的脾肾两虚及阳虚表虚外，亦有气郁、血瘀等基础病因，在本案之中，患者既有长期气郁的基础性病变，又感受了外在的风、寒、湿，从而产生身痛的症状，但是由于患者有基础性疾病，便不能够用单纯的祛风湿的药，唯有从患者的基础性疾病入手，才可以治其之本。除此以外，这种病在中药煎服法上亦有讲究，审病邪的同时还要审其病位，该患者感受风、寒、湿邪气，病位偏表，因此为了能够使药性趋向于表，胡老选择浸泡30分钟、煎煮10分钟，以使药性更好地到达作用部位。这种煎煮方式在胡老的临床经验中还有治疗痤疮的神仙一醉汤、大剂量的使用陈皮以导气等，组方之绝妙令人惊叹。

最后关于气郁身痛、关节疼痛的治疗，即诸多疼痛从肝论治，肝主疏泄，人体的气机条畅与否，同肝紧密相连，同时"通则不痛"，痛的原因虽然有很多，但是气机不畅是根本原因，因此在本案之中，四逆散作为一个主治气郁重证的经方，它除了被应用于治疗气郁下利等内伤疾病外，亦被胡老抓住气郁的病机来治疗身痛。

10. 马文辉用当归四逆汤治疗痉证

【原案】

曹某，女，18岁。患者于半年前因考试紧张出现四肢抽搐、发麻，发作时意识清楚，无口吐白沫等症状，就诊于某医院，查脑电图、头颅MRI无明显异常，未给予药物治疗。因影响生活，遂来就诊，现症见40天左右发作一次，情绪紧张时诱发，经行时小腹疼痛，手足冷，得温后缓解。大便干，3～4天一次，舌质暗红，舌苔薄白，脉沉细弦。诊为痉证（寒凝血瘀），拟当归四逆汤加减。方药：当归30g，桂枝15g，细辛10g，白芍10g，通草10g，葛根30g，生姜10g，甘草10g，大枣10g，天麻10g，钩藤15g，僵蚕15g。7剂，水冲服。

二诊　便秘改善，日行1次，上方继服7剂。

三诊　所有症状均消失，为巩固疗效，上方继服7剂，后期随诊，再未复发。

原按：患者因素体血虚又经脉受寒，寒邪凝滞，导致血行不畅，经行时则少腹疼痛，得温痛减；阳气不能通达四肢，则出现手脚心凉；血脉运行不畅，则筋失所养而出现抽搐。治疗时应温经散寒、养血通经。本证属寒凝血瘀所致的痉证，故选用刘绍武老先生的当归桂枝汤（即当归四逆汤）温经散寒、养血通经，再加祛风解痉的葛根、僵蚕，息风解痉的钩藤，使得寒去血通，诸症消除。

【赏析】

痉证的某些症状与厥证、痫证及中风十分相像，在临床进行诊断时我们需要仔细辨别，先辨病再辨证才能更好地治愈患者。首先说痫病与痉病的鉴别，痫病每次发作时四肢抽搐、两目上视、昏不识人的症状与痉病相似，但是痫病大多有反复发作的病史，发作前无明显诱因，突然发病，伴见口吐涎沫，或者怪叫声及遗尿，移时苏醒，一如常人；痉病发作则多有外感或者内伤等病因，发时伴有高热、呕吐等症，多不能自然恢复。其次分辨一下厥证与痉证，痉证可伴有神志昏迷，与厥证相似，伴发神昏时称为痉厥者，实则为痉与厥并见；痉病以肢体抽搐、强急为主症，神昏为其或有的伴发症；而厥证是以突然昏倒、不省人事、四肢厥冷为主症，甚至有些患者会一厥不复而死亡，一般没有四肢抽搐和项背强直的表现。最后来看痉证与中风的鉴别，中风以突然昏仆，不省人事，或不经昏仆而渐进加重，即以半身不遂、口舌歪斜为主症；痉病则没有半身不遂、口舌歪斜等症。

本案患者四肢抽搐、发麻，为痉证的主症，发作时意识清楚，可排除厥证和中风；无口吐白沫等症状，可排除痫病。病程迁延半年余，气血俱虚，筋脉抽动拘急，发为痉病。手足冷，得温后缓解，经行时小腹疼痛，舌质暗红，舌苔薄白，脉沉细弦，应属三部六部之表阴病，为除血虚寒凝，宜温通血脉为治，以当归桂枝汤（当归四逆汤）加味治之。本案辨证施治，体现了辨病与辨三部六病十二单证相结合的特点，抓住主证，明晰病机，对症施治，大有成效，不到半月已然诸症皆愈，再守方7剂以巩固疗效，后期没有再复发过。

对于本例患者马文辉教授是如何辨为表阴证及选方的呢？这就要介绍一下三部六病对表部的划分及表阴证的主症、主方了。先看一下三部中对表部的描述：凡是与空气和外界相接触的部位都属表部的范畴，包括肌表、肺系、生殖系、部分神经系等，表部在整体中十分独特，表现在结构上和功能上，这种特殊性就是适应并与环境发生密切关系，以完成呼吸、运动、感知等生理功能。表部发生的病症即称为"表部证"，病证范畴包括头面、项背、四肢、腰体、皮毛、筋骨及整个呼吸系统，并有"表阳诊头，表阴诊手足"之说。接下来说一下六病，六病各有其独特表现，这类证候被称为"纲领证"，而纲领证中又有证候对六病定性起决定作用，其被称为"核心证"，没有核心证则诊断不能成立。这里着重介绍六病之一的表阴病，核心证为手足逆冷；纲领证为手足逆冷、脉沉细，或肢节痹痛。根据《伤寒论》第337条："凡厥者，阴阳气不相顺接，便为厥，厥者，手足逆冷者是也。"将"手足逆冷"列为表阴病核心证，并将第351条"手足厥寒，脉细欲绝者，当归四逆汤主之"中的"脉细欲绝"提炼为"脉沉细"补入纲领证。临床中"肢节痹痛"多见于表阴病，但非必见症，故前冠以"或"字。

表阴病的主方为当归桂枝汤，源于《伤寒论》第351条的当归四逆汤，通过刘绍武老先生多年临床实践确定。当归四逆汤以桂枝汤为基础，去生姜加当归、细辛、通草而成。因方中当归既能流通血脉、温煦四肢，又具有补血之功，桂枝性温，可协助当归温通血脉，使气血通畅，故两药为表阴病的主药、副主药，为突出这两味药的作用，故将当归四逆汤更名为当归桂枝汤。全方七药合用，使脉络得通、气血得充，表部虚寒去而表阴诸症尽，因此本案为血虚寒凝，应用当归四逆汤切合病机，效如桴鼓。

（赵雨薇）